"十二五"职业教育国家规划教材

经全国职业教育教材审定委员会审定

供高职高专护理、助产等相关专业使用

护 理 礼 仪

（第二版）

主　编　唐庆蓉
副主编　李海燕　刘晓霞
编　者　（按姓氏汉语拼音排序）
　　　　布丽榛（唐山职业技术学院）
　　　　陈丽平（许昌学院医学院）
　　　　董利杰（解放军总医院）
　　　　胡　鑫（解放军总医院）
　　　　雷　敏（成都职业技术学院）
　　　　李海燕（解放军总医院）
　　　　李榕彬（解放军总医院）
　　　　刘　曼（长沙卫生职业学院）
　　　　刘晓霞（运城护理职业学院）
　　　　任　乐（南阳医学高等专科学校）
　　　　任蔚华（解放军总医院）
　　　　唐庆蓉（上海健康医学院）
　　　　唐园媛（毕节医学高等专科学校）
　　　　王　晶（解放军总医院）
　　　　王　轶（镇江市高等专科学校）
　　　　占　伟（江西医学高等专科学校）

科学出版社

北　京

内 容 简 介

本书的编写以尽量满足高职高专护理专业的教学需求和临床护理工作对护理人才知识、能力、素质的要求为宗旨，以实现高素质技能型护理人才培养为目标。全书共包括礼仪及护理礼仪概述、日常交往礼仪、护理礼仪规范、护理交谈礼仪、临床护理工作礼仪、求职礼仪及护士职业形象的塑造七个项目内容。

本书适合高职高专护理、助产等专业使用。

图书在版编目（CIP）数据

护理礼仪 / 唐庆蓉主编. —2 版. —北京：科学出版社，2018.1
"十二五"职业教育国家规划教材
ISBN 978-7-03-055392-8

Ⅰ. 护… Ⅱ. 唐… Ⅲ. 护理–礼仪–高等学校–教材 Ⅳ. R47

中国版本图书馆 CIP 数据核字(2017)第 281916 号

责任编辑：丁海燕 丁晓魏 / 责任校对：张凤琴
责任印制：徐晓晨 / 封面设计：张佩战

科学出版社 出版
北京东黄城根北街 16 号
邮政编码：100717
http://www.sciencep.com
北京虎彩文化传播有限公司 印刷
科学出版社发行 各地新华书店经销
*
2013 年 5 月第 一 版　　开本：787×1092　1/16
2018 年 1 月第 二 版　　印张：10 3/4
2022 年 6 月第十二次印刷　　字数：255 000
定价：29.80 元
（如有印装质量问题，我社负责调换）

高等院校数字化课程创新教材
评审委员会名单

主 任 委 员

单伟颖　屈　刚　孙国兵

副主任委员

梁　勇　刘更新　马　莉

黎　梅　夏金华　吴丽文

司　毅

委　　　员（按姓氏拼音排序）

范　真　高云山　韩新荣

李希科　刘　琳　武新雅

叶宝华　张彩霞　周恒忠

前　言

　　随着社会的进步和护理学科的发展，护理已成为一门由科技及人文有机结合和相融的专业，护理工作需要由融知识、技能和修养为一体的专业技术人员来承担。近年来，加强护士的人文教育已是护理教育界的共识，礼仪是人文教育的重要组成部分，护士执业资格考试大纲也纳入了较多的护理礼仪知识和技能内容。护理礼仪既是护士尊重患者的体现，也是护士赢得服务对象爱戴的一种方法，良好的护理礼仪可塑造护士形象、协调护患关系、提高护理质量。因此，规范护理人员职业礼仪在护理工作中越来越显现出不可或缺的作用和地位。

　　本书比较系统地介绍了礼仪及护理礼仪概述、日常交往礼仪、护理礼仪规范、护理交谈礼仪、临床护理工作礼仪、求职礼仪及护士职业形象的塑造七个项目的基本知识，并在此基础上突出其在护理工作中的应用和护理专业的特点，充分将理论与护理实践相结合，突显高等职业教育"理实一体"及以服务为宗旨、以就业为导向、以能力为本位、以发展技能为核心的理念，同时紧密联系工作岗位实际需要和执业资格考试的要求，强调对知识、技能的掌握及对护理对象的关怀和照顾。教材内容丰富，贴近生活礼仪，并重点介绍临床护理工作礼仪，富有实践指导意义。通过教学，旨在帮助学生了解护理专业对从业人员礼仪素养的要求，具备从事护理工作所必需的礼仪素养及人文关怀能力，将学生培养成身心健康、个性完善的人，进而在工作中应用规范礼仪，建立良好和谐的护患关系，为患者提供全面的优质服务。

　　本书在编写中力求内容详尽和创新，融入了大量临床实境及新知识、新观点、新方法。每章前列出了本章的学习目标，后配备有目标检测，希望能给广大教师和学生的教学及学习带来方便。

　　在本书的编写过程中，编者参阅了大量的有关书籍和文献资料，在此对这些文献的写作者谨表衷心的感谢！本书虽经反复修改和审阅，但可能依然存在不足之处，敬请各位专家、护理同仁、广大师生和其他读者谅察并给予指正，以期日臻完善。

编　者

2017 年 9 月

目 录

CONTENTS

第1章 绪 论

学习目标

（一）知识目标

1. 识记礼仪和护理礼仪的概念及含义。

2. 掌握礼仪的作用和原则。

3. 理解学习护理礼仪的意义和方法。

4. 了解礼仪发展史和护理礼仪的理论基础。

（二）能力目标

1. 制订提高自身礼仪修养的计划。

2. 能意识到规范临床医务人员职业礼仪的重要意义。

我国几千年来创造了灿烂的中华文明，素有"文明古国，礼仪之邦"美称。礼仪文化是中华民族丰富的文化遗产和宝贵的精神财富，饱含高尚的道德准则、完整的礼仪规范，对我国社会政治、经济和文化的发展有着广泛而深远的影响。礼仪是人类社会的一种行为规范，是一个民族道德修养、文明程度的外在表现，是一个国家精神文明和社会进步的重要标志。当代，讲究文明礼仪是构建和谐社会的一项重要内容。

在构建和谐社会的今天，文明礼仪不仅体现出丰富的历史传统，更富有鲜明的时代内涵。礼仪文化对现代社会的影响越来越大，人们对职业人员礼仪的要求也渐渐渐高，各行各业越来越重视员工文明礼仪行为的培养。医疗卫生服务行业，不仅需要医务人员高超的专业技能，更需要为患者提供充满人文关怀的职业礼仪服务，这对提高医疗卫生服务质量、促进人类健康具有重要意义。因此，医务人员尤其是护理人员学礼、知礼、用礼，加强礼仪修养至关重要。

第1节 礼仪概述

● 案例 1-1

小刘刚被录用为普外科病房护士，今天是上班第一天。她提前 15 分钟到岗，热情地与同事打招呼。然后穿上工作服，佩戴好胸卡、胸表，扣齐所有扣子，戴上燕尾帽，头发收起在脑后用发套网住，全身上下干净、整齐。按照护士长分配的工作任务做准备，向合作者虚心请教。

在年长护士带领下进入病房，主动向患者问好、打招呼等。她护理操作不是很快，但认真仔细。她一有空就去病房看望患者，询问患者需要什么帮助。

问题：1. 小刘上班第一天的表现如何？给你留下什么样的印象？

2. 小刘的做法合乎礼仪的哪些要求？

 礼仪的起源与发展

（一）中国礼仪的起源

礼仪是由习俗演变而来的，其演变过程可概括为：习俗—习惯—礼仪。人类相袭成俗的各种惯例，渐渐演变成了后来的礼仪。

在远古恶劣的自然环境和生活条件下，人类为了生存和发展，采用群居生活方式相互依存，以此抵御野兽和大自然的灾难。在长期的群居生活中，人们共同劳动、共同生活，思想、情感和行为上保持一致，逐渐形成一些共同生活的习惯和共同遵守的交往惯例，这种习惯和惯例的延续就形成了约定俗成的习俗。例如，握手礼的形成，原始时代人们狩猎遇到不属于本部落的陌生人，或战争中敌对双方准备和解时，双方就要放下手中的武器，伸出手掌，让对方摸一下手心，以示友好，久而久之这种习惯便演化成了握手礼。习俗经长期承袭、遵守和使用，统一规范形成了后来的礼仪。

从具体的仪式上看，礼产生于原始宗教的祭祀活动。远古时代人类的生存环境极其恶劣。在强大的自然力和恶劣的生存环境面前，人类尤其脆弱。所以人们敬畏自然、敬天畏神，认为万物有灵，崇拜天地间万物的神灵，并通过祭祀、膜拜等仪式，乞求神灵给予保佑和恩赐。这些祭祀活动在历史发展中逐渐成为人们共同遵守的习惯，正式形成祭祀礼仪。随着人类对自然认识的逐步深入，与社会各种关系的日益复杂，仅以祭祀天、地、鬼、神、祖先为礼，已经不能满足人类的精神需要、调节复杂的现实关系。于是，人们将事神致福活动中的一系列行为，从内容和形式扩展到各种人际交往活动中。由此礼仪从最初的祭祀之礼扩展到社会各个领域。

（二）礼仪在我国的形成与发展

1. 萌芽时期　人类早期的礼仪在原始社会时期（约旧石器时期）就已萌芽，它是原始社会宗教信仰的产物，包含原始社会人类生活的若干准则。例如，生活在距今 1.8 万年前的北京周口店山顶洞人，用兽皮、树叶缝制衣服，蔽体御寒遮羞；把穿孔的兽齿、石珠挂在脖子上，既当作祭祀祈福的工具，又作为装饰品来装扮自己。仰韶文化时期，已有了比较明确的礼仪规范，规定长幼有序，男女有别，即长辈坐上席，晚辈坐下席，男性坐右侧，女性坐左侧等。西安附近半坡遗址的公墓地，墓地中坑位序列以死者的身份有所区别，产生了等级的尊卑观念。

2. 形成时期　人类社会进入到奴隶社会，礼仪也从原始宗教仪式发展成为一整套符合统治阶级政治需要的体制，"礼"被打上了阶级烙印，突出君臣、父子、兄弟、尊卑、贵贱等等级关系。夏、商、西周时期更是我国古代礼仪形成、发展和成熟的阶段。据史料记载，夏朝时期的礼制已相当成熟并在统治阶层中流行，到了商代礼仪制度更是渗透到社会的各个阶层，周代统治阶级制定一整套礼教制度。此阶段第一次形成较完整的国家礼仪制度，如"五礼"（吉礼、凶礼、军礼、宾礼、嘉礼），就是涉及社会生活各方面的礼仪规范和行为标准。西周时代出现了我国最早的礼仪著作《周礼》《仪礼》《礼记》，正所谓"礼，国之大柄也"。《周礼》是我国第一部有关礼仪的著作，是偏重政治制度、治国安邦的典籍；《仪礼》，偏重礼仪规范，记录了战国前贵族生活的各种礼节仪式；《礼记》对礼的各个分支做出了符合统治阶级需要的说明。

这些礼仪在当时是管理国家、规范人们行为的重要手段，对我国后世的社会道德准则、礼仪规范也产生了深远的影响。

3. 发展、变革时期 东周时期，王室衰落，诸侯纷争，礼坏乐崩，奴隶社会向封建社会过渡。在此期间，相继涌现出孔子、孟子、荀子等重要的思想家，发展和变革了礼仪理论。儒家学派的创始人孔子，主张"克己复礼"，恢复周礼，把"礼"视为治国安邦平天下的基础，认为"不学礼，无以立"，强调"非礼勿视，非礼勿听，非礼勿言，非礼勿动"，倡导"仁者爱人"等。孟子继承和发展了孔子"仁学"思想，主张"民贵君轻""以德服人"，把"礼"看成人的善性发端之一。荀子主张"隆礼""重法"，提倡礼法并重，指出"故人无礼不生，事无礼不成，国家无礼不宁"。只有尊崇礼，法制完备，国家才能安宁。孔孟礼仪思想，奠定了古代礼仪文化的基础，对古代中国的礼仪发展产生了重要而深远的影响。

4. 强化、衰落期 到了封建社会，礼仪一直为统治阶级利用，成了维护其地位并为其服务的工具，打上了严格的等级制度烙印，其主要作用是维护封建社会的等级秩序。秦王嬴政统一六国，建立起中国历史上第一个中央集权的封建王朝。西汉时期，董仲舒把封建专制制度的理论系统化，把儒家礼仪具体概括为"三纲五常"。"三纲"（即君为臣纲，父为子纲，夫为妻纲）、"五常"（即仁、义、礼、智、信）之说，从文化深层结构影响人们的行为规范和心理状态。汉武帝采纳董仲舒"罢黜百家，独尊儒术"的建议，使儒家思想成为两千多年封建社会的统治思想。盛唐时期，《礼记》由"记"上升为"经"，成为"礼经"三书之一。

宋代以程颐兄弟和朱熹为主要代表的"程朱理学"占统治地位，提出"三从""四德"的道德礼仪标准。家庭礼仪研究硕果累累，是宋代礼仪发展的另一个特点，如司马光《家范》和朱熹的《朱子家礼》最著名。礼仪进一步向深层发展，变得日益严密、完善。

元、明朝时期，虽有北方少数民族入主中原，但其礼仪并未占主要地位。到了清王朝，不仅逐渐接受上述礼制，而且还将其更广泛、更深入地发展下去，如清代《弟子规》制订的各种礼仪规范。

清末，政权腐败，民不聊生。古代礼仪盛极而衰。而随着国门被列强打开，西学东渐，一些西方礼仪也涌入中国，如北洋新军时期的陆军便采用西方军队的举手礼等，代替打千礼等。

5. 现代礼仪时期 1911 年，清王朝土崩瓦解，现代礼仪拉开帷幕。五四新文化运动积极倡导民主、平等、自由的新礼仪，接受一些国际通用的礼仪形式，传播新的礼仪价值观念，直接为现代礼仪的产生创造了条件。

1949 年中华人民共和国成立后，我国礼仪建设进入了一个崭新的历史阶段，劳动人民成为国家主人，礼仪的阶级性消失了。淘汰了落后的传统礼仪，如"神权天命""愚忠愚孝"及严重束缚妇女的"三从""四德"等封建礼教。而尊老爱幼、先人后己、以诚待人、礼尚往来等中国传统礼仪文化的精华，得到了继承和发扬。礼仪成为精神文明的重要组成部分，成了维持社会秩序的行为规范。改革开放以来，政府更是重视社会主义精神文明的建设，讲文明、重礼貌蔚然成风。在党的十六届三中和四中全会上，中央做出了以科学发展观统领经济社会发展全局和构建社会主义和谐社会的重要决定。党的十八大首次以"富强、民主、文明、和谐"，"自由、平等、公正、法治"，"爱国、敬业、诚信、友善"这 24 个字，来高度概括社会主义核心价值观。一个国家的强盛，离不开精神的支撑；一个民族的进步，有赖于文明的成长。这些要求和倡导为礼仪规范和教育增添了新的内涵。同时，随着国际交往的日益增进，国际上一些通用的礼仪规则和惯例也传入我国。采其文明礼仪之长与我国传统礼仪相融，丰富了中华礼仪的形式与内容。

当前，国家有国家的礼制，各民族有自己独特的礼仪习俗，各行各业都有自己的礼仪规范。礼仪文化热再度兴起，介绍礼仪的报刊，研究礼仪的图书、辞典、教材不断问世，礼仪培训日趋常态化。随着社会的进步，国际交往的增多，礼仪必将得到新的完善和发展。

 礼仪的基本含义和特征

（一）礼仪的基本含义

礼：本意是敬神，引申为敬意的通称，主要是表示敬意的态度。仪：是礼的动作或方式，是外在形式。"礼"是内在的，是人们对自己、对他人尊敬的态度；而"仪"是外在的，是人们通过一定的动作、形式等表现出来的"礼"。"礼"是"仪"的本质，"仪"是"礼"的现象。"礼"和"仪"密不可分，内在的"礼"只能以外在的"仪"的形式表现出来。所以，只有"礼"和"仪"的完美结合并表现出来，才是完整的礼仪。

礼仪是人们在社会交往中，由于受历史传统、风俗习惯、宗教信仰、时代潮流等因素的影响而形成，既为人们所认同，又为人们所遵守，以建立和谐关系为目的，各种符合礼的精神及要求的行为准则或规范的总和。体现为礼貌、礼节、仪表、仪式等具体形式。

1. 礼貌　人际交往中，用语言和行为表示相互尊重和友好的行为规范。礼貌是一个人的思想道德水平、文化修养、交际能力的最简单、最直接的体现，包括礼貌的语言和礼貌的行为。现代社会，使用礼貌用语、尊重他人、举止有礼等已成日常行为规范。

2. 礼节　是指人们在社会交往过程中表示出的尊重、祝颂、致意、问候、哀悼等惯用的形式。礼节事实上是礼貌在语言、行为、仪态等方面的具体表现。阶级社会，不同阶级的人存在利益的根本冲突，礼节多流于形式。现代社会的礼节，体现出人际交往的平等、尊重。主要包括：介绍礼、握手礼、鞠躬礼、拜访礼、拥抱礼等。不同民族、国家、地区人们的礼节，从内容到形式都不尽相同。

3. 仪表　是人的外表，如仪容、服饰、姿态、风度等。仪表美是心灵美的自然流露，与人的精神境界融为一体。

4. 仪式　是在一定场合正规隆重举行的、有专门程序的规范化的活动，如升旗仪式、欢迎仪式、颁奖仪式、奠基仪式、签字仪式、各种活动或会议的开幕和闭幕式等。仪式具有程序化特点，往往是约定俗成的。

礼貌是礼仪的基础，礼节、仪表、仪式是礼仪的基本组成部分。

礼仪是美化自身、尊重他人的行为与准则，"律己敬人"是其最显著特征。礼仪的本质为"尊敬"。孔子云："治礼，敬为大。"孟子也说："尊敬之心，礼也。"无论是礼貌还是礼节，都必须是出于尊敬。尊敬别人，包括其人格、宗教信仰、民族习惯、感情、愿望、爱好及劳动成果和正当利益。尊敬他人是道德修养的重要内容，是发自我们内心的道德准则。在这种道德修养的指导下，人们能贯彻礼仪规范；没有道德修养，即使是"有仪"，也是"无礼"。当然也有些人，不会恰当表达真诚尊敬之意，而"失礼"，甚至"无礼"。

一个人的礼仪素质，决定于两方面：道德修养和礼仪知识。前者是根本，所以，要想学礼、知礼、用礼，就得抓住加强道德修养的根本，多进行礼仪方面的实践。

（二）礼仪的特征

礼仪是在人类发展进程中约定成俗、相延成习的行为规范，具有传承性、规范性、差异性、社会性、发展性等特点。

1. 传承性 任何民族的礼仪都是在本民族传统文化基础上延续、发展而来的。人们在交际活动中的习惯做法以准则的形式固定下来，形成自己的民族特色。一旦形成，随着时间的推移，便会有一个沿袭的过程，被世世代代传承下去，这就是礼仪的传承性。对于传统礼仪文化，应"取其精华，去其糟粕"，扬弃繁琐、保守的内容形式，继承发展体现着人类精神文明和社会进步的礼仪。例如，古代的磕头跪拜礼被现代的握手敬礼取代，而"尊老爱幼""温良恭俭让"等优良礼仪得以弘扬。礼仪文化在传承中，不断得以丰富和发扬。

2. 规范性 礼仪是一种规范，它是对人们在社会交往实践中形成的一定礼仪关系的概括和反映，通过风俗、习惯和传统的方式保留下来。由社会思想家们集中概括出来，见之于人们的生活实践，从而形成社会共同认可、人们普遍遵循的行为准则。这种行为准则，不断控制和支配着人们的交往活动。所以，规范性是礼仪的一个极为重要的特性。

3. 差异性 "五里不同风，十里不同俗。"不同国家、不同民族、不同地区的政治体制、经济发展水平、文化背景等不同，产生的礼仪文化也各不相同，礼仪的内容和表现形式，具有明显的差异性。例如，中国礼仪文化重视血缘和亲情，家庭观念浓重；西方礼仪文化崇尚个性，自由至上，家庭成员之间是平等的，家里也不能妨碍、干涉他人的权利和自由。我国有 56 个民族，各民族间的礼仪也存在差异。此外，行业礼仪也有差异性，如医疗卫生、铁路航空、公务场合和外交场合的礼仪各有其特色。

礼仪的差异性还表现在它的具体运用上，需对不同身份地位的对象施以不同的礼仪。时间不同、地点不同、对象不同，采用的礼仪也会呈现出一定的差异性。正因为礼仪存在这些差别，我们更要学礼、知礼，才能熟练地运用礼仪。

> **链接**
>
> ### 中西礼仪的差距
>
> 中国人崇拜龙，是从原始社会的图腾崇拜开始的。进入君主时代，龙成了"真龙天子"的象征。到今天，龙成了吉祥喜庆的代名词。然而，在英国以至整个西方世界，龙是凶残阴险的标志，人人惧怕，人人厌恶，且很多有关龙的故事中，它总是落个被宰杀的下场。所以，圣诞节给中国人送龙的贺卡，很适合中国人口味；若对英国人也如此，则是大大的失礼。礼仪的这一特性，要求在社交和礼仪活动中，既要注意各民族、国家、区域文化的共同共通之处，又应注意谨慎处理相互间的文化差异。

4. 社会性 礼仪这种文化形态，具有广泛的社会性。它贯穿于整个人类的始终，遍及社会各个领域，渗透到各种社会关系之中。只要有人和人的关系存在，就会有作为人的行为准则和规范的礼仪存在。每个人都不能脱离社会而独立存在，就要按照被社会认可的礼仪规范去工作、生活，以取得成功。

5. 发展性 礼仪文化不是一成不变的。一方面，它随着时代的发展、科学技术的进步，在不断地推陈出新，体现着时代的要求与时代的精神。例如：在我国，握手替代了作揖，鞠躬替代了跪拜，过节可给亲朋好友打电话、发短信或送鲜花，表示祝贺与问候，这些都反映了礼仪发展性的特点。另一方面，随着国际交往的扩大，受各国政治、经济、思想、文化等影响，我国的礼仪文化向国际礼仪惯例学习，具有了国际化的特点。

三 礼仪的基本原则与作用

（一）礼仪的基本原则

礼仪的基本原则是处理人际关系的指导原则。人们遵循的礼仪原则基本一致，即遵守、自律、尊重、平等、宽容、从俗、真诚、适度等。

1. 遵守原则　礼仪作为行为的规范、处事的准则，反映了人们共同的利益。在人际交往中，每位参与者都要自觉、自愿地遵守礼仪，以社会认同的礼仪规则去规范自己的一言一行。任何人，无论地位高低、职务大小、财富多少，都要自觉遵守礼仪规范，确保社会交往成功，以赢得他人尊重；否则会受到公众的指责，甚至导致事业失败。

2. 自律原则　古人云："己所不欲，勿施于人。"自律是对自我的要求，这是礼仪的基础和出发点。礼仪作为一种约定俗成的行为规范，它依靠社会舆论的监督，靠人们的信念来维系。所以，应用礼仪要自我约束、自我对照、自我反省、自我检查、自觉按礼仪规范严格要求自己。

3. 尊重原则　即尊重他人，这是礼仪的核心内容之一。在人际交往过程中，要敬人之心常存，不可失敬于人，不可伤害他人的个人尊严，更不能侮辱对方的人格。实际上，礼仪并不在于追求单纯的形式美，它最核心的内容就是尊重他人。尊重是相互的，尊重他人，才能赢得他人的尊重。护士对患者的尊重包括对其生命、人格和权利的尊重，这样才能赢得患者的接受和认同，建立和谐的护患关系。

> **链接**
>
> 曾子"避席"出自《孝经》。曾子是孔子的弟子，有一次他在孔子身边侍坐，孔子就问他："以前的圣贤之王有至高无上的德行，精要奥妙的理论，用来教导天下之人，人们就能和睦相处，君王和臣下之间也没有不满，你知道它们是什么吗？"曾子听了，明白老师要指点他最深刻的道理，于是立刻从坐着的席子上站起来，走到席子外面，恭恭敬敬地回答道："我不够聪明，哪里能知道，还请老师把这些道理教给我。"在这里，当曾子听到老师要向他传授时，他站起身来，走到席子外向老师请教，是为了表示他对老师的尊重。所以，曾子"避席"源于敬人之心。

4. 平等原则　平等是礼仪的核心，即尊重交往对象，以礼相待，对任何人都必须一视同仁，给予同等程度的礼遇。平等是以尊重他人为基础的。不能因为在种族、性别、年龄、文化、职业、地位、身份、财富及关系远近等方面的差别，就区别对待，厚此薄彼，这是"无礼"的表现。护士是一个特殊的服务群体，和患者接触最多、交流最广泛。既要遵守平等的原则，平等对待患者；同时也要善于理解具体条件下患者的一些行为，不应过多地挑剔对方的行为。

5. 宽容原则　宽容就是心胸宽广、宽宏大量，能够原谅别人的过失，能设身处地为别人着想。人非圣贤，孰能无过？对于一些非原则性、无恶意的失误和失礼，如果求全责备、不依不饶、过分苛求，甚至让对方当众难堪，会导致人际关系疏远恶化。宽容具体表现为一种胸襟、一种容纳意识和自控能力。因为每个人的思想、性格及认知水平是有差别的，人生观、价值观等会存在差异，不强求他人与自己完全保持一致，而应给予充分的理解和尊重，即"求同存异、相互包容"。只有这样，才能化解生活与工作中的矛盾与冲突。对待别人的批评意见，只要其不是恶意，就应以宽容大度的姿态对待，有则改之，无则加勉。

6. 从俗原则　从俗就是指交往各方应尊重理解相互之间的风俗习惯，了解并尊重各自的禁忌。在现实生活中，由于国情、民族、宗教信仰及文化背景的不同，存在"十里不同风，百里不同俗"的情况。《礼记》中说："入境而问禁，入国而问俗，入门而问讳。"礼仪交往要求尊重交往对象的习俗，入乡随俗，与当地绝大多数人的习惯做法保持一致，体现对当地人的一种尊重。切勿目中无人，自以为是，妄自尊大，随意批评和否定他人的风俗习惯。否则容易产生误会和矛盾，造成人际关系紧张。

7. 真诚原则　"真"指真实，言行一致；"诚"指诚恳，诚实无欺。真诚原则指人们在与人相处时，要做到真心实意，言行一致，表里如一。真诚对人对事是一种实事求是的态度。只有真诚，才能使对方产生安全感和信任感，建立和谐愉快的人际交往。若口是心非、阳奉阴违、当面一套、背后一套，即使在礼仪礼节方面做得到位，最终还是得不到别人的尊重和信任，甚至会让人反感。在交际过程中做到诚实守信，不虚伪、不做作，才能赢得他人的尊重和礼遇。

8. 适度原则　是指运用礼仪时须注意把握分寸，合乎规范，适度得体。具体要求是感情适度、谈吐适度、举止适度。礼仪是一种程序规定，而程序自身就是一种"度"。运用礼仪时，不管是做得不到位，还是做得太过，都不能达到律己敬人之意。礼仪没有"度"，施礼就可能进入误区。例如：现实生活中，对人冷漠固然不可，但人们经常会表现得过度热情。在与人交谈时，总是过多吹捧，赞美固然很好，可是过度地赞美只会让人觉得虚情假意，不够真诚；或不注意把握与人交往的尺度，过度关心他人，介入他人的生活，看似热情，实则影响了他人的正常活动。

> **链接**
>
> ### 小公务员之死
>
> 俄国作家契诃夫的作品《小公务员之死》讲述小公务员切尔维亚科夫看轻歌剧时，不小心冲着一位将军的后背打了一个喷嚏，"只因切尔维亚科夫前排坐着交通部门任职的三品文官布里扎洛夫将军，其正用手套使劲擦他的秃头和脖子，嘴里还嘟哝着什么"。他便疑心自己的唾沫星子溅到将军脸上，怕引起将军的不满。于是，他开始道歉，幕间休息时道歉，之后又来到将军的办公室请求宽恕。小公务员多种形式的道歉，最后惹烦了将军，在遭到了将军的呵斥后，他不久郁郁而终。

（二）礼仪的作用

1. 交际沟通　在人际交往过程中，知礼、懂礼、用礼，用热情的问候、亲切的微笑、友善的目光、文雅的谈吐、得体的举止，表达对对方的尊重、敬意，尊重可以使对方在心理上得到满足和快乐，不仅能唤起沟通的欲望，获得对方的理解与信任，缓和、避免不必要的冲突；而且还能促进交流范围的扩大，社会交往的进一步发展，进而建立和谐、宽松的人际关系，有利于实现人生的目标。

同时，社会由不同群体构成，群体又聚合了众多个体，而个体间往往存在着如性别、年龄、贫富等的差异。礼仪是社会交往的黏合剂，促使不同群体间相互理解、求同存异、和谐相处。

根据心理学中人际吸引的原则，人不会无缘无故喜欢或接纳一个与自己有很大差别的个体。而一个人优雅的举止行为，独特的气质风度，不仅能增强人际吸引，而且是人际关系形成和发展的最先步骤。心理学的研究表明，对有良好修养的人，人们总是喜欢与其交流、交往。而对于粗鲁而无"礼"的人，一般人是避之唯恐不及，更谈不上与其主动交往。可见掌握运用礼仪，可以使人们在交往活动一开始就引起对方的注意，并在交往双方之间建立起一种信任的对话气氛，进行有效的信息传递，建立和谐的人际关系。

2. 道德建设　礼仪本质上应该属于道德范畴，是人们在社会中处理人际关系并约束个体行为的准则，是精神文明及公共道德中极为重要的组成部分。礼仪，可协调人与人的关系，也是一种社会道德，是一个人公共道德修养的外在表现。礼仪是社会文明发展程度的反映和标志，同时也对社会的风尚产生广泛、持久和深刻的影响。礼仪讲究得越多，公共道德水平越高，社会便越会和谐稳定。可见，讲究礼仪绝非是生活小节和个人小事，从根本上说，是在加强道德修养，特别是加强公共道德的修养。人们学礼、知礼、用礼，在维护社会秩序和社会稳定方面，有着重要的作用。

首先，学习和运用礼仪，不仅能提高个人修养，更可以提高个人的文明程度，造就遵纪守法具有良好社会道德的文明公民。其次，礼仪对于整个社会来说，它反映了社会的精神面貌和一个民族的文化素质。通过礼仪这种良好的社会风尚和人们约定俗成的社会规范，潜移默化地影响周围的人。纠正人们不正确的行为习惯，倡导人们按礼仪规范的要求协调人际关系，维护社会稳定和谐。这样，形成一种具有强大约束力的道德力量，净化社会风气，提升精神品位，从而提高整个社会的文明程度。从这个意义上说，礼仪对于整个社会的精神文明建设起着极为重要的作用。

3. **形象塑造**　礼仪是一个人内在素质和外在形象的具体体现。礼仪讲究和谐，重视内在美和外在美的统一。所以，礼仪可以帮助人们塑造良好形象，包括外在的形象和内在的形象。外在的形象是表现出来的言谈举止等视觉形象，内在的形象则是人品、气质、风度等人格形象。随着社会开放程度的提高，人们越来越注重塑造良好的公众形象，包括优雅的仪表、大方的举止、适当的表情、得体的言谈、真诚的态度及潇洒的风度等。这些都是礼仪内容。

从外在美的形象塑造来看，在现代生活中，首先人们可以通过自己的仪表服饰传递一定的信息，反映风尚潮流、传统习俗，显示内在的情感、文化审美等素养。因此，仪表服饰礼仪将一个人内在素质和外在形象完美地呈现出来。其次，礼仪的形象塑造功能还表现在举止礼仪的运用，如日常问候、握手、告别、交际场合的举止等，优雅得体、自然大方，能给人留下良好印象，获得信任与好感。

从内在美的形象塑造来看，气质和风度不止于华服丽饰，而主要取决于广博（特别是礼仪）的学识和开阔的视野，正所谓"腹有诗书气自华"。在人际交往中，讲究礼仪，表现出开朗、尊重、谦逊、友好、睿智的精神风貌，这样的人格形象才富有魅力，更容易建立起协调和信任的人际关系。

四　礼仪的分类

礼仪的分类方法有多种，一般可将其分为社交礼仪、职业礼仪两大类。

（一）社交礼仪

社交礼仪亦称交际礼仪，是社会各界人士在普通的社交活动中所应遵守的礼仪。根据礼仪适用的对象、场合、范围的不同，又可细分为日常生活礼仪、公共交往礼仪、国际交往礼仪等，在后续章节我们将一一详细介绍。

（二）职业礼仪

职业礼仪主要指人们在工作岗位上所应遵守的行为准则，可分为政务礼仪、商务礼仪、服务礼仪及不同行业的职业礼仪。政务礼仪通常也称为国家公务员礼仪，主要是指国家公务员在各种公务活动中应当遵守的礼仪；商务礼仪通常主要指公司、企业的从业人员及其他一切从事商业、经济活动的人士，在各种商务往来中所应遵循的礼仪；服务礼仪通常主要指各类服务行业从业人员，在自己的工作岗位上所应遵循的礼仪；其他职业礼仪主要指不同行业人员在其特定的工作环境中应遵循的礼仪。护理礼仪就是一种职业礼仪。

第2节 护理礼仪概述

小刘是一位普外科病房护士。这一天，来了一位慢性阑尾炎急性发作的女患者，姓王，39岁。之前病房已接到住院处的电话通知，说患者马上到。刘护士快步迎上去，搀扶住患者，说："您好，王女士，请跟我来，我带您到病室。"她安排病床，帮患者脱掉鞋子，盖好被子，介绍说："王女士，我是您的责任护士小刘，有什么事您就叫我，我一定全力帮助您。"又摸摸患者的额头、腕部，接着测量体温和血压，然后介绍了医院的情况，才离开。患者出院时，小刘送至门口，说："王女士，祝贺您康复出院，希望您按照护士指导，按时吃药……"

问题： 1. 你觉得护士小刘的做法遵循了护理礼仪的哪些规范和要求？

2. 你觉得护士小刘的做法会给患者带来什么感受？

一 护理礼仪的含义和特征

（一）护理礼仪的含义

护理礼仪属于职业礼仪范畴，它是护理人员在进行医疗护理和健康服务过程中，形成的应严格、自觉遵守的一系列行为规范和准则。它既是护理人员个人修养和职业素质的外在行为表现，也是护理人员职业道德的具体要求。它包括护理仪表、仪容、仪态礼仪，交谈礼仪，护理工作礼仪等。

礼仪的核心是"律己敬人"，在"以人的健康为中心"的护理中，护理人员以礼相待，以诚相待，与娴熟的护理技术相结合，给予患者细致周到的服务。不仅塑造了护理人员良好的形象，也决定了护理服务的质量，进而影响到医院和医疗服务行业在社会公众中的总体形象。因此，护理礼仪是现代护理人员应具备的职业素质。

（二）护理礼仪的特征

护理礼仪是护理实践活动的积累，除具有一般礼仪的基本特点外，还是护理专业的行为规范，是护理人员风度修养的外在表现。具有以下特征。

1. 规范性 护理礼仪是护理人员必须遵守的行为规范，对护理人员在待人接物、行为举止等方面规定以一定的模式或标准，要求护理人员必须遵照践行。例如，燕尾帽标准的戴法要戴稳戴正，距前额发际 4~5cm，发卡固定于帽后；工作服要干净，穿戴要规范整齐，扣子掉了要及时钉上，衣服脏了及时更换；站立时切忌身体东倒西歪，随意扶、拉、依、靠，显得无精打采、自由散漫；迎接住院患者：应彬彬有礼、落落大方、面带笑容、热情接待，使患者犹如到家的感觉；出院患者离去时，可以说"请慢走""请多保重"，切忌说"欢迎再来"等。护理礼仪规范性是护理服务本身的工作性质及服务对象的特殊性决定的。护理工作性质由针对疾病的护理延伸到针对患者全身心的护理，由"以疾病为中心"转向"以人的健康为中心"。护理面对的服务对象有着复杂的生理、心理情况，他们急迫要求恢复健康，比正常人更需要理解和尊重。这些决定了护理人员要提供全面的人性化护理服务，不仅要有扎实娴熟的专业技能，在仪态、举止、工作等方面都要遵循符合职业需要的规范，才能不断提高护理工作质量，帮助患者尽快恢复健康。

2. 强制性　护理礼仪的规范要求是基于相关法规、工作规章制度和护理伦理守则等基础而设，对护理人员就有一定的强制性和约束力，对不遵守者就有必要采取惩处措施，以维护护理礼仪的严肃性。

3. 适应性　是指护理人员对不同的服务对象或不同文化礼仪的适应能力。不同文化背景的人们交际往来频繁，不同国家里的不同民族存在着不同的礼仪文化习俗，同一国家里的不同民族、不同地区也存在着不同的礼仪文化习俗，它们在相互兼容和相互适应。护理人员面对的患者在宗教信仰、风俗习惯、文化传统等各方面都有差异，应适应不同的服务对象或不同文化的礼仪习俗，充分尊重患者的宗教信仰和文化习俗等，以和谐相处。

4. 综合性　护理礼仪作为一种专业文化，体现的是护理人员的综合素质，不仅反映在护理人员的仪表和外在精神面貌上，而且是其内在道德素养、敬业精神的体现。护理礼仪是护理服务科学性与艺术性的统一，它既严格遵从专业技术服务的原则，又是指导和协调护理工作行为过程的艺术。护理礼仪是人文与科技的结合，体现在护理人员服务患者的过程中，科学的工作态度、对患者的人文关怀和对生命的尊重中，即一切关乎生命的操作，必须在尊重和维护生命尊严的前提下进行。护理礼仪是伦理学与美学的结合，体现在护理工作中，护理人员始终遵循伦理道德的准则和规范，同时展现出护理人员及群体的语言美、风度美和技艺美等美学素养。在护理活动中，护理礼仪体现出护理人员的科学态度、人文精神和文化内涵等方面的综合素养。

5. 可行性　护理礼仪作为护理人员的行为规范，要广泛运用于护理实践中，得到护理人员和服务对象的认同，才有生命力和持久性。护理礼仪规则简明、易学易会、实用可行、切实有效、便于操作。学习中既要把握总体原则、规范，也要注意在行为要求等细节上下功夫。同时要根据具体情况，视患者的病情、民族、生活习惯、文化背景等不同灵活运用，有礼有节，达到护理礼仪实施的高水准、高水平要求。因此，护理礼仪必须具有可行性的特点。

6. 传统性　是护理礼仪的重要特征。每个国家、民族或地区都有自己的传统文化，传统文化中的精华必须继承。我国的护理礼仪继承了中华民族的优良文化传统，如重人伦、重道德、重礼仪等；同时借鉴西方礼仪文化的精华，丰富、发展和完善自身的科学体系。

二　护理礼仪的理论基础

（一）中国传统礼仪文化的继承与发展

中华民族懂礼、习礼、守礼、重礼。礼仪在古代社会规范着人的道德和行为，也是文明的象征。源远流长的中国古代礼仪是中国传统文化的重要组成部分，尽管它在历史的演进过程中发生过一些变化或改进，但它始终对中华传统文化和民族生活产生着深刻的影响。"仁义礼智信""以和为贵""兼爱""尚贤"等思想，经历了历史变迁、岁月沉淀，不断得以修正、完善、继承和发扬，对现代礼仪有着深远的影响。护理人员应学习中国传统礼仪文化的精髓，结合护理专业特点，把这些礼仪文化内化，自觉贯彻到护理实践中，提高自身礼仪修养。

（二）现代人文学科的融会贯通

在当今学科互相渗透的时代，护理礼仪不断在相关学科汲取养分，不断完善自己的理论体系，逐步发展成具备广泛理论基础的综合性应用学科。

1. 护理学　是研究维护、促进、恢复人类健康的护理理论、知识、技能及其发展规律的综合性应用科学。护理学重在应用护理方式，减轻或消除不利于人类健康的因素。护理礼仪是研究护理人员工作行为和交往艺术的问题。作为社会的人，每个人都有各自不同的社会、文化、宗教、民族背景和个人的心理特征。同样是一种疾病，不同的服务对象有着不同的护理需要，而护理需要的满足措施是不一样的，护理方式方法则因人而异，这就体现出了护理服务艺术的作用。借助护理礼仪，使护理技术更具有人性化，更有利于减轻或消除妨碍人类健康的因素。可见，护理礼仪吸收运用护理学理论，也使护理礼仪的具体内容不断得以完善。

2. 心理学 是研究人的心理活动及其发生、发展规律的科学。护理活动以人为服务对象，要使护理行为符合患者的需要，需用礼仪去完成。护理人员首先就要认识人，认识人的心理活动，以及人的心理活动的发展规律等。心理学探索人细微的心理活动，为护理礼仪提供了理论依据。例如，人际交往中为什么要遵循礼仪要求，从心理学角度来看，就是为了满足人们被尊重的需要。护理礼仪是护士在临床工作中必须遵循的行为准则，都是以尊重患者、理解患者、全面为患者提供优质服务为宗旨提出的规范要求。护理人员从心理学的角度出发，去了解患者心理需要和心理状态，了解患者心理因素和社会因素对疾病产生的影响，用和蔼的态度，耐心的语言，使患者感到被理解、被尊重，心理上得到慰藉，情感上获得愉悦。不但使患者对医护人员产生理解和信任，对建立和谐的护患关系大有帮助，而且患者因为良好的护理礼仪服务，得到安慰、理解、帮助和鼓励，产生良好的情绪，而尽快恢复健康，这也是护理治疗中重要的一部分。

3. 伦理学 或称"道德学""道德哲学"，即专门研究道德的学问，是对社会道德生活在理论上的概括和总结。护理礼仪以伦理学为指导思想，强调护理人员注重职业道德修养，在道德意识、护理行为等方面不断自我完善。护理礼仪首先符合道德的准则和规范，良好的护理道德是协调护患之间、医护之间、护理人员之间关系的根本准则。同时，护理礼仪是护理人员道德的外化，护理人员只有具备良好的道德修养，才能自觉遵守执行护理礼仪的规范要求。

4. 美学 是研究人与世界审美关系的一门学科，即美学研究的对象是审美活动，包括审美对象、审美意识、艺术等。护理礼仪研究护理活动中美的学问，自然引进了美学理论。护理专家王秀英说过："护理工作可以发扬女性所有的力和美。"这里所说的"力"是女性的性别魅力和优势，"美"是护理人员的"真善美"。南丁格尔说："护士其实就是没有翅膀的天使，是真善美的化身。"护理工作的艺术美是通过护士的言行、举止、仪容、仪表等来体现出来的，护理礼仪正是塑造护士及群体形象的学问，饱含着美学素养（图1-1）。

5. 公共关系学 指以公共关系的客观现象和活动规律为研究对象的一门综合性的应用学科，是研究组织与公众之间传播与沟通的行为、规律和方法的一门学科。护理礼仪以公共关系学为理论基础，护理礼仪的服务对象具有多层次特点。不同年龄、身份、区域、民族、社会经历、宗教信仰等，构成多层而复杂的人际关系，这正是公共关系学研究的公众对象的范畴。护理礼仪是借助语言、非语言与患者进行人际交往的过程，涉及信息交流、人际沟通等问题，也需要从公共关系学获得理论依据。

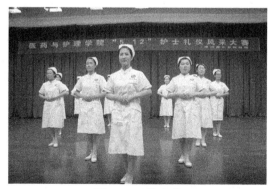

图1-1 天使之美

三 护理礼仪的内容

护理礼仪是建立在一般社交礼仪基础上并融入了护理工作特点的职业礼仪,其内容中既有各种礼仪规范的基本要求,又有面对不同患者时的特殊要求。护理礼仪的主要内容如下。

1. 仪表礼仪　仪表,指人的外表。仪表礼仪是一个人精神面貌、文化修养的外在体现。它虽不是具体的语言,但表达出的意义比语言描绘更真实、更形象,具有增强个人竞争力的作用。护理良好的仪表,能给患者带来信任、安慰和温暖。

2. 交谈礼仪　语言是护士与患者及其家属相互沟通的重要工具,也是护士与医生和其他医院工作人员交流的纽带。礼貌的语言能够体现护士良好的文化修养,可以解除患者的思想顾虑、取得患者和家属的积极配合、建立良好的护患关系,有利于患者康复;同时和谐的话语也能使护士和医生及医院内其他工作人员之间配合得更加默契,有利于团队精神的发扬和工作效率的提高。

3. 仪态礼仪　仪态是情感沟通的桥梁。护士在护患交往中应用真诚友善的眼神,通过自然大方的微笑来缩短彼此之间的心理距离,创造和谐、温馨的良好氛围,从而得到患者和家属真诚的信任。

4. 体态礼仪　护士的举止体态体现了其内在的素质和修养,也具有强烈的感染力。它既能体现护士的受教育程度及能够被人信任的程度,也是展示个人才华和修养的重要外在形态。训练有素的护士以稳健的行姿、优美的站姿、端庄的坐姿、典雅的蹲姿及娴熟而轻柔的操作技能在护理工作中规范做事、礼仪行事、礼貌待人,处处尊重患者的人格和个人隐私,这样会使患者得到心理上的被尊重感和快乐感,也更增添了患者对护士的信任,从而会主动配合治疗和护理,对康复起到积极的作用。

四 学习护理礼仪的意义和方法

(一)学习护理礼仪的意义

当前,在"以人民健康为中心"的整体护理中,护理礼仪的培养,已成为提高护士全面素质的一个重要内容。良好的职业礼仪有助于塑造护理人员职业形象,提高其人格魅力,融洽护患关系,从而为患者营造一个温馨健康向上的人文环境。

1. 塑造职业形象　护理礼仪是职业的要求,它要求护理人员在工作岗位上用职业礼仪的标准规范自己的行为,树立良好的职业形象。表面上看,护理礼仪展示的只是一种职业行为,可实际上却通过大方的仪表、得体的举止、亲切的语言等,反映了护理服务"以人为本,关爱生命"的原则,又体现出对患者的尊重、友好和人文关怀,表现出护士良好的个人修养,塑造出护理人员良好的职业形象。护理礼仪能使护理人员在护理实践中充满自信心、自尊心、责任心,它培养护理人员的形象意识,在护理实践过程中自觉地按照礼仪的基本要求去规范、检点言行举止,时刻保持良好的精神状态,以自身的形象换得公众的认可,为自己及所代表的医院赢得美誉。而护理人员在工作场所的衣着服饰、言行举止,已不再只代表自己的个人行为,他们热忱的态度、优质的护理、饱满的精神面貌直接显示医院的管理水平,所以护理礼仪也在营造着完美的医疗环境,树立医院良好的形象,提高医院在社会公众心目中的地位和声誉(图 1-2)。

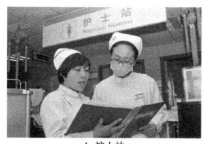 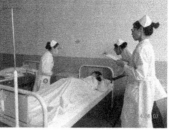

A. 护士站　　　　　　　　　　　　　B. 病房

图 1-2　职业形象

2. 提高人格魅力　护理人员的道德观念、道德品质等，影响决定着其对待工作和患者的态度，也影响制约着工作质量。护理礼仪不仅反映出护理人员的外在精神状态，更是内在思想素质、道德修养、敬业精神等深层次的体现。加强礼仪的培养学习，促使护理人员依据一定道德原则和规范，进行自我改造、自我锻炼、自我完善，不断提高自身的道德修养。从细节入手，持之以恒地进行礼仪培养，使护理人员在举止有礼、谈吐文雅、处事沉着而有分寸，以及对护理事业执着追求等方面彰显出人格魅力，成为美的载体。

3. 密切护患关系　护理的服务对象有着不同程度的生理、心理健康问题。患者的心理与生理压力都高于一般人，忍受着精神和肉体的双重折磨，感情与意志都很脆弱，言行无度，容易出现焦虑、激怒或消沉状态。他们比正常人更加需要尊重、安慰、关心和理解，如果护理人员不忍让、宽容与谅解，很容易发生冲突，造成护患关系紧张。护理礼仪提出尊重患者、理解患者、全面为患者提供优质服务的规范要求，这些行为准则在临床工作中必须遵循。护理人员优美的仪表、端正的态度、亲切的语言、优雅的举止，给患者舒服、愉快、亲切和乐于接近的感觉；护理人员与患者的沟通中，给以其必要的安慰、理解、帮助和鼓励，使患者与家属感受到医护人员的关怀、爱护，患者在心理上容易得以平衡和稳定。这样促进了护患间的理解，融洽了护患关系，大大减少了护理纠纷的发生。

> **链接**
>
> ### 手术室——让特殊病患不再孤单
>
> 　　浦江县人民医院手术室开展"牵手关爱"活动，牵住你的手，让你在手术过程中感受温暖，消除恐惧和紧张。2016年7月，自手术室开展这项活动以来，护理人员术前、术中、术后为患者提供宣教随访服务，深受患者欢迎。如今，手术室"牵手关爱"活动开始向一些特殊人群辐射。例如，利用手语交流满足与聋哑患者的交流需求，在术前访视、术中操作时用手语和患者进行交流，取得患者的配合，营造医院无障碍沟通环境。针对儿童患者，手术室开展了"萌萌哒小牛奶，博你笑一笑"的"牵手关爱"活动。护理人员利用乳胶手套DIY制作卡通玩具，送给手术患儿，以消除他们对手术的恐惧和紧张心理，深受孩子们的喜爱。一句话"一切以患者为中心"。

（二）学习护理礼仪的方法

护理礼仪不是自然天成的，必须通过后天学习、培养、训练，才能逐渐转化为良好的行为习惯。

1. 崇尚道德，夯实基础　护理礼仪与道德修养紧密相连，有德才有礼，修礼先修德。道德修养是影响护理人员发挥作用的首要因素。良好的道德修养是护理人员协调人际关系，塑造美好护士形象的前提，是护理礼仪的基础。护理人员要自觉培养良好的职业道德观念，具备全心全意为人民健康服务的精神。善于自我监督，反思审视自己是否遵循护理道德规范。从小处着眼，时时处处严格要求自己，谨言慎行认真执行礼仪规范，自觉地为患者提供满意的服务。将道德修养与护理礼仪互相促进，塑造护士的人格魅力。

2. 主动学习，丰富内涵　护理是一门综合性的学科，涉及心理学、伦理学、美学等多门学科的知识，学习护理职业礼仪应与其他学科的学习有机结合，主动掌握丰富的人文学科知识，多方面提高文化素养，更好地理解和感悟礼仪在护理工作中的重要意义，将礼仪动作、仪表修饰方面的培养训练与内在修养的提高结合，更好地协调人际关系，塑造良好的职业形象。因此，主动学习既是加强自身修养的需要，也是护理职业礼仪的要求，有助于更好地掌握礼仪和自如运用礼仪。

3. 联系实际，反复实践　护理礼仪有很强的实践性。理论联系实践，是学习护理礼仪的根本方法。礼仪许多技巧、技能是需要通过反复训练，甚至通过社会交往实践才能学会，通过课堂上的模仿训练和社会不断实践逐渐积累而成的。所以，要以积极的态度，将护理礼仪应用到护理工作的实践中，在与患者、同事的协调沟通中，逐渐形成一种自觉的行为，不断完善自己的护理礼仪修养，使自己成为一个知礼、守礼、行礼的"白衣天使"。

4. 循序渐进，自我监督　学习礼仪不是一朝一夕的事情，而是个循序渐进的过程。不可急于求成，贪多务得，而应抓住重点，分清主次。最好从与自己日常生活关系最密切的方面开始，引发学习的兴趣。在生活工作中重复运用，反复体验，才能真正牢固掌握礼仪规范与要求。"吾日三省吾身"，学习礼仪，应进行自我监督和自我约束，即自我要求、自我控制、自我对照、自我反省、自我检点，对自己既要提出新要求，又要经常自我检查，并根据礼仪规范，不断修正。

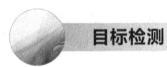

目标检测

一、名词解释

1. 礼仪
2. 护理礼仪

二、填空题

1. 礼仪是由习俗演变而来的，其演变过程可概括为：（　　）、（　　）、（　　）。
2. 中国历史上第一部记载"礼"的书籍——（　　）出现于西周时期。
3. 最早对护士职业形象提出要求的是（　　）。
4. 护理礼仪的特征是（　　）。

三、单项选择题

1. 原始社会礼仪中，（　　）礼仪最为突出。
   A. 婚姻　　B. 丧葬　　C. 敬神
   D. 建筑　　E. 尊卑
2. （　　）为现代礼仪的产生直接创造了条件。
   A. 新文化运动　　B. 义和团运动

C. 洋务运动　　　D. 太平天国运动
E. 鸦片战争
3. 在夏、商、周时期，我国传统礼仪的思想基础是（　　）
   A. 君臣、父子、兄弟等等级关系
   B. 对上帝、鬼神、天命的迷信
   C. 对美好生活的向往
   D. 祖先崇拜
   E. 对自然界无法科学解释现象的恐惧
4. 规范性是礼仪的基本特征之一。他告诉我们（　　）
   A. 礼仪规范是法律规范的一部分
   B. 礼仪一旦形成就不会改变
   C. 各国和各民族的礼仪是一致的
   D. 礼仪是人们在交际场合中待人接物时应该遵守的行为规范
   E. 讲礼仪与遵纪守法一样，须强制执行

5. 1997 年亚运会闭幕式在日本广岛举行，结束的时候，6 万人的会场上竟没有一张废纸，这些观众遵守了哪一项礼仪原则（　　）

　　A. 遵守原则　　　　B. 自律原则
　　C. 尊重原则　　　　D. 从俗原则
　　E. 适度原则

6. 在人际交往中，应根据不同的场合、不同的对象，恰当地把握好社交距离和情感尺度。所遵守的原则是（　　）

　　A. 适度原则　　　　B. 平等原则
　　C. 真诚原则　　　　D. 自律原则
　　E. 从俗原则

四、简答题

1. 礼仪的作用有哪些？
2. 学习护理礼仪的方法有哪些？

（布丽榛）

第2章 日常交往礼仪

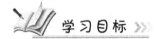 **学习目标** >>

（一）知识目标

1. 了解日常交往礼仪的作用。

2. 掌握社交名片礼仪、交通礼仪、致意礼仪、馈赠礼仪。

3. 熟练掌握称谓礼仪、介绍礼仪、电话礼仪、常用社交礼仪。

（二）能力目标

1. 能掌握日常交往礼仪的礼仪规范和禁忌。

2. 能把日常交往礼仪在岗位实际中灵活自如的运用。

日常交往是社会上人与人的交际往来活动，礼仪是日常交往的规矩。开放性的社会，需要人和人之间开放式的交往。如果一个人不懂礼貌，不讲究礼仪，在一定的情境内，就会因为失礼而影响个人形象和集体形象，甚至国家形象。人们在日常交往中表现出的道德修养水平，往往反映出整个社会的精神文明程度。如果在交往中，双方表现出较高的礼仪素养，对于沟通感情，形成相互的尊重、信任有很大的帮助。因此，社会应该大力提倡以社会公德为基础的礼仪规范。

第1节 公共礼仪

● 案例 2-1

小李、小陈、小王、小张是好朋友，周末四人相约外出逛街，他们手挽着手并排在人行道上行走，兴高采烈地谈论着各种话题，后面的行人颇有微词，小李听到后，还埋怨行人多管闲事。

问题：1. 后面的行人为什么对小李等四人有意见？

2. 小李、小陈、小王、小张在道路上行走时应注意哪些？

一 行路礼仪

一个人在日常的工作、学习和社会生活中，都离不开行路，在这看似平常的"走路"中，同样包含着一系列的礼仪要求，不但要遵守交通规则和普遍通行的原则，同时还需要注意个人的公德礼仪。

（一）行路基本礼仪

1. 礼让为先　在比较拥挤的地段，要有秩序地依次通过。多人同行时，不要并排前行，以免妨碍其他人通行。一般的要求是，青少年应主动给老年人让路，健康人应给残障人士让路，男士应给女士让路。

2. 问候熟人　路遇熟人，要主动打招呼，忌假装不识、匆匆闪过。如果遇到的是久别重逢的朋友，寒暄之后还想交谈几句，应自觉靠边站立，以免妨碍他人行走。如遇到街道另一边行进的朋友，可以同他打招呼，点头致意即可，切忌高呼狂叫、惊扰他人。

3. 注意卫生　行路时忌随处乱扔废物，忌随地吐痰、擤鼻涕。不宜养成边走路边吃东西的习惯，这既不雅观，也不卫生。另外，也不要一边走路一边抽烟。

4. 礼貌问路　问路要用礼貌用语，可以这样说："同志，对不起，我可以向您问个路吗？"也可用"请问""劳驾"等词开头。对方回答之后，不论自己感到是否满意，都应诚恳地说声"谢谢"。另外，骑车者问路要下车后再问。

5. 不要围观　街头围观是一种极不文明的习惯。有位作家说过："好教养不是表现在不把佐料碰翻在桌布上，而是表现在别人碰翻的时候自己不去看。"行路时，遇到交通事故、他人争吵等现象都不要去围观，尤其是不应围观外宾和身着少数民族服装者。

6. 方便他人　在人行道行走，应主动给老弱、妇幼、病残者让路。如果不小心踩了别人的脚或撞到别人的身体应及时赔礼致歉；若是别人踩了你的脚，不要大声斥责。

7. 留神碰撞　不要边走边低头玩，做"低头族"。行走中提东西时，要留神不要让自己提的东西阻挡或碰撞了他人。提东西一般用右手，最好不要左右开弓。如一群人并行，则提东西的人应走在外侧。

8. 忌窥私宅　途经临街的私人住宅时，不论其中有人或无人，均不能扒在门口或窗口向内观望，也不要逗弄其中饲养的动物。

（二）遵守交通规则

1. 行人要走人行道　城市道路一般分为机动车道、非机动车道和人行道。人车分流，各行其道，这是常识和基本的交通规则。行人走人行道，可保证行人安全，同时可保证车畅其流，维护正常的交通秩序。

2. 遵守交通信号灯　绿灯走，红灯停，这条交通规则不仅是对车辆而言的，行人也应该遵守。红灯亮时还强行通过，不仅会影响交通的正常秩序，而且很容易发生交通事故。在没有红绿灯的地方横过马路也应小心谨慎，应在确定安全的情况下再通过。

3. 特殊场合要注意　在医院、办公室、会议室、实验室这些特殊场合走路要控制脚步的轻重，尽量不发出声音，以维护这些场合肃静的气氛和安静的环境，不影响患者休息和他人的工作。切忌穿钉有铁掌的鞋子在这种场合走路。上下楼道或夜深人静时，也要注意脚步不能太重。

二 行车礼仪

在经济和汽车产业都飞速发展的今天，无论是私家车、公务车还是出租车的拥有量都在不断增长，汽车已成为现代社会最主要的交通工具。文明开车和乘车礼仪也成为现代人应熟知的礼仪规范。

（一）开车礼仪

自觉遵守道路交通安全法规、交通信号和交通标志；遇非机动车或行人时，主动礼让；夜间会车时，应主动转换成近光灯；不向车窗外吐痰或抛掷杂物；尽量少按或轻按喇叭；在允许或指定区域停放车辆。

（二）乘车礼仪

1. 乘小轿车的座次　一般座次尊位常规是右座高于左座，后座高于前座。

（1）司机驾驶时：以后排右侧为首位，左侧次之，中间座位再次之，前座右侧殿后（图2-1）。

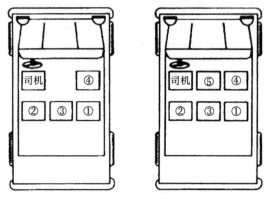

图2-1　司机驾驶

（2）主人亲自驾驶：以驾驶座右侧为首位，后排右侧次之，左侧再次之，而后排中间座为末席（图2-2）。

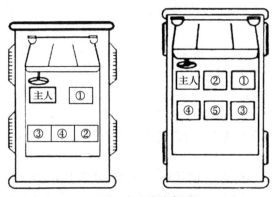

图2-2　主人亲自驾驶

（3）主人夫妇驾车时：主人夫妇坐前座，客人夫妇坐后座。

2. 乘吉普车的座次　无论是主人亲自驾驶还是司机驾驶，都应以前排右座为尊，后排右侧次之，后排左侧为末席。上车时，后排位低者先上车，前排尊者后上车。下车时前排客人先下车，后排客人再下车（图2-3）。

3. 乘旅行车的座次　接待团体客人时多采用旅行车接送客人。旅行车以司机座后第一排即前排为尊，后排依次为小。其座位的尊卑，依每排右侧往左侧递减（图2-4）。

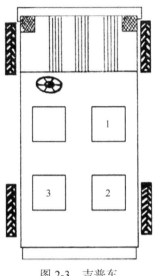

图 2-3 吉普车

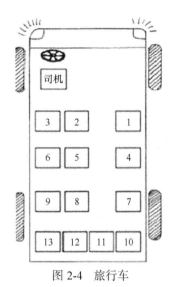

图 2-4 旅行车

4. 乘车的礼仪规范

（1）上车姿势

女士：女性上车时仪态要优雅，姿势应该为"背入式"。开门后手自然下垂，可半蹲捋裙摆顺势坐下；依靠手臂做支点，腿脚并拢提高；继续保持腿与膝盖的并拢姿势，脚平移至车内，略调整身体位置，坐端正后，关上车门（图 2-5）。

男性：以乘坐右后座为例，右手扶着前座椅背，身体往内让臀部慢慢坐下，同时抬起右脚进入车内（图 2-6）；如乘左侧方座，手脚的动作则相反。

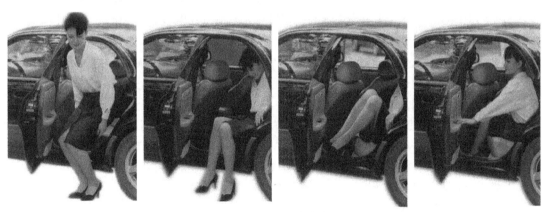

图 2-5 女士上车姿势

（2）下车姿势

女士：身体保持端坐状态，侧头，伸出靠近车门的手打开车门，然后略斜身体把车门推开；双脚膝盖并拢，抬起，同时移出车门外，身体随转，双脚膝盖并拢着地，一手撑着座位，一手轻靠门框，身体移近门边；将身体从容地从车身内移出，双脚可分开些，但保持膝盖并拢。起身直立身体后转身关车门，关门时要面向车门，不要东张西望，避免太大力气。

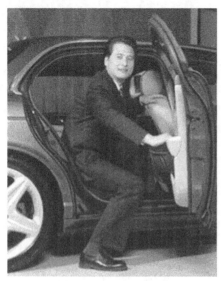

图 2-6 男士上车姿势

男士：以右后座为例，先将左脚踏出车外至地方踩稳，左手扶着前座椅背，右手轻扶车门边缘，以支撑身体移出；如乘左侧方座，手脚的动作则相反。

5. 陪同乘车礼仪 陪车时应遵循"客人为尊、长者为尊"的原则。

（1）上车的礼仪：车子开到客人面前，帮助客人打开车门，然后站在客人身后，请客人上车。若客人中有长辈，还应扶持其先上，自己再行入车内。

（2）下车的礼仪：抵达目的地后，接待人员应首先下车，绕过去帮助客人打开车门并以手挡住车门上框，协助客人或长者下车。

6. 乘车礼仪注意事项

（1）主人夫妇驾车时，男士要服务于自己的夫人，宜开车门让夫人先上车，然后自己再上车。

（2）女士上车不要一只脚先踏入车内，也不要爬进车里。

（3）主人亲自驾车，坐客只有一人，应坐在主人旁边；若同坐多人，中途坐前座的客人下车后，在后面坐的客人应改坐前座。

 乘机礼仪

随着社会的进步和经济的发展，飞机已成为人们出行经常选择的交通工具。与在地面上相比，机舱内空间非常有限，要在空中旅行时保持良好的形象，应当遵循以下礼仪规则。

（一）乘机前的礼仪

1. 提前到达 乘坐飞机，通常要求旅客提前半小时登机，加上排队安全检查的时间，一般要求提前 2 小时左右到达机场。所以，在安排时间时，一定要预留出充足的时间，避免由于塞车等特殊情况造成迟到，延误航班。

2. 配合安检 乘机时，不要携带易燃易爆的危险物品。水果刀等小刀类物品（包括女士日常使用的修眉刀与修眉剪）应当事先放在托运的行李中，不要随身携带。如果需要随身携带液体物品（一般不超过 100ml），在通过安检通道时应把液体物品拿在手中或放在容易拿出的地方，节省安全检查的时间。

（二）乘机时的礼仪

1. 放好行李 进入机舱后，应主动把随身携带的手提箱、衣物等整齐地放入上方的行李舱中，并关好舱门，以免东西掉下来砸伤别人。

2. 尊重他人 飞机机舱是封闭的，不要过多地使用香水及味道浓烈的化妆品；登机入座时，可以向身旁的乘客点头示意；不要把座椅靠背放得过低，实在需要时应当先与后面的人打声招呼，不要突然操作，以免碰到后面乘客；夜间飞行时，注意关闭阅读灯，以免影响其他乘客休息；使用卫生间时间不宜过长，以免影响他人使用。

3. 仔细聆听广播 飞机起飞前，一般都会播放安全注意事项，此时应保持安静，仔细聆听，并按照安全要求去做。

4. 礼貌用餐 注意遵循就餐礼节，不要求乘务员提供奇特的食品，有免费酒水时，也不要多喝酒。如果在饮食上有什么要求，应当在预订座位时向航空公司事先声明。

5. 尊重乘务人员 空乘人员的工作非常重要，他们承担着保护乘客安全的重要职责。不要故意为难乘务人员，如有意见，可以向航空公司有关部门投诉，不要在飞机上与乘务员吵闹，以免影响旅行安全。

6. 有秩序地下机 在飞机没有完全停稳之前不要急忙站起，等信号灯熄灭后再解开安全带。下飞机时不要拥挤，应当有秩序地依次走出机舱。

第 2 节 见 面 礼 仪

● 案例 2-2

一次失礼的会面

某企业李经理应邀到另一家公司进行商务合作洽谈。前往迎接的是公司秘书小张，途中遇堵车以致小张到达时李经理已在出口处等候，小张见状立刻前往，一见面就说道："您好，李先生，欢迎、欢迎!"左手从裤袋中取出名片直接递给李经理，右手一把拿过客人的行李，放入汽车的行李箱，接着引导客人到副驾驶座位上，说："这里的视野好。"随后自己坐到了后排座位上。一路上，小张非常关心地询问了客人的情况，而李经理似乎对这一切很不满意，话越来越少。小张有点摸不着头脑，心想我这么殷勤地对待他，他怎么……

问题：1. 你认为小张秘书的举止行为是否合乎礼仪?
　　　2. 请说出小张秘书有哪些失礼之处?

一 行礼礼仪

（一）握手礼

握手礼是我国乃至世界各国最为通行的会面礼，也是人们在日常社会交往中常见的礼节。据历史记载，远古时代人们在路上相遇时，为了避免冲突，便主动丢掉手中所握的石块或利器，并让对方触摸、检查手掌，表示对对方的友好和信任，这种表示友好的习惯沿袭下来，演变为现在的握手礼。握手礼是现代交际和应酬的礼仪之一，是沟通思想、交流感情、增进友谊的重要方式。

1. 行握手礼的时机 何时握手取决于交往双方的关系、现场的氛围、当事人的心情等多种因素，不能一概而论。通常以下场合需要握手，否则则为失礼：遇到久未谋面的熟人或被介绍给不相识者时；在比较正式的场合与相识之人见面和道别时；作为东道主迎送客人或应邀参加社交活动与东道主会面、道别时；感谢他人的理解、支持、帮助或在他人遭遇挫折、不幸时表示慰问、支持时；自己向他人或他人向自己表示恭喜、道贺或赠送礼品、颁发奖品时。

以下情况不宜握手：对方手部有伤；对方手里拿着较重的东西；对方忙着别的事，如打电话、用餐、主持会议、与他人交谈等；对方与自己距离较远。

2. 行握手礼的顺序 握手的双方应由谁先伸出手行握手礼，应遵守"尊者决定"的原则。也就是说，应由位尊者首先伸手，即尊者先行。具体方式：男士与女士握手，应由女士先伸手；长辈与晚辈握手，应由长辈先伸出手；上级与下级握手，应由上级先伸出手。在主宾关系时，迎客时应主人先伸手,客人告辞时则由客人先伸手。前者是表示欢迎,后者是表示再见。总之,在社交场合,社会地位高者、女士、年长者、主人享有握手的主动权,而朋友、平辈见面,先伸出手者则表现主动致意。

3. 行握手礼的姿势和神态 行握手礼时应起立,双方相距约 1m,上身略前倾以表示郑重。伸出右手,四指并拢,拇指张开,手掌与地面垂直,掌心向左侧。与对方交握后用力应适度,可上下稍许晃动三四次,随后松开手、恢复原状。握手时神态要专注、热情、友好、自然,面带笑容,视线和对方交流,同时口道问候,切勿左顾右盼、漫不经心、敷衍了事。

4. 行握手礼的力度与时间 与亲朋故交握手时,所用力度可以稍大一些,时间也可稍长一些;而与初次相识者及异性握手时,则用力不可太猛,时间也不宜太长。在通常情况下,与人握手不可以毫无力度,让人感觉缺少诚意;也不可用力过大,让人尴尬难堪,有挑衅、示威之嫌。

5. 行握手礼的禁忌 行握手礼时应避免犯下述禁忌。

(1)握手时应伸出右手,如伸出左手与人相握,是十分失礼的,如果你是"左撇子",握手时也一定要用右手。当然如果你右手受伤了,那就不妨声明一下。

(2)戴着手套握手是失礼行为。但在西方传统中地位高的人和妇女有戴手套握手的特权,女士在社交场合戴薄纱手套与人握手是被允许的。

(3)握手时不应戴着墨镜,眼部有缺陷者或患有眼疾者则可以例外。

(4)握手时不要面无表情,不置一词,无视对方的存在,敷衍了事;也不要过分客套,过于热情。

(5)不要以肮脏不洁或患有传染病的手与他人相握;更不能在与他人相握后,用手绢或纸巾揩拭自己的手掌。

(6)多人相见时,不要交叉握手,也就是当两人握手时,第三者不要把胳膊从上面架过去,急着和另外的人握手。

在社会交往中拒绝与他人握手是失礼的。

(二)致意礼仪

致意礼仪又称作"袖珍招呼",是指用礼节举止向他人表达出问候的心意,体现出对他人的友好和尊重,是社会交往过程中的基本礼节。

1. 鞠躬礼 是日本、韩国和朝鲜十分盛行的礼节,在我国主要适用于公共场合表示欢迎和感谢,或用于颁奖、演出、婚礼和悼念活动。行鞠躬礼时应脱帽立正,目视受礼对象,以腰为轴,上身弯腰前倾。男士双手应贴放于两腿外侧裤缝处,女士双手应下垂搭放于腹前。鞠躬的次数视具体情况而定,但只有追悼活动才采用三鞠躬。所以,在喜庆场合,鞠躬次数要避免为三。一般而言,鞠躬幅度越大,表示的敬重程度就越大。一般问候、打招呼鞠躬 15°左右;迎客、送客表示诚恳鞠躬 30°~40°;90°的大鞠躬常用于感恩、悔过、谢罪等特殊情况。

2. 点头礼 又称颔首礼,适用于公共场所用不宜交谈的场合,如会议、剧院、课堂、会谈进行中遇到熟人等。行礼时施礼者面带微笑,一般不应戴帽子,头向下微微一动,不可幅度过大,更不必点头不止。

3. 拱手礼 又叫长揖,是我国民间传统重要礼节,现在主要适用于春节时的团拜,向长辈祝寿,对亲朋好友的婚庆、生育、晋升、乔迁表示祝贺等。拱手礼时,应起身站立,挺直上身,右手虚握拳,左手抱右手,双手抱拳于胸前,由内而外,有节奏地晃动两三下。

4. 脱帽礼 适用于戴帽子的人在一些特殊场合,如参加葬礼等。行礼时,戴帽子的人自觉主动地摘下自己的帽子，并放置妥当。

5. 注目礼　适用的规范比较广，如升国旗、大型庆典时等。行礼时，起身正立，挺胸抬头，双手自然下垂或贴放于身体两侧，面容庄重严肃，双目正视被行礼对象，并随之缓缓移动，切忌行礼时东倒西歪、嬉皮笑脸、大声喧哗。

6. 举手礼　也叫挥手致意。适用于向距离较远的熟人打招呼，一般不必出声。行礼时，右臂向前上方伸直，高过头顶，伸开手掌指尖向上，右掌心朝向对方，轻轻左右摆动一两下即可，切忌反复摇动手臂和大声喧哗，也不要将手背向着对方。

7. 合十礼　又称合掌礼，是亚洲信奉佛教的国家和地区常采用的一种礼节。行礼时要双腿并拢站立，面对受礼者，手掌合拢并齐，掌尖与鼻尖基本持平，手掌稍稍向外倾斜，上身微欠低头。行合十礼时可面带微笑，口颂祝词，问候对方。注意不要嬉皮笑脸，手舞足蹈。

8. 拥抱礼　是西方国家传统的礼节形式，人们在见面、告别，表示祝贺、慰问和欣喜时常采用拥抱礼。行正规的拥抱礼时应两个人正面相对，各自将右手搭在对方的左肩后面，左手扶住对方右腰后侧。首先向对方左侧拥抱，然后向对方右侧拥抱，最后再次向对方左侧拥抱，三次拥抱后礼毕。在一般的场合，行拥抱礼不必如此讲究，次数也不必如此严格。在我国，拥抱礼多见于外事活动。

 称谓礼仪

称谓又指称呼，是指在人与人交往中彼此之间所使用的称呼语，用以指代某人或引起某人的注意。它不仅反映出自身的文化教养及对对方尊重的程度，甚至还能体现出双方关系达到的程度和社会风尚。正确使用适当、得体的称呼能使对方感到亲切，留下良好的第一印象，产生好的交往效果。适当的称呼要注意四点：一要合乎常规；二要顾及被称呼者的个人习惯；三要入乡随俗；四要注意称呼的种类、次序和相关礼节。

（一）称谓的分类

根据社交礼仪的规范，称谓应做到庄重、亲切、规范，可分为以下几种方式。

1. 姓名性称呼　在日常交往中，平辈的朋友、熟人、同事、长辈对晚辈均可以姓名相称。方法如下。

（1）直呼其姓名：一般是在年龄、职务相仿，好同学、朋友、好同事之间常用。

（2）只呼其姓：为了表示亲切，在被称呼者姓前面加上"老""大""小"而免称其名。如对年长者称"老赵""大李"，对年轻者称"小周"。此种称呼只在职业人员间使用，不适合在校学生。

（3）只呼其名，不称其姓：通常是对同性的朋友、熟人或关系极为亲密者，除此以外对于异性一般不适合这样称呼。

2. 职务性称呼　在工作中以对方的职务相称，以示身份有别、敬意有加。

（1）称职务：如"部长""处长"。

（2）在职务前加上姓氏：如"王部长""张局长"。

（3）在职务前加上姓名：如"王强厅长""张婷书记"（适用于极其正式的场合）。

3. 职称性称呼　主要是对具有职称者，尤其是具有高级、中级职称者，在工作和交往中直接以其职称相称。

（1）只称职称：如"教授""研究员"。

（2）在职称前加姓氏：如"汪教授""刘工程师"。有时也可用简称，如"刘工程师"简称"刘工"。使用简称应以不发生误会、歧义为限，如"马校长"不可简称"马校"。

（3）在职称前加姓名：如"汪强教授""叶琳工程师"（适合于十分正式的场合）。

4. 学衔性称呼　在工作中以学衔作为称呼可增加被称呼者的权威性，有助于增强现场的学术氛围。可在学衔前加姓氏如"李博士"，或在学衔前加上姓名如"张丽博士"，一般对学士、硕士不称呼学衔。

5. 职业性称呼　主要以被称呼者的职业作为称呼，如老师、警官等。也可在行业前加姓氏、姓名，如："张老师""李进警官"等。

6. 称呼亲属　亲属是指与本人直接或间接拥有血缘关系者。在日常生活中对亲属的称呼已约定俗成，人所共知，如"妈妈""哥哥"等。与外人交谈时，对自己家属应采用谦称，如"家父""舍弟"等；对他人家属应采用敬称，称呼长辈前加"尊"字，如"尊父"；称呼平辈或晚辈前加"贤"字，如"贤弟"等；在亲属称呼前加"令"字，一般不分辈分与长幼，如"令郎"等。

7. 性别性称呼　一般约定俗成地按性别的不同分别称呼为"小姐""女士""先生"。其中"小姐""女士"二者的区别在于未婚者称"小姐"，不明确婚否者则可称"女士"。

（二）称谓的礼仪规范

在使用称谓时，一定要避免失敬于人。

1. 称谓对方时的次序　一般情况下，同时与多人打招呼，应遵循先长后幼、先女后男、先上后下、先疏后亲、先近后远的原则。

2. 称谓的原则　"有专称，不用泛称"。专称遵守"就高不就低"的原则，如姓王的副总经理，因为他有专称，即职务性称呼"副总经理"，称王先生不妥，再本着就高不就低的原则，可称其为"王总经理"。

3. 称谓的禁忌

（1）错误的称呼：如念错对方的姓名，或对其的年纪、辈分、婚否及与其他人的关系做出错误判断，产生误会。

（2）不使用过时的称呼：如"老爷""大人"等。

（3）不通行的称呼：如"伙计""爱人""小鬼"等。

（4）语音不当：应注意上司的姓氏与职务和语音搭配，如姓"傅""戴""贾"的局长，称其"傅局长""戴局长"或"贾局长"，外人一听，误以为他是副职、临时代理或调侃，易引起误会，遇此情况应略去其姓氏直称官衔则可。

（5）庸俗低级的称呼：如"瓷器""死党""铁哥们儿"等称呼。

（6）称呼外号：不随便拿别人的姓名乱开玩笑。

（7）使用称谓语要礼貌：对年长者称呼要恭敬，不可直呼其名。对陌生人不可称呼"喂""嘿""那边的"，这些都是不礼貌的称谓。

（8）注意复姓：在姓名称谓中，要注意常见的复姓，不可将复姓拆开来。

（三）护士称呼患者的要求

在护患交往中，护士对患者礼貌、得体、热情的称谓，可以拉近彼此的心理距离，缓解患者对陌生医疗环境的紧张、焦虑，有利于护理工作的进行。护士在工作中应参照国际、国内通行的称谓礼仪，根据患者的国籍、年龄、性别、职业等选择恰当的方式称呼患者。

1. 禁忌用床号称呼患者　医疗护理中不能用床号称呼患者。患者是有血有肉、有心理活动、承担各种角色的社会人,冷冰冰的床号,如"5床打针了",让患者认为自己在护士眼中只有一个号码,感觉不到尊重与亲切。医护人员在讨论患者病况、书写病案等时可以采用床号,但面对患者时应按照称谓礼仪采用适当的称谓。

2. 禁忌用病名称呼患者　有的护士用患者的病名称呼患者,如"高血压,吃药了""糖尿病,输液了"等。疾病让患者身心痛苦,用病名称呼患者会让患者非常反感。

3. 禁忌用患者的生理特征或缺陷称呼患者　个别护士用患者的生理特征、缺陷称呼患者,如"胖子""眼镜儿""瘸子"等,这不仅不尊重患者,还反映了护士自身缺乏修养,这样的称谓应坚决杜绝。

4. 禁忌用蔑称称呼患者　蔑称是歧视对方的称谓。如个别护士把来自农村的患者叫"乡巴佬",把外籍患者叫"洋鬼子""老外",把有钱的患者叫"暴发户"等,这不仅是非常失礼的称谓,还会极大地伤害患者的情感与心理,也应坚决杜绝。

 介绍礼仪

介绍是社会交往中人们互相认识、建立联系的必不可少的手段。它是指原来互不相识的人,通过沟通达到相识,使双方建立关系的意思。

（一）介绍的作用

介绍最突出的作用在于能帮助扩大社交的圈子,缩短人们之间的距离,加快彼此之间的了解,结识新朋友;介绍还可以及时消除不必要的误会,减少人际隔阂和麻烦;介绍还有助于展示自我、宣传自我。

（二）介绍的类型和礼仪要求

1. 自我介绍礼仪　介绍自己,通常用在想和某人结识,但又没有合适的介绍人,或在某些需要他人了解自己情况的场合。根据社交礼仪规范,进行自我介绍时要做到恰到好处。

（1）自我介绍时机:这是自我介绍中最关键的问题。通常在应聘求职时、应试求学时、在社交场合中与不相识者相处时、有不相识者表现出对自己感兴趣时、有不相识者要求自己做自我介绍时或有求于人而对方对自己不甚了解时,都有必要进行适当的自我介绍。

（2）自我介绍的内容和形式:介绍的内容,应视交往的目的来决定内容的繁简。

1）应酬式:适用于某些公共场合和一般社交场合,如宴会上、旅途中等。介绍的内容要少而精,往往只包括姓名一项,如:"您好,我叫张红。"

2）工作式:主要发生在工作场合或因工作需要的社交场合,因工作而交友。介绍的内容包括姓名、单位、部门、职务及从事的具体职位等,如:"您好,我叫张红,是××医院急诊科的护士长。"

3）交流式:适用于社交活动中寻求与对方进一步交流与沟通的自我介绍。介绍内容包括介绍者的姓名、工作、籍贯、爱好、兴趣及与交往对象有某些联系等,如:"您好,我叫张红,在××医院急诊科工作,您的好朋友李莉是我的同事,她常向我提起您。"

4）礼仪式:适用于讲座、报告、演出、庆典、仪式等一些正规而隆重的场合。介绍的内容包括姓名、单位、职务等个人信息,同时还包括一些为表示欢迎、感谢交往对象的谦辞、敬辞等,如:"各位先生、女士,大家晚上好,我叫张红,是××公司的经理,欢迎大家参加今天的活动……愿各位在此度过一个愉快的周末。"

5）问答式：适用于应试、应聘和公务交往。它通常的形式是有问有答。如应聘工作时，应根据主考官所问进行相应的回答。

（3）自我介绍时的礼仪规范

1）适当时机：选在对方有空，情绪较好，又有兴趣时进行。

2）要分场合：礼节性地认识一下或在多人场合，则需简单自我介绍；如果带有自我推介性质的则应详细。可主动打招呼问好，说出自己的姓名、身份；也可一边与对方握手，一边做自我介绍；还可以利用名片、介绍信加以辅助。

3）言谈得体：应做到简约、易懂、易记、实事求是，忌啰唆。声音亲切自然、语调平缓，表情自然大方、态度友善随和。

2. 他人介绍的礼仪　又称第三者介绍，一般由介绍人、被介绍人和接受介绍的人三方组成，通常是介绍人为彼此不认识的双方相互引见，或把一个人引见给其他人的一种介绍方式。

（1）他人介绍的时机：在家中接待彼此不相识的客人时；在办公地点接待彼此不相识的来访者；与家人外出，路遇家人不相识的同事或朋友时；陪同亲友前去拜会亲友不相识的人；本人的接待对象遇见了不相识的人，而此人又跟自己打招呼时；推荐某人加入某一社交圈时；受到他人做介绍的邀请时。

（2）他人介绍的顺序：在为他人做介绍时必须遵循"尊者优先了解情况"这一国际公认的规则。具体顺序如下。

1）介绍长辈与晚辈认识时：先将晚辈介绍给长辈。

2）介绍年长者与年轻者认识时：先将年轻者介绍给年长者。

3）介绍老师与学生认识时：先将学生介绍给老师。

4）介绍已婚者与未婚者认识时：先将未婚者介绍给已婚者。

5）介绍女士与男士认识时：先将男士介绍给女士。

6）介绍同事、朋友与家人认识时：先将家人介绍给同事、朋友。

7）介绍社交场合的先至者与后来者认识时：先将后来者介绍给先至者。

8）介绍来宾与主人认识时：先将主人介绍给来宾。

9）在公务场合，职位高者与低者间的介绍：要先将职位低者介绍给职位高者。

（3）他人介绍的类型

1）标准式：适用于正式场合，介绍内容以双方的姓名、单位、职务等为主。

2）简介式：适用于一般社交场合，介绍内容只有双方的姓名，甚至可以只提到双方姓氏。

3）引见式：适用于普通的社交场合，一般介绍者所要做的就是将被介绍者双方引见到一起，而不需要表达任何实质性的内容。

4）强调式：适用于各种交际场合，介绍内容除了被介绍者姓名外，往往还会刻意强调一下被介绍者与自己的特殊关系，以便引起另一位被介绍者的重视。

5）礼仪式：最为正规的一种方式，适用于正式场合，介绍内容略同于标准式，但在语气表达、称呼上更为礼貌。

6）推荐式：适用于比较正规的场合，介绍内容通常会对被介绍者的优点加以重点说明，是有意将其举荐。

（4）为他人做介绍时的礼仪规范

1）介绍者的确定：一般为社交活动中的东道主、长者、地位身份较高者、被指定的介绍人、家庭聚会中的女主人、公务交往中的专职人员、应被介绍者一方或双方要求者或熟悉被介绍者双方者等。

2）事先征询：介绍之前，应先征得被介绍者的同意；尤其是将女士介绍给男士时，应先征得女士的同意后方可。被询问者一般不应拒绝，否则应说明理由。

3）举止得体：介绍时应先向被介绍的双方打招呼，双方应起身或欠身，以表示相互尊重；若在特殊场合，如谈判桌上等，可视情况不必起立，被介绍到时可点头微笑致意。介绍后，双方应趋前主动伸手与对方握手、问好、交换名片。做完介绍后，应略停片刻，引导双方交谈后再离开。

4）介绍者的礼仪：介绍过程中态度热情友好，仪态文雅大方，面带微笑，目视对方，不能背对任何一位。介绍时应用手示意，要求五指并拢，手掌向上，胳膊略向外伸，指向要介绍的人，不可用手指指指点点。

3. 名片介绍　名片是当今社会人际交往的重要工具。使用名片要合乎礼仪规范，做到注意场合，注意顺序，谨慎选用，不失礼节。正确地使用名片，对社会交往能起到促进作用。

（1）名片的用途：用于介绍自己、结交朋友、保持联系、通报变更等。

（2）名片制作与内容：名片规格通常为 9cm 长、5.5cm 宽。印制纸张一般选耐折、耐磨、大方的白色卡纸、再生纸、香片纸等。名片上印有姓名、职务、职称、工作单位、通讯地址、邮政编码、联系电话、E-mail、传真号码等（图 2-7）。

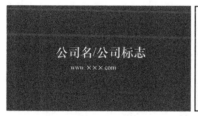

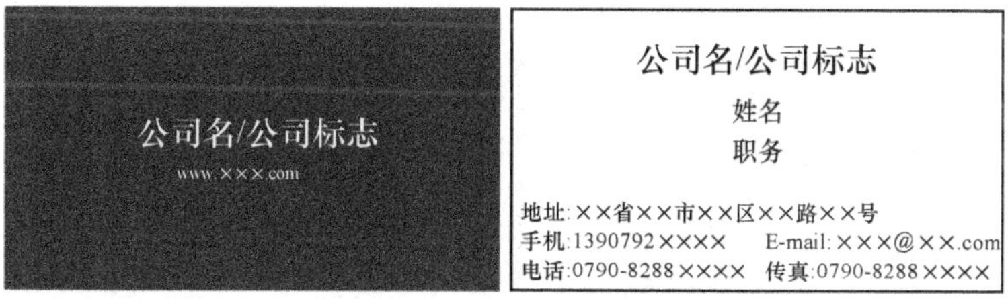

图 2-7　名片格式

名片的背面通常印上企业/公司的简介、经营范围、产品及服务范围，以方便客户和做宣传。对外交往时，名片背面一般都印有与正面文字相应的英文（图 2-8）。

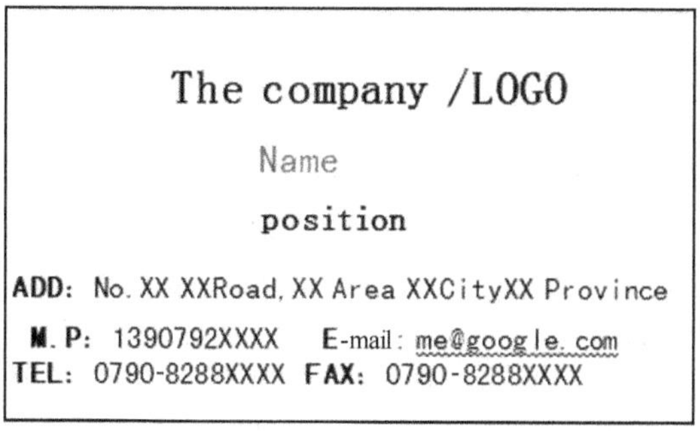

（3）名片递送的礼仪

1）递送顺序：一般由地位低者向地位高者递送名片，男士先向女士递名片。当对方不止一人时，应先将名片递给职位高或年龄较大者；如果分不清职位高低和年龄大小时，应由近到远依次递送，中间不可间隔递。

图 2-8　名片格式

2）递送方法：递送名片时，若是坐着，应起身或欠身，面带微笑，双目注视对方；将名片正面朝向对方，用双手的拇指和示指分别握住名片上端的两角送给对方，并说"这是我的名片，请多关照"等寒暄语。若自己的姓名中有生僻的字，应将自己的名字读一遍。对方接名片后，应停顿一会，给对方时间看清名片上的内容后，再继续谈话（图 2-9）。

（4）接受名片的礼仪：接收他人名片时，应尽快起身或欠身，面带微笑、注视对方，用双手拇指和示指接住名片的下端两角，仔细看一遍，并说"谢谢""认识您很高兴"等寒暄语，接受名片后应回敬一张自己的名片，如果自己没有名片或忘带，应先表示歉意再说明理由（图 2-10）。

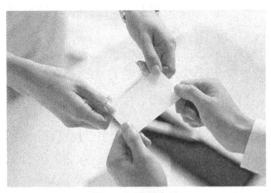 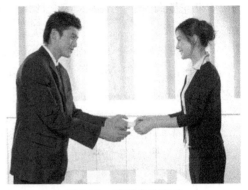

图 2-9　递送方法　　　　　　　　　　　图 2-10　接受名片方法

（5）名片的存入：随身携带的名片应使用较为精致的名片夹（图 2-11），并放在方便取出的地方。在穿西服时，可把名片夹放在左胸内侧的口袋里，将名片放在靠近心脏的地方以示尊重和礼貌。在不穿西服时，名片夹可放置在自己随身携带的小提包里，不要把名片放置在腰部以下位置如裤袋、裙兜或者是放置在钱包中。

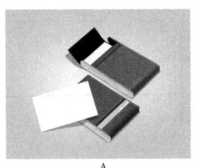 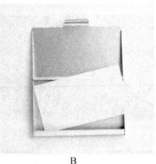

A　　　　　　　　　　　　　　B

图 2-11　名片夹

（6）名片礼仪的禁忌：不把名片当作传单随处发；不用手指夹着名片给人；切勿用左手递交名片；不要将名片背面对着对方或是颠倒对着对方；不要将名片举得高于胸部；不随意拨弄他人名片或是在上面写有关名片主人特征的词；若谈话未结束或对方没有离开，可先将对方名片置于桌上，不必急于收藏。放在桌上的名片不可被其他物品压住，离开时不要忘记放妥带走。

四　位次礼仪

会议是人们为了解决某个共同的问题或出于不同的目的，聚集在一起进行讨论、交流的活动。举行正式会议时，为使与会者能够很快地就座，会议的组织者或操办者通常应事先安排与会者的座次。与会者的座次，是一个非常敏感的问题，因为谁先谁后，谁左谁右，往往体现出与会人员的身份和地位。所以，会议的组织者或操办者在安排座次时决不能麻痹大意，不仅要对有关会场排座的礼仪原则和具体规范有所了解，而且必须认真恪守执行。

我国传统的礼仪习惯是"以左为上"，而国际上遵循的礼仪原则却是"以右为尊"。政务会议遵循"以左为上"的原则，商务、国际会议等则遵循"以右为尊"的原则。当然，在实际操办会议时，由于会议的性质和具体规模不尽相同，其具体的座次排定也存在一定的差异。

（一）大、中型会议的位次礼仪

参加人数较多的大、中型会议，一般采用教室型会议室。这种会议室适于召开报告会、总结表彰会、代表大会或是举办讲座、培训等，一般采用主席台和群众席上下面对面的形式。在主席台就座的一般是身份较高的领导人或是重要来宾，其位次的安排必须依照礼仪原则。

以主席台的座次为例，如果是政务会议，1 号领导的左手边是 2 号领导，右手边是 3 号领导，接下来，4、5、6 号依次一左一右对号入座（图 2-12）。

无论人数是单数还是双数，谨记 1 号在哪里，哪里就是中心。2 号在 1 号的左边，3 号在 1 号的右边。依次类推（图 2-13）。

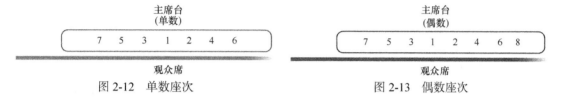

图 2-12 单数座次　　　　　　　　　　　图 2-13 偶数座次

商务、社交、国际活动时则相反，仍以 1 号为中心，2 号在 1 号的右边，3 号在 1 号的左边，以此类推。

有时在主席台上还会设一个发言席供发言人讲话，发言席一般设于主席台的右前方或正前方。群众席的位次可以排列，也可以不排列而采用自由择座的方式。如果排列，则一般是按单位、部门、行业等，以其汉字笔画的多少或汉语拼音字母的顺序排列，当然也可按平时约定的方式进行排序。安排时，应以面对主席台为基准，自前往后横排，或自左向右竖排。

（二）小型会议位次礼仪

企、事业单位或组织举行的小型会议，由于人数较少，可以选择小型会议室，全体与会者围桌而坐。但与会者之间的排座也要遵照一定的礼仪原则。

1. 依景设座　是指会议主席背靠会议室主要背景墙（如壁画、讲台等）就座，其他与会者在其两侧按一左一右的顺序就座。

2. 面门设座　即会议主席在面对会议室正门的位置就座，其他与会者在其两侧按一左一右的顺序就座。

3. 自由择座　在举行内部的一些小型会议时，由于与会者人数较少，且身份、地位相当，他们往往更愿意自由选择座位。

（三）会谈位次礼仪

会谈，指双方或多方就某些重大的政治、经济、文化等问题，以及共同关心的问题交换意见。会谈也可以是洽谈公务，或就具体业务进行谈判。

双边会谈的会议室，可根据人数的多少，将长方桌呈横"一字形"或竖"一"字形摆放，桌子的中线应与正门的中轴线对齐，桌子两侧的椅子对称摆放。客方和主方领导人的座位居中相对摆放，座位两侧的间隔比其他座位略宽一些，其他人员应遵循"以右为尊"的原则，依照职务的高低就座。会谈桌呈横"一"字形摆放的，客方应安排在面对正门的一侧就座，主方则应背门的而座；如果会谈桌呈竖"一"字形摆放，则以进门方向为准，客方居右，主方居左。议员的座位应安排在主持会谈人员的右侧。记录员可在会谈桌的后侧另行安排就座。如参加会谈的人数较少，也可以在会谈桌前就座。多边会谈，为了避免失礼，往往采用圆桌。这种办法使得尊卑的界限被淡化了，因此，只要将座椅均匀地摆放在圆桌边即可。

（四）会见位次礼仪

会见，国际上一般称接见或拜会。凡身份高的人士会见身份低的人士，或是主方会见客方，称为接见或召见；反之，称为拜见。我国一般统称会见。就其内容而言，会见有礼节性的、政治性和事务性的，或兼而有之。

常见的会见是在会见室将沙发和茶几摆成"U"形。会议室的正面墙壁上一般挂屏风式挂画作为背景。背景墙的正前方为主客双方主谈人员的座位，且客方主谈人员应坐在主方主谈人员的右手边。议员、记录员应安排坐在双方主谈人员的后面。客方随行人员的位次按身份职务的高低依次由近及远安排在客方主谈人员右侧。主方陪同人员则依次在主方主谈人员左侧。

（五）签字仪式位次礼仪

签字仪式是国家、政府、企业之间通过谈判，就政治、经济、文化、科技等领域的相互关系达成协议、缔结条约、协定或公约时所举行的仪式。签字仪式虽不算是一种纯礼仪活动方式，但目前世界各国所举行的签字仪式，都有较严格的程序及礼节规范。这不仅显示出签字仪式的正式、庄重和严肃，同时也表明缔结条约的各方对缔结条约的重视及东道主对客方的尊重。

举行签字仪式的会场一般也有一面背景墙或专门制作的写有"××签字仪式"的背板。在背景墙或背板前面，是双方代表合影和签字的地方。签字桌的摆放有两种方式：一种是设单独的两张桌子，上铺红色台布或深绿色台布（台布色彩的选择，要考虑到对方的习惯与忌讳）。桌子的前端分别摆放写有签字人所在单位的台签，如果是国家间的签字仪式，则摆放插有签字人所在国国旗的旗架。另一种是只摆放一张长条桌，各方签字人并排坐在两边。多边条约的签字仪式，签字人会是3人以上，也可以采用长条桌形。

关于签字人的位次，我国遵循的是"以右为尊"的惯例，即东道主（国）居于签字桌左侧，客方位于右侧。双方助签人分别站立于各方签字人的外侧。双方其他参加签字仪式的人员则应分别站立于各方签字人员之后。签字完毕，参加谈判的全体人员一般要合影留念。合影时的位次跟签字的位次应该是一致的，即东道主（国）一方站在左侧，客方站在右侧，中间是双方最高领导人，其他人员则根据职位大小依次站在领导人外侧。

在会议中，座次的准确排列是向各方与会者表达尊重之意，也是使会议顺利进行的关键，如果座次安排不当就可能会引起与会者的不满和抗议。因此，东道主和操办者在做会议准备时，一定要弄清楚与会人员的身份地位，才能确保座次安排无误。

五　迎送礼仪

迎来送往，是社会交往接待活动中最基本的形式和重要环节，是表达主人情谊、体现礼貌素养的重要方面。尤其是迎接，是给客人良好第一印象的最重要工作。给对方留下好的第一印象，就为下一步深入接触打下了基础。

（一）迎接礼仪

1. 态度端正，热情待客　无论是远道而来还是经常交往的客人，都要热情接待，尤其是初次见面的客人，更要备加关怀。

2. 提前沟通，事先准备　对于来访的客人，应首先了解对方到达的车次、航班，安排与客人身份、职务相当的人员前去迎接。若因某种原因，相应身份的主人不能前往，前去迎接的主人应向客人做出礼貌的解释。

3. 尽早赴站，主动接客　提前到达约定的地点，主动上前问候"一路辛苦了""欢迎您来到×××"等，同时向客人做自我介绍，如果有名片，可送予对方。如果客人带有行李，应主动帮助客人提携。在回程途中，可向客人介绍此次活动的安排情况，了解客人的活动意向，以便做好后面的接待工作。

4. 安顿客人，礼貌告别　事先为客人安排好交通工具及食宿，将客人送到住处后，主人不要立即离去，应陪客人稍作停留，热情交谈。考虑到客人一路旅途劳累，初次待客不宜滞留过久，应让客人尽早休息以解除旅途的疲劳。离开前，将下次联系的时间、地点、方式等告诉客人。

（二）接待的礼仪规范

接待人员带领客人到达目的地，使用正确的引导方法和姿势。

1. 在走廊的引导方法　接待人员在客人左侧二三步之前（约 1.5m 处）进行引领，配合步调，指引手势规范，如遇拐弯、灯光暗淡处时应及时提醒客人，在与来宾进行交谈时，头部、上身应转向对方。

2. 在楼梯的引导方法　引导客人上楼时，应该让客人走在前面，接待人员走在后面；若是下楼时，应该由接待人员走在前面，客人在后面。上下楼梯时，接待人员应该注意客人的安全。

3. 乘电梯的引导方法　乘扶手式自动电梯时，靠近右侧扶手。上电梯时，接待人员居后；下电梯时，接待人员在前。乘坐无人管理升降式电梯时，接待人员先进入电梯，等客人进入后关闭电梯门，到达时，接待人员按"开"的钮，让客人先走出电梯；乘坐有人管理升降式电梯时，接待人员后进、后出，但这也不是绝对。如果电梯内人较多，接待人员进来时已经堵住了门口，此时，如果坚持要最后出的话，那其他人便无法出去了。

4. 进出房门的引导方法　接待者先行一步开关房门，站在门旁或门后，待来宾通过。

5. 客厅里的引导方法　当客人走入客厅，接待人员用手指示，请客人坐下，看到客人坐下后，才能行点头礼后离开。如客人错坐下座，应请客人改坐上座（一般靠近门的一方为下座）。

6. 并排引导的方法　两人并行时，内侧高于外侧；三人同行时，中间高于两边。宾主单行时，接待者走在前，客人走在后。

（三）送客礼仪

当活动全部结束客人告辞时，主人应婉言相留。如客人执意要走，也须等客人起身告辞时，主人再站起来相送，不能客人刚说走，主人就先站起来相送，这样做很不礼貌。

1. 送近客的礼仪　如果是非常熟识的好友，要亲自送其出门外、楼下，亲切道别，并邀请客人有时间再来。一般道别时，要待客人伸出手来握别时，方可以手相握，切不可在送客时抢先"出手"，以免有厌客之嫌。

2. 送远客的礼仪　对远道而来的客人，应安排交通工具，并随同客人一起前往车站、码头或机场；若客人带有行李，应帮助客人提携行李。送客时，应与客人握手道别，用热情的语言为客人送行；分别时，可以挥手告别，但应待火车、轮船起动后，直至看不见客人时再离去。如果有事不能等候很长时间，应向客人解释原因，并表示歉意。

（四）接待时的注意事项

1. 客人要找的负责人不在时，要明确告诉对方负责人到何处去了，以及何时回本单位。请客人留下电话、地址，明确是由客人再次来单位，还是我方负责人到对方单位去。

2. 客人到来时，我方负责人由于种种原因不能马上接见，要向客人说明等待理由与等待时间，若客人愿意等待，应该向客人提供饮料、杂志，如果可能，应该不时地为客人换饮料。

3. 诚心诚意地奉茶。我国人民习惯以茶水招待客人，在招待尊贵客人时，茶具要特别讲究，倒茶有许多规矩，递茶也有许多讲究。

奉茶的步骤：双手端茶从客人的左后侧奉上。上茶时应向在座的人说声"对不起"，然后右手拿着茶杯的中部，左手托着杯底，杯耳朝向客人，面带微笑，眼睛注视对方并说："这是您的茶，请慢用！"

 六 馈赠礼仪

中国人一向崇尚礼尚往来，《礼记·曲礼》上说："礼尚往来，往而不来，非礼也，来而不往，亦非礼也。"馈赠是社交活动的重要手段之一，受到古今中外人士的普遍肯定。馈赠是一种非语言的重要交际方式，以物的形式出现，以物表情，礼载于物，起到寄情言意的"无声胜有声"的作用。得体的馈赠，恰似无声的使者，给交际活动锦上添花，给人们之间的感情和友谊注入新的活力。因此，只有在明确馈赠目的和遵循馈赠基本原则的前提下，才能真正发挥馈赠在交际中的重要作用。

（一）馈赠礼品的目的

任何馈赠都是有目的的，或为交结友谊，或为祝颂庆贺，或酬宾谢客，或为其他。

1. 以交际为目的的馈赠　是一种为达到交际目的而进行的馈赠，礼品的选择，要使礼品能反映送礼者的寓意和思想感情，并使寓意和思想感情与送礼者的形象有机的结合。

2. 以巩固和维系人际关系为目的的馈赠　即为人们常说的"人情礼"。强调礼尚往来，以"来而不往非礼也"为基本行为准则。因此，这类馈赠，无论从礼品的种类、价值的轻重、档次的高低、包装的精美、蕴含的情义等方面都呈现出多样性和复杂性。这在民间交际中尤其具有重要的特殊作用。

3. 以酬谢为目的的馈赠　这类馈赠是为答谢他人的帮助而进行的。因此，在礼品的选择上既要考虑对方的喜好，又要考虑对方所给予帮助的大小。

4. 以公关为目的的馈赠　是一种为达到某种目的而用礼品的形式进行的活动。多发生在对经济、政治利益的追求和其他利益的追逐活动中。

（二）馈赠的基本原则

大凡送礼之人，都希望自己所送礼品能寄托和表达对受礼者的敬意和祝颂，并使交往锦上添花。然而，有时所赠礼品非但达不到这种目的，反而会事与愿违地造成不良后果，"赔了夫人又折兵"。因此，认真研究和把握馈赠的基本原则，是馈赠活动得以顺利进行的重要前提条件。

1. 轻重原则　轻重得当，以轻礼寓重情。馈赠礼品要重视其情感意义，提倡"礼轻情意重"。礼物是言情寄意表礼的，可根据馈赠目的和自己的经济实力，入乡随俗地择定不同轻重的礼物，应以对方能愉快接受为尺度。我们常说的"千里送鹅毛"就是此意。

2. 时机原则　选时择机，时不我待。中国人十分注重送礼的时效性，只有在最需要时得到的才是最珍贵、最难忘的。馈赠的时机包括两个方面：一方面是时间的选择，贵在及时，超前滞后都达不到馈赠的目的；另一方面是机会的择定，贵在事由和情感及其他需要的程度。时机不同，人们对馈赠的感受会有天壤之别。所以，对于处境困难者的馈赠，其所表达的情感就更显真挚和高尚。

3. 效用性原则　当礼以物的形式出现时，礼物本身也就具有了价值和实用价值。不同的经济状况、文化程度，决定了人们对礼品实用性的追求。通常要根据受礼者的不同而有针对性地选择礼品。

4. 投好避忌的原则　由于民族文化的差异，生活经历、宗教信仰的忌讳及性格爱好的影响，因此送礼要顾及习俗礼俗和个人喜好，因此一定要掌握避免禁忌的原则。例如，中国普遍有"好事成双"的说法，因而凡是大贺大喜之事，所送之礼，均好双忌单。另外，我国人民还常常讲究给老人不能送钟表，给夫妻或情人不能送梨，因送钟与送终谐音，梨与离谐音，是不吉利的。还有，如给健康人送药品等都是不吉利的，是禁忌。

（三）礼品的选择

馈赠礼仪因人因事因地施礼，礼品的选择也应符合这一规范要求。送礼品要针对不同的受礼对象区别对待。一般来说，对家贫者，以实惠为佳；对富裕者，以精巧为佳；对恋人、爱人、情人，以纪念性为佳；对朋友，以趣味性为佳；对老人，以实用为佳；对孩子，以启智新颖为佳；对外宾，以特色为佳。

（四）赠礼礼仪

不讲究赠礼的艺术和礼仪，很难使馈赠成为社会交往的手段，甚至会适得其反。

1. 注意礼品的包装　精美的包装使礼品的外观更具艺术性和高雅的情调，并显现出赠礼人的文化、艺术品位和心意。不重视包装，会导致礼品本身的"贬值"甚至会使受礼者有种被轻视感，不利于交往。

2. 注意赠礼的时机　国内赠送礼品，一般要选择节假良辰、婚嫁喜庆之时，向对方表示祝贺、感谢之情。在涉外交往中就根据国际惯例和来宾的风俗习惯而定。

3. 注意赠礼的方法　礼品最好当面赠送。如因某种原因礼品不能当面赠送，可委托他人赠送或邮寄，此种情况下，应附上一份礼笺，署上姓名，并简单说明馈赠的理由。

4. 注意赠礼时态度　友善、言辞勿失。神态自然、落落大方地双手把礼品送给受赠者，并伴有礼节性的语言表达。应该强调的是自己对受赠一方所怀有的好感与情义，而不是强调礼物的实际价值。

5. 注意赠礼的具体时间　一般来说，应在相见或道别时赠礼。

（五）受礼礼仪

1. 赞美及感谢　受礼者应在赞美和夸奖声中收下礼品，并表示感谢。一般应赞美礼品的精致或实用等，夸奖赠礼者的周到和细致，并伴有感谢之辞（按中国传统习惯，是伴有谦恭态度的感谢之辞）。

2. 双手接过礼品　视具体情况或拆看或只看外包装，还可请赠礼人介绍礼品功能、特性、使用方法等，以示对礼品的喜爱。

3. 一般糖果礼盒、水果、鲜花等不是贿赂性礼品，最好不要拒收。

第3节　通讯礼仪

● 案例 2-3

刘女士在音乐厅听一场由著名大师指挥的交响乐。音乐演奏到高潮处，全场鸦雀无声，凝神谛听，突然手机铃声响起，在宁静的大厅中显得格外刺耳，只见一名男士接起了电话，开始大声谈话，旁边的观众都侧目而视。

问题： 1. 其他观众为什么对这位男士侧目而视？

2. 使用电话有哪些需要注意的礼仪要求？

 电话礼仪

电话作为现代通信工具，具有传递迅速、使用方便、效率高等优点，打电话已经成为现代联络工作和沟通情感的一种重要方式。看似普通的接打电话，实际上是为通话者所在单位、通话者本人绘制了一幅电话形象。

所谓电话形象，即人们在通电话的整个过程中的语言、声调、内容、表情及时间感的集合。它能够体现出个人素质、待人接物的态度及通话者所在单位的整体水平。对于现代人，电话不仅仅是一种传递信息、获取信息、保持联络的工具，而且也是个人形象甚至所在单位形象的一个载体。因此，电话礼仪是现代人应给予高度关注的基本礼仪之一。

（一）电话使用礼仪

1. 拨打电话的礼仪

（1）做好打电话前的准备：通话之前，应核对对方的电话号码、单位的名称和接话人的姓名，整理通话要点及询问要点，准备好纸笔及必要的资料和文件。

（2）选择恰当的通话时间：最好选择双方预约的时间或对方方便的时间，如非重要事情，不要在对方休息或用餐时间打电话。如果拨打国际电话，应注意各个国家和地区的时间差，一般不宜在早晨七点以前和晚上十点以后及午休时间拨打电话。

（3）控制通话时间的长度：电话礼仪有一个规则，叫"电话三分钟原则"，是指每次通话要有效地控制在三分钟内，即"长话短说，废话不说，没话别说"，合理掌握通话时间，尤其在打公用电话时，要为他人着想，不可长时间占用电话。

（4）语言、态度、举止要文明：通话时要语言文明，打电话遵守"您好"开头、"请"字在中间、"谢谢"收尾。态度要谦和，不可粗暴无礼，接通电话后，应向对方首先问候"您好"，并礼貌地自报家门和证实对方身份。

若接电话的人不是你要找的人，应客气地请接电话的人替你传达一下，如果对方答应帮你叫人，应手持话筒静候，不要离开或做别的事。如果对方告诉你要找的人不在，不可立即挂断，应说"谢谢您，打扰了"或请对方转达。如果拨错电话，应向对方道歉再挂电话。

打电话时应注意举止文明，不要把电话夹在颈部，不要抱着话筒随意走动或趴着、仰着，不要高架双腿与人通话。通话音量要适中，既让对方听清，又不能声音太大而失礼，使话筒与嘴保持 3cm 左右的距离，终止通话时轻轻放下话筒。

2. 接听电话的礼仪

（1）及时接听：接电话应做到迅速接听，提倡"铃声不过三"，即力争在铃响三声之内拿起话筒。

（2）礼貌应对：电话接通后，应及时报上自己的名字，并说明身份，如"您好，我是外科的陈××，请问您找谁？"切忌拿起电话劈头就问："喂，谁啊？"接电话一定要认真接听，不要三心二意，心不在焉，不要对着话筒打哈欠、吃东西，不要随便打断对方讲话，听清楚对方来电目的，尽快做出相应回答。在认真倾听时，还应注意与对方呼应，如用"好的""是的""嗯"等作为呼应，让对方感到你在倾听。当对方拨错电话时，要和对方确认自己的电话，告诉对方打错电话，当对方表示歉意时，应该礼貌回应"没关系"。

（3）主次分明：如果在会晤重要客人或举行会议期间有人打来电话，而且此刻的确不宜与对方深谈，可向其说明原因，表示歉意，并再约一个具体时间，届时再主动打电话过去。

（4）规范终止：结束通话时，应认真道别，可以询问对方："还有什么事吗？"或"还有什么要吩咐吗？"，最后，请对方先放下电话，自己再轻轻挂机。如通话时间过长，又必须终止通话，也应委婉向对方说明，不要让对方难堪。

（5）代接电话：代接代转他人电话时，应热情相助，并尊重他人隐私，如被找的人不在，应明确告诉对方，如对方有留言，应准确记录，并与对方核实确认，以免误事，牢记"5W1H"的技巧，即 when（何时）、who（何人）、where（何地）、what（何事）、why（为什么）、how（如何进行）。

（二）手机使用礼仪

手机的普及给现代人带来了很多方便，但是也带来了礼仪方面的新问题。一般来说，使用手机时需要遵守的礼仪规范主要有以下几方面。

1. 放置妥当　手机使用者，应当将其放置在适当之处。最好置于随身携带的公文包内、衣服内袋，切勿将其挂在腰带上，撩衣服取用或查看。一般情况下，不要拿在手里，也不要随便放在桌上。

2. 遵守公德　在要求保持安静的公共场所要尽量关闭手机，如会议室、图书馆、教室、音乐会、影剧院、美术馆等。若确实需要使用手机，应将手机调成静音，用其他方式联系，有重要来电必须接听时应迅速离开现场，再与对方通话。在公交车、地铁等人群聚集场所使用手机要尽可能压低声音，以不影响其他人为原则。

3. 尊重隐私　不要随便打听他人的手机号码；未经对方允许，不可将其号码告诉他人；手机是个人私有物品，不应随便查看他人手机。

4. 注意安全　手机的使用必须牢记"安全至上"，切勿马虎大意、随意犯规。一般来说，应该遵循以下要求。

（1）驾驶汽车途中，不要使用手机通话或查看信息，以免由于注意力不集中而违反交通规则，甚至造成交通事故。

（2）乘坐飞机时，必须保证手机处于关闭状态，否则会带来重大安全隐患。

（3）不要在易燃易爆场所使用手机，如加油站、油库及油漆厂等各种易燃场所，因为手机等通信工具所发出的信号可能会引发火灾甚至爆炸。

（4）在医院、病房等场所应当禁止使用手机等通信工具，以免其信号干扰医疗仪器，酿成医疗事故，或者影响患者休息。

（5）出于自我保护和防止他人盗机、盗号等多方面考虑，通常不宜随意将手机借与他人使用。同样，也不要随意借用别人的手机。

5. 短信礼仪　发短信要注意时间，不要影响他人休息，在短信内容的选择和编辑上，应注意语言文明，不要下载和传播无聊、不健康短信。

6. 合理选择　一些日常的提醒，如会议、活动或节日问候等用短信方式显示亲切、委婉；但是一些重要的事情尽量选择用电话跟对方沟通，这样能表现出对他人的尊重。例如，约好的聚会因有事不能前去，应选择打电话给对方，这种方式表达歉意比发信息更容易让人接受。

7. 勿用手机偷拍　绝大部分手机都有照相功能，用手机拍照或摄像时要征得对方同意。即使对方允许拍照，也不应擅自将照片给他人观赏，更不应随意传到网络上，以免造成侵权等行为。

二 书信礼仪

在电话出现之前，古人对书信是非常看重的，有道是"烽火连三月，家书抵万金"。而现代社会中，人们的工作越来越繁重，业余生活越来越丰富，大家可选择的交际方式和沟通手段花样翻新，层出不穷。人们使用书信进行联系沟通已越来越少，但书信所具有的容易收存、传递感情和真情实感的特点仍然是其他方式所不能替代的。

（一）书信的写作

书信是情感沟通的桥梁，在书信中应尽可能把所要表达的真情实感认真地、准确地、规范地、及时地传递给对方。

书信的写作，从礼仪上来讲，大体可分为两个方面。

1. 信文的写作　信文，即信纸内的主要内容，一般把它的具体写法称为信文的格式，也就是必须遵守的写作信文的基本规则。从基本内容上来讲，信文的具体格式涉及以下三点。

（1）信文的前段：也就是一封信的开头，大致上可分为两项。其一，是对收信者的称呼，如"妈妈""爸爸""张老师"等；其二，是问候语，如"您好"。一封信中，称呼一般写在第一行顶格，问候语可以在称呼后面接着写，也可以另起一行，空两格写。

（2）信文的中段：这是一封信的中间部分，是传递信息最重要的部分。书写时应注意叙事要清晰、内容要集中，为了表示条理清晰，还要注意分行、分段。

（3）信文的后段：指的是一封信的收尾之处。主要由结束语、祝福语、落款、附问语及附件构成。

2. 封文的格式　一般把信封的书写格式称为封文的格式，具体是指信封的标准化写法。不同国家和民族的书信封文格式会有所不同，这里我们主要谈谈中文封文的标准写法。

（1）邮政编码：为了保证信件能够准确地到达收信人的手中，在信封上应写清楚收信人的邮政编码，这也有助于邮件的合理化、科学化分拣。

（2）收信人的地址：在封文里，收信人的地址必须予以明确。通常先写省、市、县、区或者乡镇，然后是街道名、门牌号码。

（3）收信人的称谓：收信人的姓名。需写清楚全名，以免影响信件的投递。

（4）寄信人的落款：具体内容包括寄信人地址、姓名、邮编，均写在封文的右下角。

（二）几种常见信函写作礼仪

1. 推荐信礼仪　这是单位或个人介绍某人担任某项职务或从事某项工作的信函。推荐信的发出者可以是和被举荐人有交情或业务关系的人，也可以是有某种关系的组织单位；收信人一般是某个组织、单位或个人。推荐信要尽可能介绍推荐人的详细情况，须实事求是，态度不可强硬，要留有余地，不可强人所难。

2. 求职信礼仪　求职信又叫自荐信，它是简历的补充，是自荐者直接向用人单位以书面的方式请求录用的一种信函。在撰写求职信时，要注意语言简明扼要，思路清晰，内容层次分明，书写规范整洁，并且在格式、内容与结构上符合一定的规范和要求。一份高质量的求职信不在于辞藻的华丽、篇幅的长短，而要能综合反映求职者的综合素质，能打动对方，使对方认可并接纳。

3. 慰问信礼仪　当他人患病、受灾、遭遇其他不幸时，表达关切之情，劝慰对方鼓起勇气、克服困难而写的信件就是慰问信。慰问信勿以不必要的言辞勾起对方的痛苦回忆，更不能责备对方的过失，应真挚诚恳，鼓励对方。

4. 庆贺信礼仪　对于个人的喜事、团体的成立、重要会议的召开、工程的竣工及其他所有值得庆贺的事件的发生，都可用此种信函表示庆贺。个人的、商业性的庆贺信可有一些夸张、溢美之词，但政治性、社会性的庆贺信却要实事求是，评价要恰如其分，言辞也要郑重。

5. 感谢信礼仪　为了答谢对方的邀请、问候、关心、帮助和支持，表示感谢的礼仪专用书信。它的对象及事迹，一般都和写感谢信的人有直接关系，所以，应满怀感激之情，把对方的好思想、好作风及光荣事迹概括地写出来。感谢信不仅有感谢之意，还包含表扬的内涵。

（三）书信的礼仪

在书写信件及收发信件时，我们还应注意以下方面的问题。

1. 要遵守基本的邮政规则　如有信件超重需要增加邮资；不能夹带的东西不要装进去，如现金、贵重物品等，以免遗失造成损失。

2. 信纸要折叠整齐　将信纸放进信封里时，注意离前后两端都有一点距离，以免对方在拆信时，损坏信件。

3. 邮票要粘贴规范　一般来说，邮票应粘贴在信封右上角，不要歪斜着贴或倒着贴，甚至贴在信封背面，给信件投递造成不必要的麻烦。

4. 内容要真诚礼貌　不管是生活中的交往还是公务往来，真诚是最重要也是最基础的，所以信件内容应充分体现诚意，多为他人考虑，体谅对方心情和处境。当双方观点不能统一时，也应首先理解并尊重对方的观点，在说明自己观点时，应讲究礼节，避免用冒犯性语言。

5. 要遵守法律　公民通信自由是受到国家法律保护的，任何人不能无故扣压别人的信件，更不能私拆他人信件。

6. 忌公布于众　私人信件，未经对方允许，不宜当众传阅，也不允许公开发表。

三　网络礼仪

互联网是高科技的产物，是历史发展、社会进步、人类智慧的结晶；是人类迄今所拥有的容量最大、内容最全面、传递速度最快的信息中心。打开网页，就等于与世界握手，为我们了解时事、学习知识、与人沟通、休闲娱乐等提供了便捷的条件。我们可以突破专业限制，只要想学，随时可以找到学习资源和指导者；我们还可以突破现实交往中的角色限制，自由选择交往对象，在网上找到志趣相投的朋友。

网络，扩大了我们交往的领域、对象，改变了以往的交往方式，丰富了我们的人生经验。但同时也带来了许多新的问题，如恶搞、人身攻击等。为了营造健康文明有序的互联网环境，需要我们每个人自觉遵守网络礼仪。

（一）网络礼仪概述

1. 基本概念　网络礼仪是互联网使用者在网上对其他人应有的礼仪，即人们在互联网上交往所需要遵循的礼节，是一系列使人们在网上有合适表现的规则。

2. 目的　网络礼仪是保障网络社会正常交往和达到相互理解的重要手段，它的基本目的就是保障人们网络交往的有序进行。只有当使用互联网的人们懂得并遵守这些规则，互联网的效率才能得到更充分、更有效的发挥。

（二）基本网络礼仪

1. 记住别人的存在　互联网给予五湖四海的人们一个共同的地方聚集,我们面对电脑交流时往往不会使用自己的真实身份,我们的行为也因此容易变得更粗劣无礼,请记住,现实生活中当面不能说的话在网上也不能说。

2. 行为一致　互联网上的道德和法律与现实生活是相同的,不要因为面对电脑就违反法律或降低道德标准。

3. 入乡随俗　互联网中,不同的网站或论坛可能有不同的要求,请先熟悉了解规则再参与讨论,不要胡乱灌水和散布不实传言。

4. 平心静气地争论　网络论坛中,争论是经常发生的现象,要注意以理服人,不要人身攻击。

5. 尊重隐私　别人与你在网上聊天的记录应该是隐私的一部分,请不要未经同意随意散播;如果你知道某人的真实姓名,未经同意也不应随意公开。

6. 宽以待人　每个人都曾经是新手,都会有犯错的时候,如果想给他建议,请私下用恰当的方式委婉提出。

（三）电子邮件礼仪

1. 不要滥用　在信息社会中,任何人的时间都是无比珍贵的。若无必要,轻易不要向他人乱发电子邮件,不要让你的邮件成为"垃圾邮件"。更不宜随意以这种方式在网上"征友"。一般而言,收到他人的重要电子邮件后,应立即回复对方。

2. 认真撰写　向他人发送的电子邮件,一定要精心构思,认真撰写,在撰写电子邮件时,应注意:格式要规范,主题要明确,语言要流畅,内容要简洁。

3. 讲究公德　使用电子邮件时,一方面不要骚扰别人,另一方面则要注意公私有别。不要在电子邮件中传递不真实的信息、哗众取宠的信息、以讹传讹的信息、有碍社会或公共安全的信息。注意个人信息的保密。

4. 注意保密　普通文件可以通过电子邮件发送,凡是带有"密"的文件严禁用电子邮件发送。给重要人物的重要邮件一定要一对一单独发送,在群发操作之前要慎重考虑所采用的操作方式是否妥当。回复他人邮件时,也要再次检查收件人地址是否正确。

5. 及时整理　对电子邮件进行分类管理,定期备份,及时整理并删除没必要长期保存的邮件,建立一个删除邮件备用夹,以免误删。

目标检测

一、单项选择题

1. 下列公共礼仪行为错误的是（　　　）

　　A. 不要边走边低头玩手机

　　B. 乘坐自动扶梯时应靠右站立

　　C. 女性应该给男性让路

　　D. 不要边走边抽烟

　　E. 病房走路尽量控制脚步的轻重以免影响其他人

2. 乘坐飞机时应注意（　　　）

　　A. 时间来不及就不要安检了

　　B. 飞机起飞前广播的注意事项可以不听

　　C. 可以向空乘人员索要想吃的任何食物

　　D. 夜间飞行时注意关闭阅读灯

　　E. 飞机一落地就可以解开安全带

3. 公共场所使用手机时应注意（　　　）

　　A. 将手机挂在腰带上

　　B. 看电影时尽量关闭手机

C. 公交车上打电话声音要大一点

D. 开车时可以打电话

E. 加油站内可以使用手机

4. 下列使用电子邮件行为错误的是（　　）

A. 任何文件都可以用电子邮件发送

B. 电子邮件主题要明确

C. 不要发送不真实的信息

D. 对电子邮件要及时整理

E. 不要滥发邮件，成为"垃圾邮件"

5. 男士与女士在社交场合握手，先伸手者为（　　）

A. 男士　　　　　B. 女士

C. 谁先无所谓　　D. 最好同时伸手

6. 社会交往中，介绍的顺序应遵守的国际公认规则是（　　）

A. 男士优先　　　B. 女士优先

C. 尊者优先了解情况　D. 长辈优先

二、判断题（正确的打√，错误的打×）

1. 接过他人递交的名片，马上放进包里，这是礼貌的。（　　）

2. 在使用电话时要自觉维护自己的"电话形象"。（　　）

3. 客人告辞时，应由主人首先伸出手来与客人相握，表示再见。（　　）

4. 行鞠躬礼时，唯有追悼活动才采用三鞠躬。（　　）

5. 进入有人管理的电梯，应主动先进后出。（　　）

三、简答题

1. 介绍应遵循什么礼仪？社交场合常用的介绍方式有哪些？

2. 简述使用手机的礼仪。

3. 简述称谓的原则，护士称呼患者应注意什么？

四、案例分析题

案例：某医院内科 3 病房有 4 张床位，现有 3 名住院患者，分别是 1 床吴某某，女，41 岁，教师；2 床刘某某，女，19 岁，大学生；3 床白某某，男，50 岁，某局局长。现在又来了一名新入院的患者入住 3 病房 4 床，陈某某，男，68 岁，退休工人。

分析：李护士分管 3 病房，她应该如何称呼他们？如何向新患者做自我介绍并介绍新患者与其他患者认识？

（雷　敏　王　轶）

第3章 护理礼仪规范

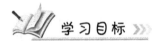 学习目标 »

（一）知识目标

1. 熟悉头面部仪容修饰的要求、职业淡妆的实施原则和化妆禁忌。

2. 掌握护士工作发型修饰及职业淡妆的化妆技巧。

3. 了解眼语的构成、笑的种类。

4. 掌握眼语的应用、笑的方法和注意事项。

5. 熟悉服装的各种功能及服饰礼仪的内涵。

6. 了解服饰礼仪当中的"TPO"原则。

7. 了解不同科室护士服穿戴的基本要求。

8. 掌握护士服着装原则。

9. 了解各种体态的礼仪禁忌。

10. 掌握各种体态礼仪的规范要求。

（二）能力目标

1. 能熟练化职业淡妆。

2. 能运用微笑和眼神进行交流，表达感情。

3. 在不同场合能够穿着大方、得体。

4. 能熟练穿戴护士帽、口罩、鞋袜等护士着装。

5. 能在生活和护理实践中规范自己的行为举止，做到知行合一。

中国自古以来就是礼仪之邦。对一个人的最高评价应该是知书达礼。护士作为没有翅膀的天使，更应该容貌服饰端庄大方，言行举止优雅得体，这样才能显示出护士的独特韵味来，而且能通过良好的个人形象塑造组织形象，同时对整个社会风貌的净化与美化也能起到积极的作用。护理礼仪规范是对护士在护理工作中的仪表仪容、表情举止、衣着打扮等方面的具体规范。正如《礼记·冠义》中所说："礼义之始，在于正容体、齐颜色、顺辞令。容体正、颜色齐、辞令顺，而后礼义备。"

第 1 节　护理仪容礼仪

一　仪容的内涵和修饰原则

仪容是指人的外观、外貌，重点指人的容貌，是由发型、面容及所有未被服饰覆盖的肌肤构成。仪容在礼仪体系中占有重要位置，并与服饰、仪态构成礼仪行为的外部特征。它代表个人形象，是人际交往中沟通双方彼此密切关注的第一信息。古人说："慧于中而秀于外"，就是反映一个涵养好、文化高的人，同时也注重自身仪容的修饰。

护理仪容是指护理人员在工作中，按照职业的要求所应有的外观容貌，是传达给患者感官最直接、最生动的信息，影响着患者对护士乃至医院的整体评价，在一定程度上带有社会化、宽泛化、职业化的内涵。

（一）仪容美的含义

仪容美是指美好的或健康的外貌和气质。通常包含三层含义：仪容的自然美、仪容的修饰美和内在美的外显。

1. 仪容的自然美　即一个人先天的相貌、外观，通常取决于遗传基因。先天美好端庄的仪容相貌，不仅令人赏心悦目，更令人记忆深刻。

2. 仪容的修饰美　即依据个人形象、个性和工作需要加以设计、修饰、塑造的仪容美。修饰仪容应遵循美观、整洁、得体、适度的基本规则。依照个人条件，扬长避短，并根据时间、地点、场合的变化，设计并塑造出得体的个人形象。

3. 内在美的外显　即一个人内在的素质、情感、知识、文化的外在表现，是内在美通过仪容而呈现的外在气质。

真正意义上的仪容美，应当是上述三个方面的高度统一。外貌先天的缺憾可以通过修饰和提高个人文化、艺术素养、思想情操来加以弥补。内在美的外显是这三者中的最高境界。仪容的自然美是人们的普遍心愿，而仪容的修饰美则是护士仪容礼仪中不可缺少的一部分。

（二）仪容修饰的原则

人们按照自身的审美情趣、审美理想对自己的仪容加以修饰、美化，进行着美的创造，即为仪容的修饰美，是仪容美不可或缺的重要组成因素。人与人交往时，得体的仪容修饰不仅能提升个人形象，更可表达出对他人的尊重，为对方带来美的享受。适当的仪容修饰应遵循以下几项原则。

1. 自然美与修饰美的统一　完美修饰贵在"雕而无痕"。日常仪容修饰既包括面部器官的局部修饰（如面部化妆），也包括整体形象的设计塑造（如发型、服装搭配、首饰搭配等）。在日常仪容修饰中，无论是修饰用品的使用挑选，还是修饰程度、技巧的把握，都需遵从美学的自然规律，在保留事物自然形态特征的基础上加以美化，使仪容原有的魅力益增其美，从而达到虽刻意雕琢却了无痕迹，自然美与修饰美完美融合的修饰效果。

2. 局部美与整体美的统一　一般来说，当人们评价一个人的仪容美的时候，总是先着眼于人的整体而做出评价。一方面，人的仪表、容貌不能离开生命整体、内在心灵而单独存在；另一方面，仪容的各个组成部分，也不能彼此隔绝而具有独立的自有价值。成功的仪容修饰，既讲究局部的精雕细琢，更注重各局部相互协调统一后在整体上呈现出的视觉效果。既要着眼于个体本身，还要考虑外部客观因素，如季节、时间、出席场合、地理环境等。

3. 内在美和外在美的统一　真正意义上的仪容修饰，离不开内心世界和精神蕴含的塑造。人们常说，相由心生。仪表、容貌等外在表现，是心灵世界的感性形态。夸赞一个人的仪容美，不仅要注重容貌上呈现的光鲜亮丽，同时，深刻的内在精神和丰富的心灵世界所带来的人格魅力则有利于一段人际关系长时间的稳定与推移。外在的形象美是心灵美的表象流露；内在美是外在形象的本质依托，包括品性、学识、修养、气度、情操、道德等方面，需要在日常生活中悉心观察，思考学习，需要日积月累的长期修炼。

护士被誉为人间的"白衣天使"，寄托着人们对生命的尊重、美好的希望。恰到好处的仪容修饰，应是自然美与修饰美的浑然一体，局部美与整体美的和谐统一，内在美与外在美的有机结合。护士应带给患者以健康、朝气，使患者虽身处病痛，却感受到青春的朝气，美丽和健康的生命力量，重新树立对生命的渴望和恢复健康的信心，使护理工作在美好的仪容中更具感召力。

● 案例 3-1

护士小李值夜班，因怕迟到，没来得及化妆，随意地把头发盘起，就匆匆地赶到工作岗位。交接班结束后，小李开始巡视病房、了解患者的病情。当来到患者李阿姨的病房时，李阿姨看到小李帽子下面松垮垮的头发，以及在灯光下显得有些苍白的脸，关心地问："李护士，你生病了吗？"小李急忙回答："李阿姨，我没生病，谢谢您的关心！"

问题：1. 李阿姨为什么会有这样的担心？
　　　2. 小李应怎样避免这样事情的发生？

二　护理人员的仪容修饰

（一）面部仪容

良好的卫生习惯，使面部清爽，无任何不洁之物，是面部仪容最基本的礼仪要求，它体现出对交往对象的尊重。

1. 眼部　人际交往中非常重视眼神的交流，眼睛自然就成了面容修饰时首要之处，修饰眼部时应做到以下几点。

（1）注意卫生：要保持眼部的清洁，及时清除分泌物。若患有眼部传染病，需自觉回避社交场合。

（2）适度修饰：若对自己的眉形不满意，可通过修眉、画眉进行修饰，但不提倡文眉、绣眉，更不宜剃去所有的眉毛。佩戴眼镜时，应安全、舒适、美观，保持清洁。在工作或社交场合时，不宜佩戴太阳镜，以免留下"拒人千里之外"的感觉。

2. 耳部　耳朵位于面部两侧，仍在别人的视线之内，因此不要忽视耳部的修饰。应经常清洗耳朵及耳后皮肤；公共场合不可以随意掏耳朵，以免失敬于人；根据场合和环境不同，合理佩戴耳饰。

3. 鼻部　鼻子位于面部正中，对整个面容起着非常重要的作用。社交场合中，应保持鼻腔清洁，不让异物堵塞鼻孔；要及时修剪鼻毛；避免出现当众擤鼻涕、吸鼻子或挖鼻孔等不雅动作。

4. 口部　是重要的发声器官，也是进食之处，应当悉心照料。社交礼仪要求，口部应做到"三无"，即无异物、无异味、无异响。

（1）无异物：口部护理要求，每日刷牙、饭后漱口，及时清除口腔异物，确保牙齿洁净。

（2）无异味：上班或社交前，应忌食葱、蒜、韭菜、腐乳、烟、酒等气味刺鼻的食物。如有接触，应及时刷牙、漱口或咀嚼茶叶、口香糖等去除异味，不可任其存留。

（3）无异响：在社交场合，除谈笑声外，应避免人体所发出的各种不雅之声，如哈欠、清嗓、喷嚏、咳嗽、打嗝、吐痰、吸鼻等，均被视为异响。

此外，若无特殊宗教信仰、文化背景和民族习惯，原则上男士应剃胡须。

5. 面部化妆　俗话说"三分长相，七分打扮"。适当的修饰可以弥补先天不足，而化妆是按照一定的方法和技巧用化妆品对自己或他人进行仪容修饰的一种方法。适当、得体的化妆，既是自尊的表现，更是对他人无言的尊敬。化妆不仅是女士的专利，男士也要进行适当的化妆。

（1）化妆的目的：化妆可以遮盖或修补容貌的缺陷，以衬托容貌的美丽；化妆能表现人的涵养与礼貌，体现高雅的品位；化妆可以丰富生活，陶冶情操；合理使用化妆品，还可保护皮肤，延缓衰老。

（2）一般化妆的原则

1）美观：适当的化妆，可以突出个人容貌上的优点，遮盖或修补容貌的不足。切勿任意发挥、寻求新奇。

2）自然：化妆不是一味地掩饰，合适的化妆能帮助你变得相对的美。"要好看，素打扮"，是指不留下美化的痕迹，是化妆的最高境界。

3）得体：化妆要讲究个性，并注意场合和时间。如工作、面试时宜化淡妆；社交场合妆容可稍浓；白天化妆宜淡，晚上宜稍浓。

4）协调：化妆时妆面应与服装、场合、身份协调；注意色彩的整体协调；妆面不可过分突出某一部分，要强调整体效果。

（3）护理人员在工作中除遵循一般化妆原则外，还遵循以下原则。

1）整洁是最基本的原则：护士的面部仪容应整洁美观，男护士应经常修剪胡须、鼻毛，保持面容洁净，以展示护士职业的整体素质及美感。

2）化妆要体现出职业特点：护士不可修细眉；选淡黑色的眉笔；假睫毛不宜过长；口红的颜色要接近于唇色。总之，护士淡妆是介于生活妆与职业妆的一种综合化妆艺术，其特点在于自然严谨，是一种让人看不出的艺术塑造。

3）工作场合和时间环境不同，化妆要求也不一样：如在 SARS 病房及发热门诊等特殊护理岗位上的护士，她们需要穿防护隔离服，佩戴防护眼镜，上岗前可以不需要特殊化妆，重点是皮肤保养。对于普通护理岗位的夜班护士，应选用稍红些的腮红；眼影两种以上为宜；使用黑色或深褐色的睫毛膏；眉笔以棕黑色为宜；忌用大红及深紫色口红，妆容比白天偏重些，但也要追求自然清雅的化妆效果。

化妆不仅强调外在美，更注重内在心灵美。每个护理人员在注重外在形象的同时，努力提高个人的文化、礼仪修养，做一个秀外慧中、受患者欢迎的护士。

（4）化妆的要领：化妆主要是服务于现实生活和工作，其要领是：

1）因人而异：化妆是在个人基本条件即容貌的基础上，综合考虑年龄、性格、职业、服饰等因素后，选取不同的化妆品，采用不同的化妆技术手法。

2）因地而异：不同的场合和照明条件，展示的化妆效果也不同。一般来说，工作时间易化淡妆；参加某些社交场合可以化浓妆；地区和气候不同时，采用的化妆色彩及技巧也不同。

3）因时而异：每个时代的精神面貌和社会风尚不同，化妆形式也不同。

（5）化妆的程序：化妆不是简单的涂脂抹粉，而是要掌握正确的美容化妆技术，运用色彩等渲染方法来创造面部和谐的美，使面部轮廓更具有立体感，从而呈现淡雅清秀、健康活泼的丰姿。

护士通常应淡妆上岗，妆容要端庄简约、清丽素雅。护士工作妆的化妆技巧可以分为整体化妆法和简易化妆法两种。

整体化妆法的操作步骤：

1）束发：先把头发朝后梳理，然后用发卡固定住，露出整个面部。

2）修眉：古人常说"眉取形、眼取神、唇取色"。所以修出一对秀眉对面部化妆来说非常重要。

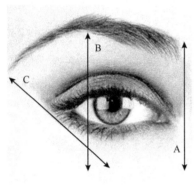

图 3-1 眉形

① 眉形的确立：眉毛是由眉头、眉峰、眉尾三部分组成。A. 鼻翼或内眼角的垂直延长线上方是眉头；B. 从眉头到眉尾的 2/3 处是眉峰，或在眼珠正视前方时外缘向上的垂直延长线上；C. 眉尾在鼻翼外侧与外眦连线与眉相交处，眉头和眉尾基本保持在同一水平线上（图 3-1）。

② 修眉的步骤：对着镜子将眉毛刷顺；用眉笔画出适合自己的眉形；用修眉工具把轮廓线以外的多余的眉毛修除，使眉毛的线条清晰、整齐、流畅，为描眉打好基础。

3）洁面：用适合自己肤质的洗面奶彻底清洁皮肤，然后拭干。

4）涂化妆水：将化妆水均匀地轻轻弹拍于整个面颈部，为皮肤补充水分。

5）涂润肤品：在面部均匀地涂上一层润肤霜，起到滋润和营养皮肤的作用。同时可增强皮肤与化妆品的亲和性，不易脱妆。

6）涂粉底：根据妆型、肤质、肤色等选择合适的粉底。如淡妆选择乳状粉底，显得自然；浓妆选择膏状粉底，增强立体效果；油性皮肤宜用粉底液或粉饼，干性皮肤适合粉底霜。施粉底时不宜过厚，可以用点、压、按、揉的手法，由上而下，将其均匀地涂抹在整个面部、耳后及颈部，各部位要衔接自然，不能有明显的分界线。

7）定妆：用粉扑将透明或同色的蜜粉轻轻地扑于面部，使整个妆容均匀固定。鼻唇及眼周等容易脱妆的部位，应多做几遍，反复定妆。注意不要用粉扑在妆面上来回涂擦，避免破坏底妆。最后用粉刷将多余的定妆粉轻轻扫去。

8）画眉：描眉时用眉笔顺着眉毛的生长方向一根一根地描画，不能简单地画成一条线，按照"眉头最粗、色最淡，眉峰最高、色最深，眉尾最细"的原则，突出眉头、眉峰、眉尾的准确位置。注意笔触要清，眉廓要虚。描完后用眉刷将颜色刷匀，与原眉揉合在一起，使眉毛呈现立体自然的美感。

9）眼部化妆：眼妆能更好地突出眼部的神采，会影响脸部表情。可从三个方面着手。

A. 涂眼影：一般眼影的色调有四种，即阴影色、晕染色、提亮色、强调色。阴影色包括灰色、棕色，一般涂在希望显得窄小、深凹的部位。晕染色包括棕红色、肉红色，主要用于晕染阴影色的上缘，使阴影色自然真实。提亮色一般是发白的，主要指白色、肉色、浅粉色、浅黄色，涂在希望显得高、显得宽阔的部位，使之与阴影色产生对比，加强眼部的立体感。强调色主要指蓝色、绿色、紫色、金银色，一般用于眼外角部分，修饰和美化眼睛，吸引人们的注意力，面积不宜过大，色调要与整体化妆服饰相协调。

眼影一般选择具有自然效果、淡雅的单色，如米色、白色等。其颜色应与眼形、脸形、妆色、服饰等协调一致，如着粉红或白色护士服，眼影宜选暖色调；穿蓝色护士服宜用冷色调。涂抹时，用眼影棒或眼影刷蘸取已经选好的眼影沿睫毛边缘，重复涂抹在从眼尾往眼头方向约 1/4 处，然后晕淡，眉骨下方可用亮色眼影，增强眼部立体感，使眼睛生动有神。

B. 画眼线：画上眼线时，眼睛尽量向下看，用拇指将上眼睑向上轻提，使睫毛根部充分显露，再用软芯防水眼线笔的笔尖，沿睫毛根部从内眼角向外描画；画下眼线时，眼睛向上看，沿着睫毛根部从眼尾向中部描画出长度约 1/3 眼长的下眼线，一般不画内眼角，重点晕染眼尾。

C. 涂睫毛：先用睫毛夹使睫毛上翘，再用黑色睫毛刷蘸取防水睫毛液。从上眼睑的睫毛根部向睫毛梢纵向涂染，然后横向涂染下眼睑的睫毛。

10）晕染腮红：应根据脸型来确定腮红的色彩和晕染方法。用粉刷将腮红从面颊颧骨处向鬓角方向轻轻刷开，涂抹均匀，使粉底与腮红衔接自然。

11）画唇：唇部化妆是化妆中的点睛之笔。

A. 确定唇型：根据每个人的实际情况确定唇型，唇形宽度等于双侧瞳孔间距。

B. 描画唇型：根据唇型结合嘴唇的特点，确定唇妆的轮廓。唇线笔的颜色要略深于唇膏的颜色。用唇线笔先以上唇峰为中心向两侧刷开；接着再决定下唇唇部的曲线，由嘴角向内侧延伸，修出优美的、富有立体感的唇部轮廓。

C. 涂唇膏：唇部轮廓画好后，将唇膏直接或借助唇刷均匀地涂抹在嘴唇上。口红必须涂到嘴角，不要涂出唇线外。

12）修整妆容：化妆完成后，要做全面、仔细、从局部到整体的检查，达到以下化妆的目的：眼、眉、面颊的化妆左右一致；牙齿上无口红；妆面干净，浓淡适中，整体协调；局部无缺漏或变形之处，体现最佳美容效果。

13）整理发型：梳理头发，与妆容、服饰等协调一致。

14）卸妆：化妆品对皮肤有一定程度的损害，每天休息前必须彻底清洁面部。

在清洁皮肤时，将蘸有卸妆乳液的化妆棉敷在眼部，使乳液与化妆品相互溶解，大约停留 10 秒再轻轻地擦去，注意保护眼睛。再用同样的方法清除嘴唇上的唇膏，擦时可由嘴角两侧向中间擦，上下唇一样，这样可避免在卸妆时将唇膏擦在唇外。眼睛和嘴唇卸装之后，将洗面奶涂到脸上的各个部位，用手指轻柔地打圈。这样底色就会溶解。然后用纸巾轻轻擦去脸上的洗面奶，用温水清洗，使皮肤彻底清洁，最后再抹少许润肤露以滋润皮肤。

（6）化妆的禁忌：化妆应事先完成或在专用的化妆间进行，避免当众化妆。必须熟练掌握化妆技巧，在进行面部化妆的同时，要兼顾颈部，避免二者出现明显的色差。避免将自己的妆容化得过于浓艳而致低俗之嫌或离奇出众过于招摇。如因出汗、用餐等出现妆面残缺时，应及时避人补妆。使用他人的化妆品，既不卫生也不礼貌，如无特殊情况，应避免。化妆属个人喜好，不应对他人化妆妄加评论非议。

（二）头发

发为体之冠，被誉为"人的第二皮肤"，是容貌美的重要组成部分，健康亮泽的头发是容貌健美的象征，也是人们装扮修饰的重点，有"完美形象，从头开始"的说法。头发不仅是性别的区分标志，在某种程度上反映一个人的文化素养、审美情趣、知识结构和行为规范水准。

干净整洁的头发和时尚得体的发型是社交礼仪中交往者最基本的形象。实际上，通过一个人的发型就可判断出他的职业、身份、受教育程度和卫生习惯等。因此每个人都应重视自己头发的养护和修饰。头发仪容主要包括头发的清洁与养护、发型的选择。护理工作对护士的头饰礼仪有着严格的要求。

1. 头发清洁　人们应当自觉进行头发的日常护理，使之干净整洁、整齐无异味。清洁头发要做到勤梳理，多洗发。梳洗是头发仪容修饰的一项基本措施，可调理发质，主要作用在于保持头发清洁卫生，清除异味，有助于头发保养，促进头皮的血液循环。

（1）梳理头发：梳发能促进头皮血液循环，并梳落污垢。污垢停留在头发上，会吸收油分和水分，易使头发干燥，引起静电；静电又易使头发吸收污垢，这种恶性循环的结果会加速头发发质的受损。

（2）洗发：一般人的发质可分为干性、中性、油性发质三种。洗发次数可根据发质情况来增减。油性的发质可适当增加洗发的次数，干性的发质可减少次数。洗发时宜用40～45℃，如水温过热，会减少头皮所需的油分，损伤发质。若对头发懒于梳洗，蓬头垢面，满头汗馊味，发屑片片，有损个人形象，所以护士应勤洗发、理发和戴好工作帽。

（3）养护：头发的养护要从多方面进行。

1）护发：要选择适合自己的护发乳或护发霜，给头发补充营养、油分，防止秀发干燥、失水，并使秀发柔顺、好梳理。

2）按摩：定期做头部按摩可以促进头发血液循环，帮助新陈代谢的正常进行。

3）饮食：合理的饮食可以增加头发的光泽度，应多食用如燕麦、芝麻、绿色蔬菜、香菇、海带、水果、鱼、蛋、奶类食品等含维生素、微量元素、蛋白质丰富的食物。

2. 发型得体　发型美是仪容美的要素之一。发型是头发的整体造型，能反映出一个人的文化修养、社会地位和精神状况，同时体现了一个人的审美需求和性格情趣的直观形象，是自然美和修饰美的有机结合。整洁大方的发型给人留下生机勃勃的印象，选择发型时，应考虑个人条件和所处场合选择适合的发型，扬长避短，和谐统一，增加人体的整体美。

（1）发型与发质的配合

1）细软发质：细软的头发容易服帖在头部，缺乏丰盈感。这种发质的人不宜留直发型，否则会显的老气、缺乏朝气。如留刘海，宜采用斜外卷式，增加立体感。

2）粗硬发质：粗硬的头发不很服帖，如留发太短，容易蓬松开来，极难约束。宜留超过肩的长发型。如果将发梢稍向内卷，增加下垂之感，效果会更好。

3）头发稀疏：头发稀疏的人，留长发会使头发显得更少，不宜留长发。可以选择有蓬松感的、可增加头发数量感的大波浪形，尽量将发根竖起来，使头发显出弹性而产生立体感。

4）头发稠密：头发稠密的人，如果发质适中，须根据脸型、体型来考虑。但发型不可太复杂，应尽量简单，或留长发。

（2）发型与脸型的配合：根据脸型选择发型，借助发型来修饰脸型。

1）圆脸型：注意表现脸部的轮廓，前额不能完全露出，应显得清爽简单。可用中分或三七分的发型，让头发自然垂下遮住眼侧过宽的脸，使脸显得长一些。

2）方形脸：应将头发紧贴于头部，略盖住前额，头发在脸颊处往前梳，盖住较宽的脸部，发分线侧分，向头顶斜伸。忌将头发直垂下来，以免突出脸型的不足。

3）长脸型：选择松动飘逸、整齐中带点乱的发型，使两侧的发容量增加，使脸颊显得丰满一些。

4）由字脸（三角脸）：可选择卷发增加上方的力量和两侧头发的份量，达到增宽前额的效果。

5）甲字脸（瓜子脸）：适宜多种发型，修饰时注意不要使前额全部暴露。可采用中分发式，左右均衡的发型最为理想。

6）申字型脸（菱形脸）一般将额上部的头发拉宽，额下部的头发逐步紧缩，靠近颧骨处可设计卷曲或波浪式的发束，以遮盖其突出的缺点。

（3）发型与体型的配合：体型瘦长者，不宜盘高发髻或将头发削减得太短，可留直发或波浪式卷发等。体型娇小者，不宜留披肩长发，可留精巧别致的短发或高盘发型。体型高大者，宜留简单的短直发，也可留盘发或大波浪的卷发。体型矮胖者，不宜留长波浪、长直发等发型，应留有层次的短发或整体向上的发型。

（4）发型与年龄：少年时期不宜烫发，可留短发、中长发或梳成马尾式的发束等，给人以俏丽活泼的美感。成年女性不宜留披肩发，以短发、中长发、直发、挽发髻、烫发为宜，给人以稳重、简朴、大方的感觉。

（5）发型与服饰的配合：发型与服饰应协调，给人整体的美感。着衬衫时，宜留直发、短发。着运动装时，可将头发束起，给人以活泼潇洒的感觉。着西装时，不论卷发还是直发，头发不宜太蓬松，以显出端庄大方的美。着连衣裙时，若个子不高、脖子偏短者，头发剪得短些，或盘在头顶，这样可使身材显得高些；如果身体纤长苗条，留侧披发、束发则效果更好。

（6）发型与护理职业的配合

1）戴护士燕尾帽的发式：护士戴燕帽时，头发应整齐无异味，不能长发披肩。如果是长发要盘起，用发网套好，前不过眉，后不过领；短发不要超过耳下3cm，否则也要盘起或戴发套（图3-2）。燕帽要戴正戴稳，发卡固定于帽后，不得显露于帽的正面，最好用白色或者与帽同色的发夹。切忌刘海（特别是卷发）高于燕帽的正面，更不要佩戴夸张的头饰。头发颜色最好是自然色，不可将头发染成红色或黄色等颜色。

2）特殊科室护士的发式：在手术室、传染病房、重症监护病房（ICU）等特殊科室工作的护士，要求戴圆帽，目的是方便无菌技术操作和保护性隔离。具体做法：头发要全部遮在帽子里面，不露发际，前不遮眉，后不外露，不戴头饰；帽缝放在后面，边缘平整，帽顶饱满（图3-3）。

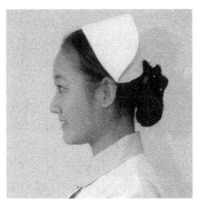

图3-2 戴护士燕尾帽的发式

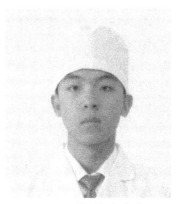

图3-3 戴圆帽的发式

第2节 护理服饰礼仪

服饰是物体装饰人体的物品总称，包括服装、鞋、帽、袜子、手套、围巾、领带、提包、阳伞、发饰等。在古代，服饰单纯是用来遮挡隐私及保暖御寒，随着时代的发展，人们对于新事物的认知不断进步，服饰也随之不断变化以适应不同人群的审美。每个人的仪表、气质、素质、品位、涵养及层次都能够从服饰显示出来，从一定意义上来服饰对人们事业有着重要的影响。

一 服饰礼仪的内涵

 案例 3-2

某公司招聘，应聘者很多。在众多应聘者中中文系毕业的小张同学面容姣好，简历丰富，在笔试中成绩也非常突出，公司领导非常期待她的面试。而在面试时，小张穿着暴露前卫，涂着鲜红的唇膏，带着烟熏的眼妆，脚踏一双超高跟鞋，歪歪扭扭地走到考官面前，不请自坐，随后跷起了"二郎腿"，笑眯眯地等着问话，而主考官说："张小姐，请回去等通知吧。"小张不解，疑惑地走出了考场，不知道自己做错了什么。

问题： 1. 小张面试时的着装是否恰当？
　　　　 2. 不同场合的着装要求有什么？

（一）服装的功能

1. 实用功能　服装的最基本的实用功能是保护人体及御寒保暖，以适应春、夏、秋、冬的不同季节更替。无论服装如何发展，保护身体、御寒和遮羞等的实用功能都是最基本的。服装在穿着中，材料性质、结构、厚度及制作技术都能够影响到体感。

2. 装饰功能　服装的实用功能体现在服装是否大方得体、是否符合时代要求，能否体现人们对于美的追求。影响美观性的因素主要是服装面料的质地、质感、颜色、花纹及所有要素综合展示出来的服装整体搭配是否和谐等。

3. 标识功能　服装还可以标识人的社会角色，体现所属的群体，如身穿护士服、头戴燕帽的女士则是护士；有些国家的人民会穿上当地的特色服装，人们能很快识别出他的国籍、民族。

（二）不同场合的着装要求

1. 公务场合　着装要端庄、大方，不要强调个性、时尚。通常穿深色的套装或制服，所有纽扣应扣好。男士穿西装最好搭配浅色衬衫、深色袜子，黑色皮鞋及根据场合搭配适宜颜色的领带（图3-4）。

2. 应酬场合　应包括聚餐、舞会、晚会、聚会等交际场合。在这些场合中，着装则要强调时尚与个性。可以穿当季流行的时装、精心打造的礼服及民族服饰。不过，最好不要穿制服或休闲服（图3-5）。

3. 休闲场合　在休闲场合的着装，以舒适自然为主（图 3-6），如穿着正装会让人产生距离感和压抑感。居家休息，以舒适为基本原则，可以穿家居服和睡衣在家庭里活动，但切忌把睡衣穿到大街上去；如果家里有孩子的话，家长也不适宜穿过短和过透的睡衣在家里活动，以免给孩子带来不好的影响。健身运动，应当穿着运动服，方便运动，并且应当在运动结束之后马上清洗，避免因为运动出汗凝固在衣物上，产生异味。

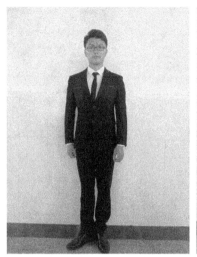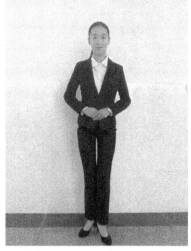

图 3-4　公务场合穿着

4. 社交场合　音乐会、宴会等都是重要的社交场合。音乐会在国外是非常优雅的文艺活动，所以赴音乐会的着装都比较正式，而国内相对国外来说重视程度没那么高，但是也一定不能穿着随便。很多音乐会礼堂都禁止穿背心和拖鞋的人进入。参加宴请时女士要穿裙装，而且长裙要过膝（图 3-7），穿长裤不符合礼仪规范，会被认为过于随意，正式场合不能穿凉鞋。

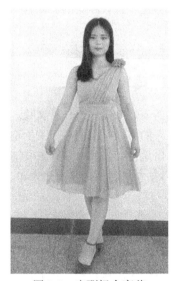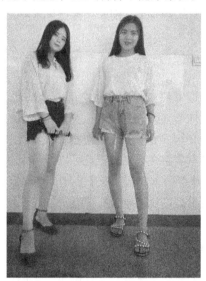

图 3-5　应酬场合穿着　　　　　　　图 3-6　休闲场合穿着

在我国，正式的社交场合的礼服是旗袍，旗袍也非常适合中国人的体型和气质（图 3-8）。穿旗袍时，鞋子、饰物要配套，应当戴金、银、珍珠、玛瑙材质的项链、耳坠、胸花等。宜穿与旗袍颜色相同或相近的高跟或半高跟皮鞋。裘皮大衣、毛呢大衣、短小西装、开襟小毛衣和各种方形毛披肩可与旗袍配套穿着。

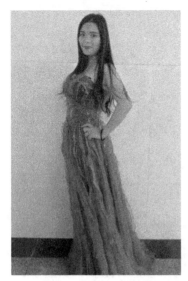
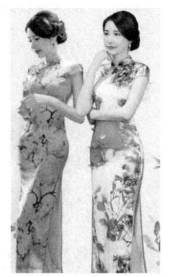

图 3-7　社交场合穿着　　　　　　　图 3-8　社交场合穿着（旗袍）

5. 特殊场合　参加婚礼和葬礼等场合也有特别的着装要求。

参加葬礼：原则上只能穿黑色或者深灰色服装，切不可过于鲜艳，以表示对死者和死者家属的尊重，此外不宜佩戴饰品，更不宜涂抹口红。

参加婚礼：应该穿着喜庆和漂亮，但是一定不能穿白色的纱裙以免和新娘撞衫，而国内的婚礼往往中西合璧，因此也要避免穿红色的衣服，其他的颜色和款式漂亮的衣服都可以，但切忌喧宾夺主。

总的来说，不同场合的着装要求归纳起来就是以下四点：符合身份、扬长避短、区分场合、遵守常规。

（三）服饰礼仪的内涵

服饰是人类的一种内在美和外在美的统一，具有极强的表现功能，是一种文化。它可以反映人的文化素养、民族的物质文明发展水平。通过服饰，人们可以展示内心对美的追求、体现自我的审美感受，同时，更可以判断人在社交活动中的身份地位、涵养。掌握了服饰礼仪的规范，能够帮助人们塑造一个真正美的自我，让和谐、得体的穿着来展示自己的才华和美学修养，以获得更高的社交地位。

二　服饰礼仪的基本原则

我们应该了解服饰选择的基本常识，选择服装时根据自身特点及特定场合的需要，遵循一定的服饰礼仪原则，为自己选择一套得体和谐的服装。

（一）"TPO" 原则

"TPO" 原则是有关服饰礼仪的基本原则，也是目前世界上流行的着装协调的国际标准。"TPO" 原则，即着装要考虑到时间（Time）、地点（Place）和目的（Object）。它的含义，是要求人们在选择服装、款式及搭配的时候，应该力求与所处的时间、地点、目的协调一致，和谐般配。

1. 时间（Time）原则

（1）符合时间的不同：随着早晚时间的不同，着装也有所不同。如早上锻炼时穿运动服，上午上班时则要穿职业装，晚上可穿舒适随意的家居服。

（2）符合季节的更迭：随着一年四季的更迭，着装也应随之改变，不可冬衣夏穿，也不能夏衣冬穿。夏天的服饰应以透气、吸汗、凉爽为原则；冬天的服饰应以保暖、御寒、大方为原则。

（3）符合时代的要求：穿衣应与时代发展同步，既不可太超前，也不能过于滞后，要顺应时代的潮流和节奏。

2. 地点（Place）原则

（1）从地点上讲：人们身处室内、室外，驻足城市、乡村，停留在国内或国外，身处于单位或家中，在这些变化不同的地点，着装的款式理当有所不同。

（2）从场合上讲：人们应当穿着与场合相适应、相协调的服饰，这样才能体现视觉与心理上的和谐。而在特定的环境中甚至应当穿着特定的服饰，如警察、护士上班时穿着工作制服；在一些高危、易受伤的工作环境中应穿着特定的防护服；而在休闲娱乐的场合穿着舒适的休闲服。

3. 目的（Object）原则　着装体现出人对交往愿望和目的，以及期望留给他人的印象。着装应适应自己扮演的角色。如公务员穿着正式庄重的服装参加政府会议，显示对该会议的重视；如果一个人着简单、舒适的日常装，则体现出他处于休闲、非工作的状态。

（二）整洁原则

服饰打扮的整洁原则是指穿着整齐、干净，是服饰礼仪最基本的原则之一。一个穿着整洁得体的人展示出的是积极向上的感觉，而邋里邋遢、不修边幅让人感觉其对交往对方、场合的不尊重、不重视。整洁原则要求保持服饰的干净合体、全身整齐，而并不追求时尚和奢华。

（三）个性原则

一个人的内在气质可体现于外在着装上，服饰有助于穿着者个性的完美体现，因此着装时既要追求共性，又不能磨灭自己的个性。

1. 扬长避短、量体裁衣　着装者不同的性格、爱好、心理状态等多方面的信息能够通过不同的服装传达出，服装选择首先应考虑自身特点，把握形体尺寸，力求做到"量体裁衣"、扬长避短。

2. 突出自我、个性协调　保持并创造自己所独有的风格，突出长处，符合个性要求，选择能与个性融为一体的服装，切勿穷追时髦。这样才会展示个性，尽显个人风采，保持自我，以区别于他人。

（四）协调性原则

所谓协调性原则指服装搭配协调得体原则，即选择服装时不仅要与自身体型相协调，还要与着装者的年龄、肤色相配。服饰本是一种艺术，不但能突出穿着者的优点，还可以掩盖体型、肤色的不足。

1. 着装要和肤色、形体、年龄相协调　例如，较胖的人不宜穿着横格、浅色纯色的衣服，脖子较长的人可选择高领的上衣，与之相反的则穿着低领或者无领款式，而中老年人日常不宜穿着过分暴露，如吊带衫、短裙等。

2. 着装要注意颜色的搭配 色彩搭配的方法有很多种,常用的有亲色调和法和对比色调和法。亲色调和法是将同色调但有深浅层次不同的颜色组合在一起。对比调和法是将对比色或者差距较大的颜色进行搭配,使之对立,突出视觉的冲击感,现代人常称呼为"撞色法"。

（五）适度性原则

1. 适度的修饰 修饰要有分寸,恰如其分,根据场合的需要,该简则简,该繁则繁,使修饰后的人以自然美的姿态出现。切忌盲目模仿,追求不适合自己或者不适应场合的装饰,极易弄巧成拙,画蛇添足。

2. 适度的色彩 不同颜色代表不同的意义,不同颜色的服装穿在不同人身上会产生完全不同的效果,因此色彩的搭配应和谐,要讲究配色。一般颜色搭配不应该超过三种颜色,尤其是三种鲜艳或明亮的颜色。比较理想的配色如绿色-黄色、粉红-浅灰、橄榄绿-骆驼灰。

3. 适度的款式 在服装款式的选择上,应充分考虑自己的年龄、身份、地位,选择相应的服装。

 护理人员服饰的要求

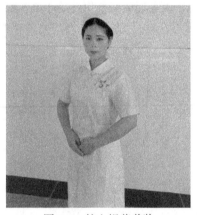

图 3-9 护士规范着装

（一）护士服着装原则（图 3-9）

1. 端庄大方 护士工作期间必须穿工作装,即护士服,这是护士职业的基本要求。护士在着装上应做到端庄实用,简约朴素,线条流畅,呈现护士的职业美。

2. 干净整齐 是护士工作装的基本要求,也是护士职业特殊品质的显示和护士精神面貌的显示。

3. 搭配协调 穿护士服时,要求大小、长短、型号适宜,腰带平整、松紧适度,同时注意与其他服饰的统一,如护士帽、护士鞋等。

4. 穿工作服要佩戴工作牌 护士身着工作服时应佩戴标明姓名、职称、职务、所在科室的工作牌,促使她们更积极、主动地为患者服务,同时也便于患者的辨认、问询和监督。

（二）护士服着装具体要求

1. 护士服 是职业礼服,要求式样简洁、美观,穿着合体,松紧适度,操作灵活;面料挺拔、透气,易清洗、消毒;颜色清淡素雅。穿着时应保持护士服清洁、平整,衣扣整齐,腰带调整适度。护士服的分类如下。

（1）按季节不同:可有夏装、春秋和冬装的区分（图 3-10）。

（2）按样式不同:也可有多种选择（图 3-11）。

（3）按颜色（科室）分为不同（图 3-12）:白色（传统护士服）、粉红色（导医护士、妇科、儿科）、天蓝色（内、外科护士）、果绿色（手术室、急诊科）、米黄色（传染科）等。

2. 护士帽 分燕帽和圆帽两种。

（1）燕帽:是护士在工作中的特征性着装点。应选择与护士服同一颜色护士帽。首先按照带燕帽的发式要求整理好头发,然后将燕帽戴于头顶,前距前发际 4~5cm,后用同色发夹固定。要求戴正、戴稳（图 3-13）。

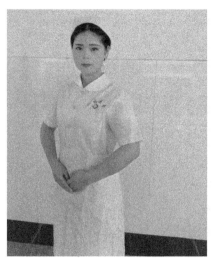
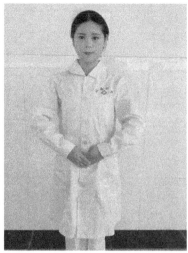

图 3-10　不同季节护士服

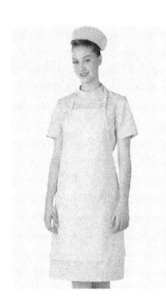
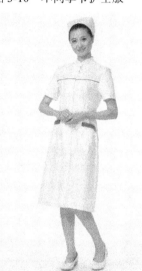
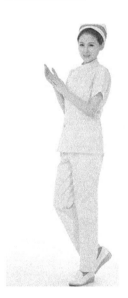

图 3-11　不同样式护士服

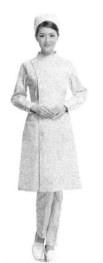
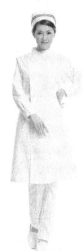
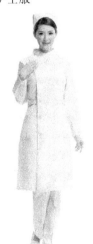
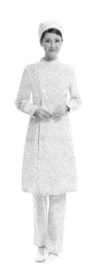

图 3-12　不同颜色护士服

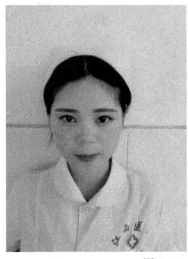
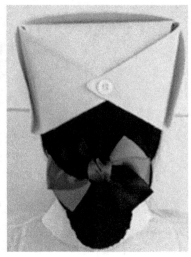

图 3-13　燕帽戴法

（2）圆帽：手术室、传染科、特殊科室的护士及男护士，为了无菌技术操作和保护性隔离的需要，需佩戴圆帽。着圆帽时，头发要全部遮在帽子里面，不露发际，前不遮眉，后不外露，不戴头饰，接头处放于后面，边缘平整。护士帽要经常清洗，保持整洁，以免影响护士的自身形象（图 3-14）。

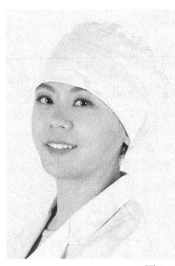
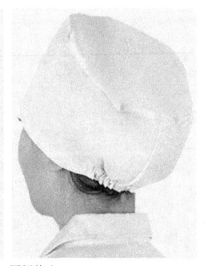

图 3-14　圆帽戴法

3. 口罩　戴口罩是罩住口和鼻，戴端、戴正，切勿只罩口部露出鼻孔。操作完毕，取下口罩前应先洗手，不宜将口罩挂于胸前或装入不洁的口袋中，口罩应当勤更换，不应戴有污渍或被污染的口罩（图 3-15）。

4. 长裤　一般为冬季服装，也可与裙式护士服或其他款式的护士服搭配。此外，手术室、传染科等特殊科室的护士也应穿长裤。应选择与护士服同一颜色护士裤（图 3-16）。

5. 护士鞋　为了便于工作，护士鞋要求软底、坡跟或平跟，防滑；颜色以白色或奶白色为宜；护士应注意保持鞋面清洁（图 3-17）。

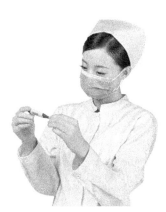

图 3-15 口罩戴法

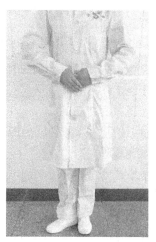
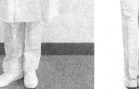

图 3-16 长裤穿法

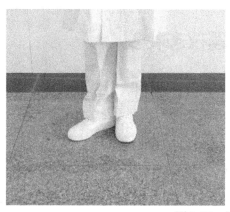
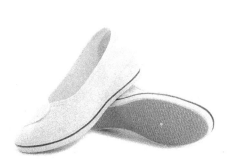

图 3-17 护士鞋穿法

6. 袜子 以肉色、白色等浅色、单色为宜，切忌穿着破损的袜子。

7. 饰物 是一种点缀。但作为护士，工作时要求不佩戴各种张扬的饰物。一方面，佩戴饰物不便于实施护理工作，也不容易保持其清洁；另一方面，佩戴了许多花哨的饰物，会使护士在患者心中庄重、纯洁、大方、自然的"天使"形象大打折扣。在工作岗位上，护士佩戴饰品时应以少为佳，甚至可以不戴任何一种、任何一件首饰，对于男护士来讲，尤其有必要如此。

（1）护士表：是护士工作中不可缺少的饰物。护士在工作场合一般可佩腕表和戴挂表，但因腕表不方便清洁和消毒，故临床护士普遍佩戴挂表。一般将挂表佩戴在左胸前（图3-18），表上配有短链，用胸针别好。护士胸表表盘是倒置的，低头或用手托起表体即可查看、计时。这样既卫生又便于工作，亦可对护士服起到装饰作用，更能体现护士特有的形象。

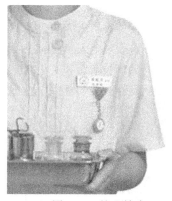

图 3-18 护士挂表

（2）发饰：用于固定护士帽的非装饰性饰物。一般情况下，护士的燕帽需要发卡来固定，发卡的选择应与帽子同色，左右对称别在燕帽的后面，一般不外露。一般情况下，护士在工作时间头部不宜佩戴一些醒目的饰物。

（3）戒指、手链、脚链等：护士在工作时不应戴戒指等首饰，因其既会影响护理操作正常进行，又容易存留细菌增加污染机会，同时也不利于对首饰的保护。

（4）耳饰：护士在工作时不应戴耳环、耳坠等。耳钉因较耳环更为小巧含蓄，所以，一般情况下，允许女护士佩戴耳钉。

（5）项链及挂件：护士在工作场合一般不宜佩戴挂件和项链，即便佩戴，也只能将其戴在工作服内，而不宜显露在外。

（三）护士着装的注意事项

1. 护士服要求尺寸合适、衣长过膝、袖长至腕，如有腰带应熨平系好。
2. 衣扣、袖扣须扣整齐，禁用胶布、别针代替衣扣。
3. 内衣的领边、袖边、裙边不宜露在工作服外面。
4. 不得穿护士服进食堂就餐或出入其他公共场所。

第3节　护理仪态礼仪

● 案例3-3

一位头发花白的老人在家属搀扶下，缓慢地走进内科病房，迎面而来的两个护士扶肩搭背、走路身体乱晃，极为不雅。其中一个护士说："您好，请随我来病房"，这位护士边安排床位，边介绍医院的一些基本情况，还时不时左顾右盼，斜视患者。这时，一位护士推治疗车"哐"一声撞开病房门进入病房，整个病房内的患者都吓了一跳。

问题：1. 这样的护士给你什么样的感觉？
　　　 2. 护理人员应具备怎样的仪态？

一　仪态的内涵和美化标准

（一）仪态的内涵

仪态也称仪姿、姿态，泛指人们身体所呈现出的各种姿态，它包括神态表情、举止动作和相对静止的体态。人们的面部表情，体态变化，行、走、站、立、举手投足都可以表达思想感情。仪态是表现个人涵养的一面镜子，也是构成一个人外在美好的主要因素。不同的仪态显示人们不同的精神状态和文化教养，传递不同的信息，它是一种无声的语言，能表达人类的思想感情变化及对外界的反应。故此，它一向被作为人类的"第二语言"，又称"体态语言"，在人际交往中备受瞩目。

（二）仪态美化标准

一是仪态文明，是要求仪态要显得有修养，讲礼貌。二是仪态自然，是要求仪态既要规则庄重，又要表现得大方实在。不要虚张声势，装腔作势。三是仪态美观，要求仪态要优雅脱俗，美观耐看，能给人留下美好的印象，这是高层次的要求。四是仪态敬人，是要通过良好的仪态来体现敬人之意。

二 护理人员神态礼仪

神态是指在神经系统的控制下，面部肌肉及各种器官所进行的运动、变化，以及面部在外观上表达内心思想感情时所呈现出的某种特定形态，是人内心世界的外在显露，是面部表情的简称，又称表情。神态礼仪是社交活动中表达思想情感最为成功的体态语言。面部每一处细微变化，都可能向外界传递某种信息，表达出一个人不同的感情。它是一种无声、超越地域的"世界语言"，它直观、形象、真实地反映着人们的思想情感（表3-1）。美国著名心理学家艾伯特·梅拉比安曾总结了一个公式：感情的表达（即信息传递的总效果）=语言（7%）+声音（38%）+表情（55%）。法国生理学家科瑞尔说："脸反映出了人们的心理状态"。罗曼·罗兰也曾感慨道："面部表情是多少世纪培养的成功语言，是比嘴里讲的要复杂得千百倍的语言。"

表 3-1　不同情绪的面部表情

情绪	面部表情
兴奋	眉眼朝下，眼睛追踪着看，倾听
愉快	笑，嘴唇朝外朝上扩展，眼笑
惊奇	眼眉朝上，眨眼或双眉上扬，双目大睁
悲痛	哭，眼眉拱起，嘴角下撇，眼眶有泪水，有韵律地啜泣
惊恐	眼呆，脸色苍白，脸出汗发抖，毛发竖起
羞愧	脸红，头低眼朝下
轻蔑（厌恶）	嘴唇朝下，眼睛斜视，皮笑肉不笑
愤怒	皱眉，咬紧牙关，眼裂变狭窄，面部发红

护理人员要学习理解表情、把握应用表情，学会观察读懂、鉴别应对患者的表情，充分发挥表情的积极作用，要善于理解和把握表情，不论是在何种场合，都要使自己的表情热情、友好、亲切、沉稳，给患者以安全信赖感，使患者感受到情感的美好，实现良性互动和有效沟通，有利于患者的康复，促进护患合作。下面我们重点探讨眼神和笑容这两个方面的问题。

（一）眼神

眼睛被誉为"情感之镜"，是面部表情的核心。眼神是对眼睛总体活动的统称，它可明显、自然、准确地展示自身的心理活动。并从与他人的交往中获取87%的信息，这种借助眼神传递获得的信息，称为眼语。

护理人员与患者的交流，总是以眼神的交流为起点。交流过程中，护理人员既要不断地运用眼神表达自己的意愿、情感，还要观察患者的目光，以探测"虚实"。最后，也要以眼神作为结束。在各种礼仪中，眼语运用是否适当，直接影响表情。眼语通常由眼睛注视的时间、角度、部位、方式、对象、变化等要素构成。

1. 时间　在人际交往中，注视对方时间的长短，往往能表达一定的意义。

（1）表示友好：如对对方表示友好，则注视对方的时间应占全部相处时间的1/3左右。

（2）表示重视：如对对方表示关注（如听报告、请教问题、与患者交谈时），则注视对方的时间应占全部相处时间的2/3左右。

（3）表示轻视：如注视对方的时间不到相处全部时间的 1/3，往往意味着对其瞧不起，或对其没有兴趣。

（4）表示敌意或兴趣：如注视对方的时间超过全部相处时间的2/3以上，往往可能表示对对方抱有敌意，或是有寻衅滋事的意味。此种现象还有另一种情况，即对对方本人发生了兴趣。

医务人员在与患者相处时，应该用表示重视和友好的眼神，切忌采用表示轻视甚至敌意的眼神。

2. 角度　在注视他人时，目光的角度，即其发出的方向，往往反映出与交往对象关系的亲疏远近。

（1）平视：视线呈水平状态，它也叫正视。一般适用于在普通场合与身份、地位平等的人进行交往之时。

（2）侧视：它是平视的一种特殊情况，即位居交往对象一侧，面向对方，平视着对方。它的关键在于面向对方，否则即为斜视对方，那是很失礼的。

（3）仰视：主动居于低处，抬头向上注视他人。它表示尊重、敬畏之意，适用于晚辈面对尊长之时。

（4）俯视：低头向下注视他人，一般用于身居高处之时。它可对晚辈表示宽容、怜爱，也可对他人表示轻蔑、歧视。

3. 部位　在人际交往中目光所及之处，就是注视的部位。注视他人的部位不同，不仅说明自己的态度不同，也说明双方关系有所不同。在一般情况下，与他人相处时，不宜注视其头顶、大腿、脚部与手部，或是"目中无人"。对待异性，通常不应注视其肩部以下，尤其是不应注视其胸部、髋部、腿部。允许注视的常规部位有：

（1）双眼：注视对方双眼，表示自己聚精会神，一心一意，重视对方，但时间不宜过久。它称关注型注视。

（2）额头：注视对方额头，表示严肃、认真、公事公办。它称公务型注视，适用于极为正规的公务活动。

（3）眼部至唇部：注视这一区域，是社交场合面对交往对象时所用的常规方法，称社交型注视。

（4）眼部至胸部：注视这一区域，表示亲近、友善，多用于关系密切的男女之间，因此称近亲密型注视。

（5）眼部至髋部：它适用于注视相距较远的熟人，也表示亲近、友善，因此称远亲密型注视，但不适用于关系普通的异性。

（6）任意部位：对他人身上的某一部位随意一瞥，可表示注意，也可表示敌意。它称随意型注视，多用于在公共场合注视陌生人，但最好慎用。它通常也称瞥视。

4. 方式　在社交场合注视他人可以有多种方式，其中，最常见的有以下几种。

（1）直视：直接地注视交往对象，它表示认真、尊重，适用于各种情况。如直视他人双眼，即对视。对视表明自己大方、坦诚，或是关注对方。

（2）凝视：它是直视的一种特殊情况，即全神贯注地进行注视。它多用以表示专注、恭敬。

（3）盯视：目不转睛，长时间地凝视某人的某一部位。它表示出神或挑衅，因此不宜多用。

（4）虚视：它是相对于凝视而言的一种直视，其特点是目光不聚焦于某处，眼神不集中。它多表示胆怯、疑虑、走神、疲乏，或是失意、无聊。

（5）扫视：视线移来移去，注视时上下左右反复打量。它表示好奇、吃惊，也不可多用，对待异性尤其应禁用。

（6）睨视：斜着眼睛注视。它多表示怀疑、轻视，一般应忌用。与初识之人交往时，尤其应当忌用。

（7）眯视：眯着眼睛注视。它表示惊奇、看不清楚，模样不太好看，因此也不宜采用。

（8）环视：有节奏地注视不同的人员或事物。它表示认真、重视。适用于同时与多人打交道，表示自己"一视同仁"。

（9）他视：与某人交往时不注视对方，反而望着别处。它表示胆怯、害羞、心虚、生气、无聊或没有兴趣。它给人的感觉往往是不太友好，甚至会被理解为厌烦、拒绝。

5. 变化 在人际交往中，目光、视线、眼神都是时刻变化的，主要表现为以下几种。

（1）眼皮的开合：瞪大双眼，表示愤怒、惊愕；睁圆双眼，表示疑惑、不满。眼皮眨动一般每分钟 5～8 次，过快表示活跃、思索，过慢则表示轻蔑、厌恶。有时，眨眼还可表示调皮或不解。

（2）瞳孔的变化：瞳孔突然变大，发出光芒，表示惊奇、喜悦、感兴趣。若突然缩小，双目黯然无光，表示伤感、厌恶、毫无兴趣。

（3）眼球的转动：若眼球反复转动，表示在动心思。

（4）视线的交流：在人际交往中，与他人交流视线，常可表示特殊含义，如爱憎、威吓等。它的具体做法应因人、因事而异，视线交流应恰当。

在护患交往中，注视的变化是患者最敏感的事。护士应通过与患者眼神的交流增加彼此之间的信任，学会"看懂"患者目光变化的含义，分析其内心活动或意向，及时调整自己的谈话内容和目光表情。如在交谈时，患者闭上双眼，表示对交谈的内容不感兴趣或有所厌倦，这时应及时转换话题或结束谈话；若患者眼皮开合的频率过高，眨眼频繁，说明他过于紧张或在撒谎，这时应采取措施令其放松，并重新斟酌对他讲述的内容；当讲到某个内容时，发现患者的瞳孔突然扩张，说明他很感兴趣，应就此内容加以强调并深入下去。以上变化反映了患者在交往时内心情感瞬间的转变，观察和理解这些变化，有助于把握交流中的主动权，对护士及时调整护理措施有积极的意义。

（二）笑容

笑容，是人们在笑的时候所呈现出的面部表情，它通常表现为脸上露出喜悦的表情，有时口中会发出欢喜的声音。它是人际交往的一种轻松剂和润滑剂，被誉为"人类最美的表情"，具有极大的亲和力和感染力。

● 案例 3-4

20 世纪 30 年代美国空前的经济萧条时期，在全美国旅馆倒闭了 80% 的情况下，著名的美国希尔顿集团董事长康纳·希尔顿，把一家名不见经传的旅馆，发展成为遍及美国及五大洲的有 70 多家荣华宾馆的跨国公司，显赫于全球的旅馆业。当别人问及其成功秘诀时，他自豪地说是靠"微笑的影响力"。他说："如果缺少服务员的美好微笑，好比花园里失去了春日的太阳和风。假若我是顾客，我宁愿住进那诚然只有残旧地毯，却处处见到微笑的旅馆，而不愿走进第一流的设备而见不到微笑的地方……"他经常问下属的一句话是："你今天对顾客微笑了没有？"国外一流的企业家在讲他们成功的经营与服务的"十把金钥匙"时，把微笑列为仅次于"顾客皇帝"的第二把金钥匙。这也不难理解有的外资企业经理谈到他们的择人标准"宁可要只有小学程度却笑口常开的小姑娘，不愿要板着面孔的哲学教授，哪怕是义务劳动也不要。"这不难看出微笑服务在服务行业中特殊的重要性。

问题：在护理工作中，你认为微笑服务也同样重要吗？为什么？

1. 笑的种类　在日常生活之中，笑的种类很多。在此重点讨论六种笑容。

（1）含笑：是一种程度最浅的笑（图 3-19），适用范围较广。其特点是不出声，不露齿，仅是眼含笑意，表示接受对方，待人友善。

（2）微笑：是一种程度较含笑为深的笑（图 3-20），是交际活动中最富有吸引力、最有价值的面部表情，其适用范围最广。主要特点是嘴角向上略翘起，唇部呈弧形，牙齿不外露，表示友好的笑。

（3）轻笑：在笑的程度上较微笑为深（图 3-21）。其特点是嘴巴微微张开一些，上齿显露在外，不过仍然不发出声响。它表示欣喜、愉快，多用于会见亲友、向熟人打招呼，或是遇上喜庆之事的时候。

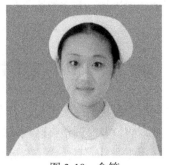　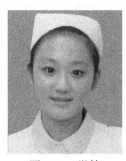　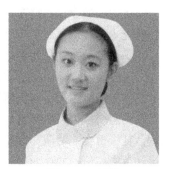

图 3-19　含笑　　　　　　　图 3-20　微笑　　　　　　　图 3-21　轻笑

（4）浅笑：是轻笑的一种。其特点是为笑时抿嘴，下唇大多被含于牙齿之中。多见于年轻女性害羞时，俗称抿嘴而笑。

（5）大笑：在笑的程度上较轻笑为深。其特点是嘴巴大张，呈现为弧形；上下齿张开且暴露在外；口中发出"哈哈"的笑声，但肢体动作不多。多见于开心、尽情欢乐时。

（6）狂笑：是一种在程度上最高、最深的笑。其特点是嘴巴张开，牙齿全部露出，上下齿分开，笑声连续不断，肢体动作很大，往往笑得前仰后合、手舞足蹈，多见于极度快乐、纵情大笑时。

2. 笑的本质　以上六种笑容中，前四种比较常见，并以微笑最受欢迎。它是一种特殊的语言，不仅能传递和表达愉悦、友好，而且还能表达歉意、谅解。其本质主要是：

（1）心境良好：在日常生活中，只有心态良好、乐观豁达的人才会拥有发自内心的微笑。

（2）真诚友善：在人际交往中，面带微笑，透出内心的善良，是真诚友善的传递。

（3）信心充足：在面试或比赛时，以微笑示人，说明胸有成竹、充满自信，能给评委和观众留下美好、深刻的"第一印象"，有助于开辟通向成功的坦途。

（4）爱岗敬业：在工作中，微笑待人，说明工作热情、恪尽职守，易使服务对象产生好感，乐于配合。微笑已经成为各行各业工作岗位上的标准表情，"微笑服务"蔚然成风。

3. 微笑的作用　微笑是一种积极、乐观的表情。它是一种世界通用"语言"，能超越文化传播，打破交际障碍，为深入地沟通与交往创造和谐、温馨的良好氛围。曾经有"笑一笑，十年少""一个美好的笑容胜过十剂良药"的说法，说明适时地笑，有利于健康和修身养性。

护理人员上班时情绪饱满，面带微笑，不仅给患者一种亲切感，消除护患之间的陌生感和恐惧感，减轻患者的心理压力，还会引起患者的微笑体验，创造出一种和谐融洽的气氛。这种愉快的肯定的情感，对患者是一种安慰和鼓励。它会长时间地影响着患者对护理人员的态度，不仅会增强患者治疗信心，也会使患者积极配合治疗和护理。微笑是一种调和剂，当护患出现矛盾时，护士若能以微笑面对患者，有利于消除误会。微笑又是交往中的催化剂，护士在护理过程中保持微笑，会提高患者满意度，护患关系也会更融洽。

4. 笑的方法　笑容不同，方法也不同。笑的共性在于，面露喜悦之色，表情轻松愉快。以微笑为例，其练习口诀是：眉开眼笑，两颊上提，嘴角上翘，唇闭无声。具体要求：额部肌肉向上略抬，使眉位提高，眉毛略弯曲成弯月状，双眼稍微睁大，目光亲切柔和，蕴含笑意；两侧面颊上的肌肉略向两侧伸展，使面部看上去出现笑意；双唇闭合，不露牙齿，嘴角微翘，唇呈弧形；控制发声系统，不发出笑声。

5. 笑的注意事项　笑是一门艺术。既要笑得愉快尽兴、适时适度，还要兼顾场合以及不同情境下他人的情感状态。

（1）声情并茂：笑时应表里如一，与自身的举止谈吐相辅相成。不允许有丝毫的"作秀"和"包装"，用诚心托起微笑。切忌笑的同时，出言不逊、举止粗俗，这样会使交往对象质疑你的态度。

（2）气质优雅：真正的笑，不仅要发自内心，笑的适时、尽兴，而且笑时要精神饱满、气质典雅、仪态端方。避免粗俗、放肆的笑。

（3）表现和谐：笑在关注口形的同时，必须使各个部位相互配合、协调统一。避免笑得勉强、做作、毫无美感。

（4）适时适度：要结合具体情境及不同人群，恰当地运用笑容表达情感，不能随意滥用。不合时宜的笑容，易引起误解，或适得其反。

6. 笑的禁忌　笑的种类很多，含义也各具特点，在工作中应当避免假笑、怪笑、嘲笑、冷笑等有失礼仪的笑。护理人员应注意学会处理并及时消除因个人恩怨、家庭琐事、工作矛盾引发的不良情绪，做到"内心喜怒不形于色"，忘掉一切烦恼，微笑地面对患者，积极满足患者的身心需求。

二　护理人员体态礼仪

体态礼仪在人际交往中起着重要的作用，体态得体与否，直接反映出人的内在素养，也影响着他人对自己的印象和评价。护士优雅的体态，在护理实践中不仅可以塑造良好的个人形象，增强自信心，同时也会给服务对象带来美感、亲切感和信任感。

英国哲学家培根说："在美的方面，相貌的美，高于色泽的美，而秀雅合适的动作美又高于相貌美。"训练有素的体态，得体的护士风度，离不开礼仪修养的培训和训练。优美的医护形象能给患者以美的享受，在疾病的恢复中起到重要的作用。因此，护士在工作中应注意保持规范优雅的体态。

（一）站姿

站姿，又称为立姿、站相，是人在站立时所呈现的姿态，是人的最基本姿势，是每个人全部姿势的核心，同时也是其他一切姿势的基础，如果站姿不够标准，其他姿势根本谈不上优美。通常它是一种静态姿势，是优雅举止的基础。人们常说站要有站相，并形容女子站姿美为"亭亭玉立"，男子站姿美为"立如松"，可见正确的站姿确实能体现出人的稳重、端庄、礼貌、挺拔、有教养。

1. 基本站姿　抬头、颈直，下颌微收，嘴唇自然闭合，两眼平视前方，面带微笑，肩平自然舒展，挺胸、收腹、收臀，两臂下垂于身体两侧，手指自然弯曲，虎口向前，两腿直立，两膝和脚跟并拢。用于正式场合如升国旗、接受奖励、致悼词等，一丝不苟，神情严肃（图3-22）。

2. 站姿的要领　挺、直、高、稳。

挺：站立时身体各部位要尽量舒展挺拔，做到头要端正，双目平视，颈直背挺。

直：站立时脊柱要尽量与地面垂直，注意挺胸、立腰、收腹、夹腿、提臀。

高：站立时身体的重心要尽量提高，有向上拔高的感觉。

稳：站立时身体要平稳，身体的重心要落在两脚之间。

3. 站立时的常见脚位

（1）"V"形步站立姿态：呈基本站姿，脚跟靠拢，两脚尖分开，两脚间呈 45°～60° 夹角，呈"V"形。男女均可采用（图3-23）。

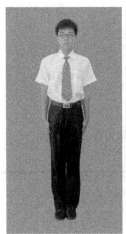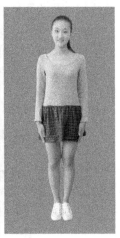

图 3-22　基本站姿

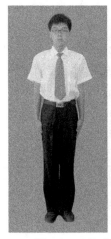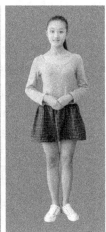

图 3-23　"V"形步站立姿态

（2）"丁"字步站立姿态：在"V"形步的基础上移动任意一只脚，将移动的脚后跟靠近另一只脚的脚弓，使两脚呈 60°～90° 角。多为女士采用（图3-24）。

（3）跨立姿态：双脚平行分开与肩同宽。常为男士采用（图3-25）。

4. 站立时常见手位

（1）侧放式：双手自然下垂于身体两侧，掌心向内。男女均可采用。

（2）腹前式：①双手自然并拢，双手相握，右手轻握左手被握手的指尖不能超出上手的外侧缘，双手拇指自然弯曲向内，交叉相握于小腹前。多为女士采用。②右手握住左手腕上方，自然贴于腹前。常为男士采用（图3-26）。

（3）后背式：右手握住左手腕上方，自然贴于臀部。常为男士采用（图3-27）。

护士在工作中应始终保持正确的站姿，挺直、舒展、站得直、立得正，表情明朗、诚恳谦逊、充满朝气。一般使用"丁"字形或"V"形站姿（图3-28、图3-29）。

女护士还可采单侧手臂抬于腰间的站姿，同样优美（图3-30），男护士还可采用双脚平行分开不超过肩宽，右手握住左手腕上方，自然贴于腹前（图3-31）。

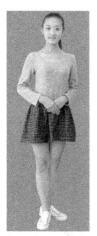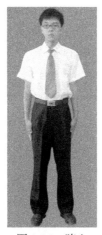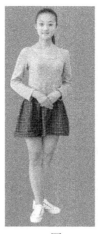

图 3-24　"丁"字步站立姿态　　　图 3-25　跨立　　　　图 3-26　腹前式

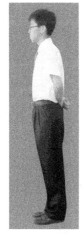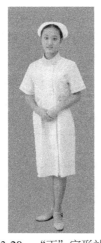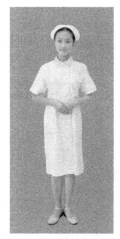

图 3-27　后背式　　　　图 3-28　"丁"字形站姿　　　图 3-29　"V"形站姿图

5. 禁忌站姿

（1）全身不够端庄：站立时，头歪、肩斜、臂屈、胸凹、腹凸、背弓、臀撅、膝屈，或双手插入口袋里，均为不良姿态。古人关于"立如松"的要求，就是强调站立时身体要端正，故应力戒上述姿态。

（2）双腿分开过大：在众人面前双腿叉开过大或双腿交叉（别腿），有失大雅（图 3-32）。

（3）手脚随意乱动：人在站立时，两手做小动作，如玩弄衣服、医疗器械（听诊器），咬指甲，用脚尖乱点乱画，两脚踢来踢去，用脚去勾东西，蹭痒痒、脱鞋袜等。

（4）表现自由散漫：站立时随随便便，任意扶、拉、倚、靠、趴、蹬、跨，显得无精打采，自由散漫（图 3-33）。

（二）坐姿

坐姿，即人在就座和坐定之后所呈现出的姿势。是日常生活中最常用的一种举止。端庄优美的坐姿，会给人以文雅稳重、自然大方的美感。

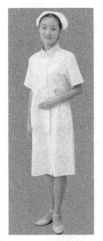 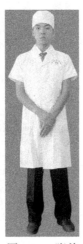 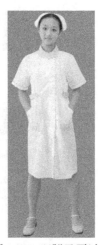 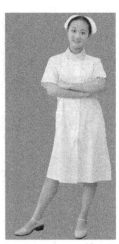

图 3-30　单侧手臂抬于　　　图 3-31　腹前　　　图 3-32　双腿叉开过大　　　图 3-33　表现自由散漫
　　　　　腰间

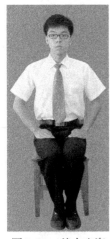

　　1. 基本坐姿　入座时，抬头颈直，下颌微收，目视前方，挺胸立腰，双肩平正放松，上身与大腿、大腿与小腿均成 90°，两膝自然并拢，两脚平落在地，足尖向前，可坐在椅子的 1/2～2/3 处即可。女性两腿并拢无空隙，男性两膝可分开，但一般不超过肩宽（图 3-34）。

　　2. 坐姿要领　轻、稳、定、缓。

　　轻：就座动作要轻，避免"拖泥带水"，使座椅或其他物品发出响声，更不能碰掉其他物品。

　　稳：就座后再调整姿势，动作幅度不宜过大。

　　定：就座稳当后，应保持坐姿，不应频繁变动，尤其是双腿和双脚。

　　缓：离座时要先有示意，缓慢起身。

　　坐定后要注意的三个要领：角度、深浅和舒展。

　　角度：即坐定后上身与大腿、大腿与小腿所形成的角度。正坐时都应

图 3-34　基本坐姿　　　是 90°。

　　深浅：即坐下时臀部与座位所接触面积的多少。一般不超过座位的 2/3。

　　舒展：即入座后手、腿、脚的舒张、活动程度。其舒展度视交往的场合而定。

　　3. 入座与离座的礼仪

　　（1）注意顺序：若与他人一起入座，就座时要注意先后顺序。做到：一是优先尊长，请尊者首先入座。二是同时就座，适合用于平辈人和亲友同事。无论如何，抢先入座是失礼的表现。

　　（2）讲究方位：无论是从正面、侧面还是背面走向座位，都应遵循"左进左出"的原则，即从左边走向和离开自己的座位，在正式场合一定要遵守。

　　（3）落座无声：在就座过程中，无论是移动座位，调整坐姿，还是身体坐下，都不要发出嘈杂声响。因为不慌不忙、悄无声息本身就体现了一种礼仪教养。

　　（4）入座得法：就座时应转身背对座位。如距其较远，可以右脚后移半步，待腿部接触座位边缘后，再轻轻坐下。着裙装的女士入座，通常应先用双手拢平裙摆，随后坐下。

　　（5）离座谨慎：离座时，先有示意，不要突然起身、惊吓他人；也不要弄出声响或把身边的东西碰翻。起身离座动作要轻缓，无声无息。避免起身离座动作过快、过猛。离开座椅时，

应先采取基本站姿，站立稳定后，才可离去。

避免起身就跑或起身行走同时进行，显得过于匆忙，有失礼节。

● 案例 3-5

一天，某市公交车上 7 名中学生坐在座位上，漠然地看着一位白发苍苍的老大爷站在身边，然后有人低下头，有人将头转向了玻璃窗全当没看见。7 名学生没一个人给老大爷让座。

问题： 从礼仪的角度你如何看待如今在公共汽车上不给老人让座的现象？

4. 常用的坐姿 护士在工作中要注意表现服务意识，不应随意就座，流露出倦怠、疲劳、懒散情绪或姿态，应敏捷地按规范坐姿就座，给人以文雅稳重、自然大方的美感。工作基本坐姿：入座时，将右脚后移半步，双手放于身后理顺工作服，轻坐于椅子上，挺胸立腰，双肩平正放松，上身与大腿、大腿与小腿均成 90°，两膝自然并拢，两脚平落在地，足尖向前，可坐在椅子的 1/2～2/3 处即可（图 3-35）。在不同的工作环境下，护士可采用以下几种坐姿：双腿斜放式（图 3-36）、前伸后屈式（图 3-37），还有双腿交叉式和双脚内收式。

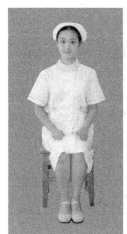 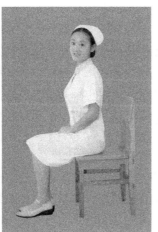 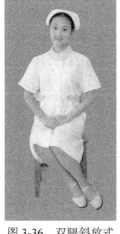 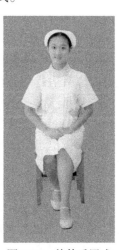

图 3-35　基本坐姿　　　　　　图 3-36　双腿斜放式　图 3-37　前伸后屈式

5. 禁忌坐姿 为了保持"坐有坐姿"，随时体现出良好礼仪修养素质，坐定时应注意以下身体各部位的禁忌。

（1）头部：坐定之后不应仰头靠在座位背上，或是低头注视地面。左顾右盼，闭目养神，摇头晃脑亦不符合礼仪要求。

（2）上身：坐定之后上身不应前倾、后仰、歪向一侧，或是趴向前方、两侧。

（3）手部：坐下之后，不应以双手端臂、抱于脑后或抱住膝盖，不应以手抚腿、摸脚。应尽量减少不必要的动作，如摸、碰、敲、打，或将肘部撑于桌面，双手夹在大腿中间。

（4）脚部：坐定后切勿将脚抬得过高，以脚尖指向他人，或使对方看到鞋底。不要在坐下后脱鞋子、袜子，不要以脚踩踏其他物体，不要交叉双脚，也不要将其摆成外八字，更不要两脚脚跟着地，脚尖朝上，摇动不止。

（5）腿部：坐下后双腿切勿分开过大（图 3-38）。不要在尊长面前高翘"4"形腿（即将一条小腿交叉叠放于另一条大腿之上）。不要将两腿伸直开来，也不要抖动不止。不要躺在座位上，或把腿架在高处。

● 案例 3-6

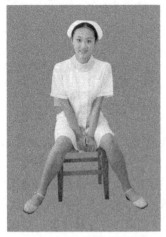

图 3-38 双腿分开过大

据《韩诗外传》记载，孟子的妻子独自一人在住室里休息，伸开双腿，舒适一时。孟子进去见到了，告诉他母亲说："媳妇没有礼貌，让她回娘家罢。"母亲："怎样没有礼貌呀？"孟子说："她箕踞。"母亲又问，"你怎么知道的呢？"孟子说："是我亲眼见到的。"母亲说道："这全要怪你无礼了，并不是媳妇不懂礼貌。《礼》书上不曾说过吗？将要进门时，先要问问里面有人没有；进到堂上，声音要大些，让主人家知道有人进来了。走进房间，不要东张西望，不去探窥别人的私生活。当时你的媳妇一人独在闺房，她的箕踞不会被人瞧见。你不声不响闯了进去，被你见到了。这是你的无理呀！而不是媳妇的无礼。"孟子听了，自己责备做得不对，不敢提出休妻的要求。

问题：什么是"箕踞"，为什么"箕踞"是古代一种最无礼的坐姿？

（三）行姿

行姿，亦称走姿，是人在行走的过程中所形成的动态姿势，体现着人的动态之美和精神风貌。在正式场合走路的姿势，往往可以反映人的修养和内在的心态。从总体上讲，行姿属于人的全身性活动，但其重点在行进的脚步上。因此，行姿也称为步态。护士在工作岗位上的行姿应做到抬足有力，干净利落，柔步无声，轻盈、敏捷，给人以轻巧、美观、柔和之感，显示护士的端庄、优雅、健美与朝气。对行姿的总的要求：轻松、矫健、优美、匀速。做到不慌不忙，稳健大方。

1. 基本行姿 行走之时，应以正确的立姿为基础，并且要全面、充分地兼顾以下六个方面。

（1）全身伸直，昂首挺胸：在行走时，应面朝前方，双眼平视，头部端正，胸部挺起，背部、腰部、腿部都要避免弯曲，使全身看上去呈一条直线。

（2）起步前倾，重心在前：起步行走时，身体应稍向前倾，身体的重心应落在反复交替移动的前脚的脚掌上。如此，身体就会随之向前移动。值得注意的是，当前脚落地、后脚离地时，膝盖一定要伸直，踏下脚时再稍微松弛，并立即使重心前移，这样走动时步态较美观。

（3）脚尖前伸，步幅适中：在行进时，应保持脚尖向前，不要向内或向外（即外"八"字或内"八"字步）。同时还应保证步幅大小适中，使前脚脚跟与后脚脚尖相距一脚长。

（4）直线行进，自始至终：在行进时，双脚两侧行走的轨迹应呈现为一条直线。注意防止身体左摇右摆，并使身体始终都保持以直线的形态进行移动。

（5）双肩平稳，两臂摆动：行进时，双肩应当平稳，两臂则应自然地、一前一后有节奏地摆动，同时摆动的双手掌心向内，自然弯曲，向前摆动的幅度约30°，向后摆动的幅度约15°。双臂不要横摆或同向摆动。

（6）全身协调，匀速前进：在行走时，速度要均匀，富有节奏感。其动作要相互协调、紧密配合，表现得轻松、自然（图3-39）。

2. 快行步 通常是护士抢救患者、处理急诊、应答患者呼唤时，为赶速度、抢时间而表现出的短暂快步，表现出"急患者所急"的工作作风，使工作紧张有序，忙而不乱，增加患者安全感。

3. 行姿的要领 轻、直、匀、稳。

轻：行走时抬脚、落脚要轻，尽量做到柔步无声，高度适宜，但不是蹑手蹑脚。

直：行走时可设想脚下有一条直线，自始至终两脚交替踩在直线上。

匀：行走时步幅适中，前后脚之间的距离约一脚长，要保持一致，有节奏感。

稳：行走过程中躯体与双下肢的姿势保持协调，避免左右摇摆。

4. 禁忌行姿

（1）瞻前顾后：在行走时，不应左顾右盼，尤其是不应反复回过头来注视身后或身体过分摇晃。

（2）声响过大：行走时应步态轻稳，如用力过猛、声响过大，会给人留下粗鲁、没教养的感觉。

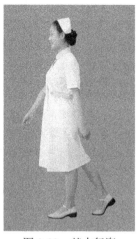

图 3-39　基本行姿

（3）"八"字步态：在行走时，若两脚脚尖向内侧伸构成内"八"字步，或向外侧伸构成外"八"字步都很不雅观。

（4）体不正直：在行走时，应当避免颈部前伸、歪头斜肩、耸肩夹臂、甩动手腕、挺腹含胸、扭腰跷臀、弯膝盘腿。

5. 行走中的礼仪 根据礼仪规范，行路亦应遵守自尊自爱、以礼待人的原则。严格遵守以下基本的礼仪要求。

（1）始终自律：在行路时应当自律，严格约束个人行为。做到：不吃零食，不吸烟，不乱扔废物和随地吐痰，不过分亲密，不尾随围观，不毁坏公物，不窥视私宅，不违反交通规则等。

（2）相互礼让：在行路时，对于任何人，都应相互关心，相互帮助，相互体谅，礼让在先，友好相待。

1）礼让行人：年轻者应主动给长者让路，健康人应给老弱病残者让路，一般行人遇到负重者、孕妇、儿童及行路困难者，要让他们先行，这是必须有的礼貌。在"狭路相逢"时，尤其要注意请他人先行，或有次序地依次通过，不要争先恐后，更不能以强凌弱，"横行霸道"。因拥挤而不小心碰到别人时，应立即说"对不起"，对方则应答以"没关系"。不要若无其事，或是借题发挥，寻衅滋事。

2）不要穿行：如果两人站在前面说话，你千万不要从中间穿过，而应从旁边绕过去，否则就太失礼了。

3）热情问候：路遇熟人，应主动打招呼问候对方，不应视若不见。但在路上碰到久别的亲友，想多谈一会儿，应靠边站立，不应站在马路当中或人多拥挤处，以免妨碍交通。对于其他不相识者，如正面发生接触时，也有必要先向对方问好，然后再论其他。

4）文明问路：向他人问路时应事先用尊称，并抱歉打搅："对不起，我可以向您问个路吗？""我可以打搅一下吗？"事后应道谢。遇他人向自己问路时，应尽力相助，必要时还可为之带路，不应流露出不耐烦，甚至不予理睬。

5）帮助老幼：遇到老弱病残者，应主动上前加以关心、帮助，不要视若不见，甚至对其讥讽或呵斥。

6）维护正义：碰上打架、斗殴、偷窃、抢劫或其他破坏公物及公共秩序的行为，应挺身而出，见义勇为，正气凛然，大胆斗争，维护正义。不要事不关己，走为上策。

（3）距离适当：行路多在公共场合进行，故应注意随时与他人保持适当的距离。因为人际距离作为一种无声语言真实反映了人们彼此之间的关系现状，而且也体现了保持一定距离的主动者对另一方的态度与看法，因此不可马虎。

● 案例 3-7

一位心理学家做过这样一个实验：一个刚刚开门的大阅览室，当里面只有一位读者时，心理学家就进去拿椅子坐在他（她）的旁边。试验进行了整整 80 人次。结果证明，没有一个被试者能够容忍一个陌生人紧挨自己坐下。当心理学家坐在他们身边后，很多被试者会默默地移到别处坐下，有人甚至明确地问："你想干什么？"

问题：从这个实验中你总结出了什么结论？

1）私人距离：当两人相距在 0.5 米之内时，即为私人距离，又称亲密距离。这是人际间最亲密的距离，只能存在于最亲密的人之间。适用于家人、恋人、和至交。与一般关系者、陌生人和异性相处时，应避免使用。就交往情境而言，亲密距离属于私下情境，即使是关系亲密的人，也很少在大庭广众之下保持如此近的距离，否则会感到不舒服。

2）社交距离：当两人处于 0.5～1.5 米时，即为社交距离。这是一种社交性或礼节上的人际距离，也是我们在办公室中经常见到的。这种距离给人一种安全感，处在这种距离中的两人，既不会怕受到伤害，也不会觉得太生疏，可以友好交谈。是人们采用最多的人际距离。

3）礼仪距离：当两人相距在 1.5～3 米时，即为礼仪距离，有时亦称敬人距离。主要适用于向交往对象表示特有的敬重，或用于举行会议、庆典、仪式等活动。

4）公众距离：当两人相距 3 米之外时，即为公众距离。它又称大众距离或者"有距离的距离"，主要适用于与自己不相识的人共处。在公共场合行路时，与陌生人之间应尽量采取这种距离。

人们在步行时，往往会置身于不同的处所，在这种情况下，既要遵守上述基本要求，又要具体情况具体对待。

（4）漫步：亦称散步，是指以随意行走为表现形式的一种休息方法。一般不受时间、地点、速度等因素的限制。

（5）上下楼梯

1）上下楼梯时，均应单排行走，不宜多人并排而行。

2）上下楼梯时，应靠右侧行走，即右上右下，将自己左侧留出，以方便有紧急事务者快速通过。

3）上下楼梯时，不宜交谈，因为要留心脚下注意安全。而且不宜站在楼梯上或转角进行深谈，以免有碍他人通过。

4）与尊者、异性一起下楼时，若阶梯过陡，位低者和男性应主动行在前方，以防身后之人有所闪失。

5）上楼下楼时，还应注意与身前、身后之人保持距离，以防碰撞。此外，还应注意上下楼梯时姿势、速度。不管自己需办的事多么急，都不应在上下楼梯时推挤他人，或坐在楼梯扶手上快速下滑。

（6）进出电梯

1）注意安全。当电梯门关闭时，不要扒门，或强行挤入。电梯人数超载时应主动退出。当电梯在升降途中因故暂停时，要耐心等候，不要冒险攀岩而出。

2）注意出入顺序。与不相识者同乘，入时讲究先来后到，出时依次而出；与熟人同乘，尤其与尊长、客人同乘，进入有人管理的电梯，应主动后进后出，无人管理时，则应先进先出，目的是控制电梯，主动为人服务。

3）乘坐扶梯时，应立于右侧，扶好扶手，留出左侧作为紧急通道。

（7）通过走廊

1）单排行进，主动行于右侧，这样即使有人从对面走来也两不相扰。

2）若是仅容一人的走廊，应面向墙壁，侧身相让，请对方先通过，若对方先做了，则应道谢。

3）缓步轻行，悄然无声。因为走廊多连接房间，故切勿快步奔走，大声喧哗。

4）循序而行，不要为了走捷径、图省事、找刺激而去跨越某些室外走廊的栏杆，或行于其上。

（8）排队

1）养成排队的习惯。凡需排队时，要保持耐心，自觉地排队等候，不要起哄、拥挤、不排队或破坏排队。排队自觉与否能反映出一个人的素质高低。

2）遵守排队的顺序。排队的基本顺序：先来后到，依次而行。排队时，要遵守、维护排队秩序，做到不插队或帮熟人插队。

3）保持适当间隔。排队时，应缓步而行，人与人之间最好保持 0.5～1 米的间隔，不能前胸贴后背，否则会让人感到很不舒服，甚至影响他人。例如，排队打公用电话、银行存钱或在自动提款机上取钱时，后边的人若与前边的人贴得过紧，则有可能使前边的人感到很不舒服，或心生戒备。

（四）蹲姿

蹲姿是下蹲的姿势，它是人在处于静态的立姿时的一种特殊情况。用于取低处物或落地物品时使用蹲姿。在做蹲姿时，一定要做到文雅大方，姿势优美。避免弯腰、俯首、撅臀。

1. 基本蹲姿

（1）高低式：这种蹲姿的基本特征是双膝一高一低。下蹲时，双脚不并排在一起，而是右脚在前，左脚稍后。右脚完全着地，小腿基本上垂直于地面；左脚脚掌着地，脚跟提起。此时，右膝要高于左膝，左膝内侧可靠于右小腿的内侧，形成右膝高左膝低的姿态。男性两腿可适度将其分开，女性应靠紧两腿（图 3-40、图 3-41）。

（2）交叉式：这种蹲姿通常适用于女性。左脚退至右脚后，右脚在前，左脚在后，蹲下双腿交叉在一起。右小腿垂直于地面，全脚着地；左脚跟抬起，脚掌着地。

（3）单膝着地式：这种蹲姿是一种非正式的蹲姿，多用于下蹲时间较长，或为了用力方便。基本特征是双腿一蹲一跪。下蹲之后，改为一腿单膝着地，臀部坐在脚跟上，以其脚尖着地；另一条腿则应全脚着地，小腿垂直于地面；双膝应同时向外，双腿应尽力靠拢（图 3-42）。

2. 蹲姿的要领　护士在工作中恰当的蹲姿应表现出舒缓、得体、从容，给人以稳重、大方的感觉。要求侧身蹲下，先后移右脚半步，右手整理衣服，缓缓下蹲，挺胸收腹，调整重心（图 3-43）。站在所取物品的旁边，蹲下屈膝去拿，不要弓背，要慢慢地把腰部低下。

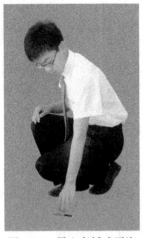
图 3-40　男士高低式蹲姿

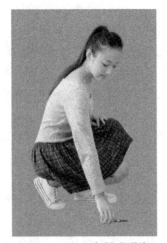
图 3-41　女士高低式蹲姿

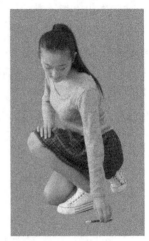
图 3-42　单膝着地式

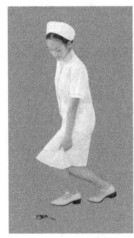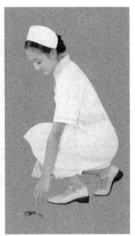
图 3-43　蹲姿要领

3. 禁忌蹲姿

（1）面对他人下蹲，这样会使他人不便。

（2）背对他人下蹲，这样对他人不够尊重，失敬于人。

（3）下蹲时双腿平行叉开，这样做好像在上洗手间，故称为"洗手间姿势"，不够文雅（图 3-44）。

（4）下蹲时低头、弯背或弯上身、翘臀部，特别是女性穿短裙时，这种姿势十分不雅（图 3-45）。

● 案例 3-8

医院门诊大厅，导诊护士坐在导诊台后，这时来了一位患者急性面容，非常痛苦，询问急诊科在哪里？导诊护士依然坐在凳子上，不慌不忙地伸出左手示指指向左侧说："左拐第一间就是。"

问题： 1. 根据案例谈谈自己的体会。

2. 想一想护士在护理工作中应该注意哪些体态礼仪？

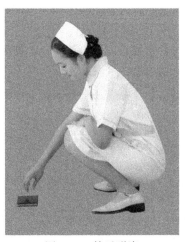
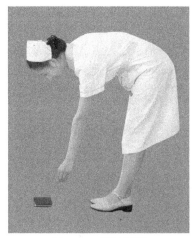

图 3-44 禁忌蹲姿　　　　　　　　　　图 3-45 禁忌蹲姿

（五）手姿

手姿又称手势，是人的两只手及手臂所做的动作，其中双手的动作是手姿的核心，可为静态的，也可呈动态的。手是人体最灵活自如的一个部位，所以，手姿是体语中最丰富、最有表现力的举止。正确认识、理解、掌握手姿，是护士举止礼仪实践一个必不可少的基础环节。

1. 基本手姿

（1）垂放：是最基本的手姿。其做法分别为：双手自然下垂，掌心向内，叠放或相握于腹前；双手自然下垂，掌心向内，分别贴放于大腿两侧。它多用于站立之时。

（2）背手：常用于站立、行走时，即可显示权威，又可镇定自己。其做法是昂首挺胸，双臂伸到身后，双手在身后相握（图 3-46）。

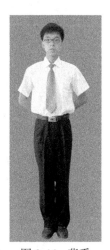

（3）持物：即用手拿东西。其做法多样，既可用单手，也可用双手。但最关键的是，拿东西时应动作自然，五指并拢，用力均匀。不应翘起无名指与小指，以免显得成心作态。

（4）鼓掌：是用以表示欢迎、祝贺、支持的一种手势，多用于会议、演出、比赛或迎候嘉宾。其做法是以右手掌心向下，有节奏地拍击掌心向上的左掌。必要时，应起身站立。但不允许"鼓倒掌"，以此表示反对、拒绝、讽刺、驱赶之意。

图 3-46 背手

（5）夸奖：用以表扬他人的一种手姿。具体做法是伸出右手，翘起拇指，指尖向上，指腹面向被称道者。但在交谈时，不应将右手拇指竖起来反向指向其他人，因为这意味着自大或藐视。也不宜自指鼻尖，因有自高自大、不可一世之意。

（6）指示：这是用以引导来宾、指示方向的手姿。即以右手或左手抬至一定高度，五指并拢，掌心向上，以其肘部为轴，朝向目标伸出手臂。掌心向上有表示诚恳、谦逊之意。

1）横摆式，用于介绍某人，为某人指示方向、请某人做某事，如"请进"、"请这边走"、"请跟我来"常用横摆式。其动作要领是：右手从腹前抬起向右横摆到身体的右前方，站成右丁字步，或双腿并拢，左手自然下垂或背在后面。头部和上身微向伸出手的一侧倾斜，目视对方，面带微笑（图 3-47）。

2）屈臂式，作用、要领同横摆式。所不同的是当你将患者或客人引向你的左侧时，如进你的左侧病房门、办公室门或向左转弯时，则可用右手向左屈臂指引（图 3-48）。

3）双臂横摆式，多用于引领众多客人时。动作要领：双臂同时向一侧方向摆动，在一定位置停滞，不可划动过大。一侧手臂向身体侧方伸直，另一手臂弯曲（图 3-49）。

4）直臂式，在引领较多客人前进或指示方向时运用。动作要领：一臂向同方向略高举，前臂与上臂成 140°～160°，侧体并配合侧行步。

5）斜式，多用于"请坐""请喝茶"等接待工作中。动作要领：手臂伸向前左、右侧下方或正前方（图 3-50）。

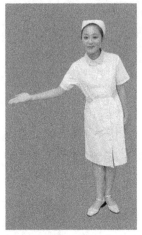 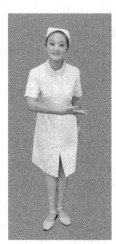 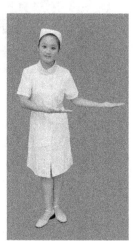

图 3-47　横摆式　　　　　　图 3-48　屈臂式　　　　　　图 3-49　双臂横摆式

6）双臂速摆式，多用于面对众多的人时，如领导讲话时，"请大家坐下"等。动作要领：双臂同时向外侧划动，并在一定位置停滞，手心向上，不可划动过大（图 3-51）。

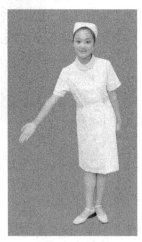 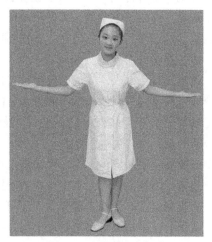

图 3-50　斜式　　　　　　　　　图 3-51　斜双臂速摆式

2. 禁忌手姿

（1）易于误解的手姿：易为他人误解的手姿有两种。一是因为个人习惯，但不通用，不为他人理解的手姿；二是因为文化背景不同，被赋予了不同的含义的手姿。

（2）不卫生的手姿：在他人面前搔头皮、掏耳朵、挖眼睛的分泌物、抠鼻孔、剔牙齿、抓痒痒、摸脚丫等手姿，均很不卫生，非常不礼貌，自然也是不当之举。

（3）不稳重的手姿：双手乱动、乱摸、乱扶、乱放，或是折衣角、咬指甲、抬胳膊、抱大腿、拢脑袋等手姿，均属于不稳重的手姿，在他人面前，尤其是正式场合，面对尊者和长者时，更是应当禁止。

（4）失敬于人的手姿：掌心向下挥动手臂，勾动示指或除拇指外的其他四指招呼别人，用手指指点他人都是失敬于人的手姿。指点他人，有指斥、教训之意，尤为失礼，均应禁止。

3. 常见手势语

（1）握手：是一种欢迎对方的常见手势。几乎全球通用。但不同的国家握法各异。如北美人在见面握手相互致意时要紧紧地用力地握一下。但中东和许多东方人在握手时则多是轻轻握一下。

（2）挥手：是一种向人打招呼或告别的常见手势。由于地区和习惯的差异，虽然表达的是同样的意义，但挥手的方式方法也有不同，有的不论是在向人打招呼还是告别，或者是要引起相距较远的人的注意，他们都是举臂、张开手、来回摆动。有的在打招呼时，习惯于举臂，手在腕部上下挥动，好像篮球运动员运球的动作。还有些国家手势又完全不同，他们举手，仅手指向内勾动。

（3）召唤：是一种招呼别人的常见手势，这种手势常因国别不同而异。如在美国，要召唤别人以引起对方的注意时，最常用的手势是举手（并竖起示指）到头部的高度，或者更高一些，另外有一种召唤人的手势是伸出示指（手掌朝着自己的脸），将该指向内屈伸。在欧洲多地，要表示"到这儿来"的手势是举臂、手掌向下，然后将手指做搔痒状。

（4）"V"形手势：示指和中指分开成"V"形，这几乎在全球都可被理解为示意"胜利"或者"和平"。今天我们看到许多人都打"V"形手势来表示"胜利"或"和平"，并且手掌向内向外都有，这是欠妥的。因此，在示意此手势时应当保持手掌向外的正确姿势。

（5）"OK"手势：其做法是将拇指和示指构成环形，其他三指伸直，表示"OK"，即赞扬和允许等意思。然而，在某些地区，其意恰好相反，这个手势表示"劣等品""零"或"毫无价值"。因此，在不同国家，切记不要轻易打这个"OK"手势。

（6）竖大拇指：这个手势在许多国家里非常普遍的被用来表示无声地支持和赞同，"干得好！"或者"棒极了！"及其他多种赞扬的语意。在某些国家，这个手势却具有完全不同的意义。有的表示侮辱人，有的表示要求搭便车，有的表示下流，有的代表"5"，有的代表"1"。

（7）其他手势：用手呈杯状，做饮水动作，这是表达"我渴了"；两手合掌，把头倚在一侧手背上，紧闭双眼，做入睡状，表示"我很疲倦"；用手拍拍胃部，表示"我吃饱了"；用手在胃部画圈表示"我饿了"；两手相搓既可以表示"我很冷""很好""这里很安逸舒适"，也可以表达迫切期望、精神振奋、跃跃欲试等。

（六）端治疗盘

治疗盘是护理工作中使用频率最高的物品，护士端治疗盘要求做到节力、平稳、姿势优美。

1. 方法　在站姿或行姿的基础上，上臂贴近躯干，肘关节弯曲90°，双手托住两侧盘底，四指自然分开，拇指置于盘缘中部，盘内缘距躯干 2~3cm，前臂同上臂及手一起用力。行走时保持治疗盘平稳（图3-52）。

2. 注意事项

（1）端治疗盘行走中迎面遇到患者，应向左或右侧方让开一步，请患者先过。

（2）端治疗盘时盘不可倾斜；双手拇指不能触及盘的内面；盘缘不可触及护士服（图3-53）。

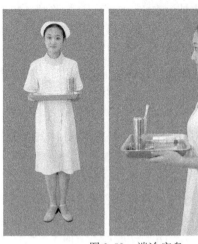

图3-52　端治疗盘

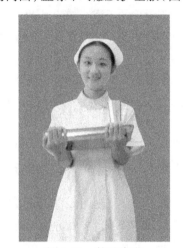

图3-53　禁忌姿态

（3）端治疗盘开门时不要用脚踢门（图3-54），可以单手托盘开、关门或用肩部将门轻轻推开（图3-55）。

（七）持病历夹

病历夹是把记录患者病情的病历本很好地保持并便于随时书写的夹子，是重要的医疗文件。护士与病历夹的接触最为密切，工作中会常需持夹行走。正确的持夹方法不仅能体现护士对医疗文件的重视，也反映出护士对工作的严谨，更能展示护士的姿态美。

1. 方法

（1）行走时持夹方法：在站立或行走时，左手握住病历夹边缘中部，放在前臂内侧，持物手臂紧靠腰部，病历夹前缘上翘，右手自然下垂，行走时，右手以肩关节为轴，前后自然摆动（图3-56A）。或左手握病历夹右缘上段，夹在肘关节与腰部之间，病历前缘略上翘，右手自然下垂或摆动（图3-56B）。

（2）书写或阅读时的持病历夹方法：一手持病历夹一侧前1/3处，将夹放于前臂上，手臂稍外展，持夹上臂靠近躯干，另一手可翻阅或书写（图3-56C）。

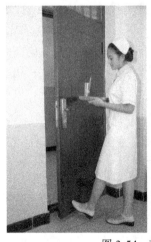
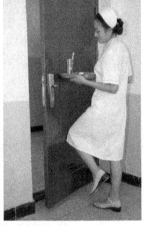

图3-54　禁忌姿态

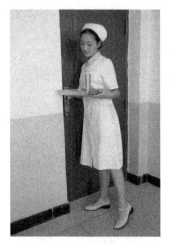

图3-55　正确方法

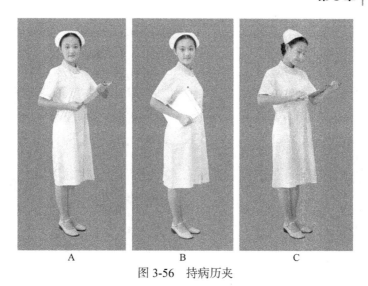

图 3-56 持病历夹

2. 注意事项

（1）不可随意拎着病历夹走来走去。

（2）持病历夹时，不应做与治疗无关的事情。

（3）在患者面前不要随意乱放病历夹。

（八）推治疗车

治疗车也是护理工作中最常见的物品。护士推治疗车是在站姿和行姿的基础上进行的，应保持车速适中，运行平稳、安全。

1. 方法　护士位于车后，两手扶车把，推车行走时，两臂均匀用力，重心集中于前臂，上身略向前倾，保持上身平直，速度均匀（图 3-57）。

2. 注意事项

（1）礼让患者：推车在走廊和对面患者相遇时，应先将车推在一侧，请患者先行。

（2）避免用车撞门：进门前先将车停稳，用手轻推开门后，推车入室，入室后，关上门，再推车至病床旁。

（3）避免发出响声：经常检查治疗车的完好性，避免推车速度快而发出声响，也应避免用手拽着车走。

（九）搬放椅子

椅子是病房中配给每位患者床边的物品，在进行床铺整理或某些治疗操作时，需要移动，搬放时要做到动作轻巧、节力，姿势优美。

1. 方法　搬放椅子时，侧立于椅子后面，双脚前后分开，双腿屈曲，一手将椅背夹于手臂与身体之间，握稳背撑，起身前行，另一手自然扶持椅背上端。拿起或放下时要保持轻巧，控制好力度（图 3-58）。

2. 注意事项

（1）搬起前应告知患者，如椅子上放有物品，征得患者意见后，将物品改放它处。

（2）搬起后要避免与床等物品相碰。

（3）操作完成后要放回原位或征得患者意见后放置。

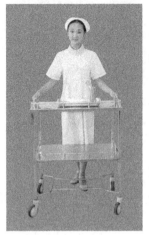

图 3-57　推治疗车

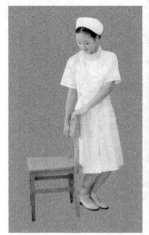
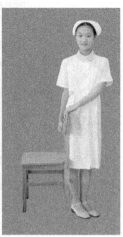

图 3-58　搬放椅子

目标检测

一、单项选择题

1. 小李，刚进入临床实习，在画眼线时，下面哪种方法是正确的（　　）
   - A. 上眼线画眼长的 1/3
   - B. 上眼线画眼长的 2/3
   - C. 下眼线画眼长的 1/3
   - D. 下眼线画眼长的 2/3
   - E. 上、下眼线均沿内眼角画至眼尾

2. 张医师，男性，50 岁，头发稀少，你认为他适合什么样的发型（　　）
   - A. 短发
   - B. 卷发
   - C. 长发
   - D. 蓬松的发型
   - E. 光头

3. 戴护士燕尾帽时，下列哪项不符合要求（　　）
   - A. 头发应整齐无异味
   - B. 如果是长发要盘起，用发网套好，前不过眉，后不过领
   - C. 短发不要超过衣服领口
   - D. 最好用与帽同色的发夹在燕帽前固定
   - E. 头发颜色最好是自然色

4. 无论应聘何种职业，面试的着装要求最好为（　　）
   - A. 新潮前卫
   - B. 青春靓丽
   - C. 朴素典雅
   - D. 性感迷人

   - E. 个性张扬

5. 下列关于着装的适度性原则的描述中，叙述不正确的是（　　）
   - A. 一般服装的颜色搭配不超过四种颜色
   - B. 适当的款式应注重与周围环境的搭配
   - C. 装饰要有分寸，繁简得当
   - D. 切忌盲目模仿，追求不适合自己的装饰
   - E. 式样要与工作环境相当

6. 下列关于口罩佩戴，说法不准确的是（　　）
   - A. 松紧适宜、遮住口鼻
   - B. 及时清洗消毒
   - C. 一次性的不可重复使用
   - D. 必要时可以露出鼻孔
   - E. 一次性的应及时更换

7. 佩戴护士燕帽时的发式哪种不正确（　　）
   - A. 佩戴护士燕帽时，护士不能长发披肩
   - B. 如果是长发，应盘起或戴网罩
   - C. 头发前不过眉，侧不掩耳，后不过衣领
   - D. 燕帽要戴正戴稳，距前发际 4～5cm
   - E. 发卡最好选用白色发卡，固定于帽前

8. 燕帽的帽檐距前额发际（　　）
   - A. 2～4cm
   - B. 2～3cm
   - C. 4～5cm
   - D. 3～4cm
   - E. 1～2cm

9. 儿科病房的护理人员的工作装通常建议采

取的颜色是（　　）

A. 蓝色　　　B. 粉色　　　C. 白色

D. 绿色　　　E. 红色

10. 穿着护士服时，需要注意很多相关事项。下面说法不正确的是（　　）

A. 护士服的样式以整洁美观为原则

B. 注意与其他服饰的搭配和协调

C. 领边和袖边可以超过护士服

D. 里面不应穿过于臃肿的衣服

E. 无污渍、血渍

11. 在正式场合就座时应讲究方位，其原则是（　　）

A. 右进右出　　　　　B. 左进左出

C. 右进左出　　　　　D. 左进右出

E. 右进前出

12. 在较为正式的场合，或有位尊者在座时，通常坐下之后臀部占据椅面的（　　）

A. 1/2～2/3　　　　　B. 1/3～2/3

C. 1/3～2/3　　　　　D. 2/3～3/4

E. 3/4～4/5

13. 基本手势不包括（　　）

A. 持物　　　B. 垂放　　　C. 背手

D. 握手　　　E. 鼓掌

14. 在与人握手时，下面哪种情况是正确的（　　）

A. 在社交场合当长者与年轻者握手时，年轻者先伸出手来

B. 在社交场合当女士与男士握手时，女士先伸出手来

C. 在公务场合当上级与下级握手时，下级先伸出手来

D. 当客人抵达时，主人等客人先伸出手，主人再伸手

E. 当客人告辞时，主人先伸出手

15. 拥抱礼约定俗成的方式是（　　）

A. 右手搭对方左肩

B. 左手搭对方左肩

C. 右手扶对方右腰

D. 左手搭对方左腰

E. 右手搭对方右肩

16. 外科张护士巡视病房时发现6床患者的毛巾落在地上，蹲下捡起毛巾后为患者摆放整齐。护士采用的蹲姿哪种是错误的（　　）

A. 面对他人下蹲

B. 理顺衣裙

C. 双膝一高一低

D. 两腿靠紧

E. 挺胸收腹，调整重心，蹲下屈膝去拿

17. 导诊护士王小丽站在门诊大厅，这时一位头部血流不止的患者被人抬进来，王护士迎了上去，护送来诊者到急诊科。王护士应采用哪种行姿（　　）

A. 慢慢悠悠　　　　　B. 小跑

C. 快行步　　　　　　D. 奔跑

E. 散步

（18、19题共用题干）

内科护士站，王护士正坐着写交班记录，这时来人询问，303病房在哪？王护士为其指引病房方向。

18. 护士指示方向时符合礼仪规范的做法是

A. 护士坐着，伸出左手示指指示方向

B. 护士坐着，伸出右手示指指示方向

C. 护士站起来，伸出左手示指指示方向

D. 护士站起来，伸出右手示指指示方向

E. 护士站起来，伸出右手，五指伸直，掌心向上指示方向

19. 护士应采用哪种指示手姿

A. 横摆式　　　　　　B. 屈臂式

C. 双臂横摆式　　　　D. 直臂式

E. 斜式

二、简答题

1. 服装的功能有哪些？

2. 不同场合的着装要求有哪些？

3. 简述"TPO"原则。

4. 简述护士服着装原则。

（刘晓霞　陈丽平　占　伟）

第4章 护理交谈礼仪

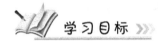

学习目标

（一）知识目标

1. 掌握交谈礼仪的基本要求与技巧。

2. 掌握倾听的原则与技巧。

3. 熟悉护理人员交谈礼仪的原则和技巧。

（二）能力目标

1. 能运用交谈技巧进行有效的沟通。

2. 能较好地倾听并提高沟通效果。

3. 能够在护理工作中遵守交谈礼仪规范，顺利地与患者、家属及同事进行交流。

交谈礼仪是指靠言语、体态和聆听艺术构成的沟通方式，是两个或两个以上的人所进行的对话，是双方知识、阅历、教养、聪明才智和应变能力的综合表现。西医鼻祖希波克拉底有句名言：医生有三大法宝，第一位是语言，第二位是药物，第三位是手术刀。

语言，作为护理人员与患者沟通的重要工具，可以解除患者的思想顾虑和心理负担，以取得积极的配合，建立起良好的护患关系，有利于患者的康复。如何恰到好处地应用这一工具，是我们本章学习的内容。

第1节 交谈的基本礼仪

● 案例4-1

一位70多岁的老汉在女儿的陪同下来看病，他是脑转移癌，他问医生怎么能治好他的病，医生的回答非常简单："脑转移癌怎么能治好，实话实说治不好了，没一个能治好的"。女儿说，当时她真想捂住医生的嘴，或者跟医生吵一架。她父亲还是满怀希望的，因为听了这些话回家后，就开始不想吃饭，话也极少说，在去医院前。

问题： 1. 掌握交谈礼仪的基本要求与技巧，运用交谈技巧进行有效的沟通。

2. 掌握倾听的原则与技巧，从而提高沟通效果。

一 交谈礼仪与技巧

（一）交谈礼仪的定义和特点

1. 定义　交谈是指人们借助一系列共同的规则，通过口头语言为载体进行交流感情、互通信息的双边或多边活动。如两人之间你一言我一语地交流思想与感情；患者提问题，护理人员回答；或者护理人员主动向患者介绍医院的情况等。交谈通常以交换信息或满足个体需要为目的，至少由两个人采取谈话（含提问和回答）的形式来完成。在日常生活的礼仪形式中，交谈礼仪占据主要地位。所以，强化语言方面的修养，学习、掌握并运用好交谈的礼仪，是至关重要的。

2. 特点

（1）普遍性：礼仪本身就具有很强的普遍性，不以人的意志为转移，无时无刻不约束着人们，而交谈礼仪亦是如此，时刻规范着人们的语言。无论护理人员是和患者、家属或是和同事进行语言交流，都需要注意交谈礼仪。

（2）规范性：作为交谈礼仪的本职特点，它告诉人们应该说什么，不应该说什么；怎么说是对的，怎么说是错的。对此，交谈礼仪都有明确的规范。

（3）发展性：一方面，交谈礼仪随着时代的不断进步而时刻地发生着变化；另一方面，随着医疗模式的转变，健康教育的导入，护理人员与患者及家属面对面交流的内容越来越广泛。护理人员不仅要注意面对面的交谈礼仪，更要掌握使用网络媒介进行沟通的能力。

（二）交谈礼仪的原则

1. 目的明确原则　言谈的目的就是要满足人们智、情、意三方面的要求。言谈是为了实现一定的目的所开展的，目的性原则是言谈的首要原则。在有目的的情况下，双方的沟通才有意义。一般来说，言谈的目的在于：一是传递信息或知识；二是引起注意或兴趣；三是争取了解或信任；四是激励或鼓励；五是说服或劝告。

2. 真诚坦率原则　诚恳待人是人际交往的基本原则，交谈也是如此。说话时的态度是决定谈话成功与否的重要因素，因为谈话双方在谈话时始终都在相互观察对方的表情、神态，所以谈话中一定要给对方一个认真、诚恳的感觉。交谈双方认真对待交谈的主题、坦诚相见、直抒胸臆、不躲不藏、明明白白地表达各自的观点和看法。

3. 相互尊重原则　交谈双方可能身份、地位不同，但不论在何人面前交谈的态度应该是坦然平等的，面对达官贵人、名流权威不能唯唯诺诺、手足无措、畏首畏尾；面对地位比自己低的人也不应该趾高气昂、盛气凌人。交谈中，来自对方的尊重是任何人都希望得到的。所以，谈话时，要把对方作为平等的交流对象，在心理上、用词上、语调上，体现出对对方的尊重。尽量使用礼貌语，谈到自己时要谦虚，谈到对方时要尊重。

4. 谨慎朴实原则　古人云"敏于事，慎于言"，意思是说做事要敏捷，说话要谨慎，讲话之前应对自己要讲的话稍加思索，想好了可以说，还没有想清楚的就不要说。讲话时冒冒失失，胡言乱语，必然言不及义、文不对题，会给人以一种薄浅之感。

5. 话随境迁原则　语言的表达需要依靠周围的环境氛围，"语境"一词也由此产生。语境的产生可以从社会环境、自然环境和言谈时候周围的环境区分，其中最主要的是言谈时周围的环境。因此，话题应根据不同的场合来选择。在正式场合，选择的话题不应过于随意；在非正式场合，选择的话题可相对轻松愉快。

（三）交谈礼仪的技巧

1. 交谈礼仪的基本要求

（1）言语规范：是指使用某种语言的人所应共同遵守的语音、词汇、语法等方面的标准和典范。

首先，语音语调适中，语速节奏均匀。在交流中，我们应该注意自己的发音是否准确，做到表达清晰。同时，注意在公共场合谈话声音不宜过大，以免影响其他人，如在图书馆、咖啡厅或是一些比较安静的场所，切勿大声喧哗，影响他人。语速也要注意自然，不造作，切勿忽高忽低。语速的快慢会影响人们接收信息，语速过快，会让人有急促的感觉；语速过慢，容易让人走神，注意力不集中。

其次，要做到用词恰当规范，用语贴切自然。在日常的言谈中，我们应在礼仪的层面上，注意自己的用词（表4-1）。

再次，要合理使用敬语、谦语、雅语和尊称（表4-2）。

表 4-1　日常用语规范

日常用语	含义	例子
见面语	用于刚刚认识新朋友或者见到老朋友时，表达自己的热情	"初次见面，请多多关照""很高兴认识您""最近如何""很久没见，见到您很高兴"等
请托语	在向朋友或者他人提出某种请求或要求时使用的语言	"拜托您""请帮个忙""麻烦您关照一下""劳驾""让您费心了"等
致谢语	当别人帮助你时，表示感谢的话	"谢谢您的用心""感激不尽""万分感谢"等
安慰语	用宽慰、希望、鼓励及共情的语言去减轻对方的不安或焦虑	"您别太担心了""先不要着急"等
问候语	问好、问安的语言	"您现在怎么样""早上好"等
祝福语	为他人送上祝福时使用的语言	"祝您早日康复""祝您健康长寿"等
迎送语	表达的是欢迎或者送别	"欢迎光临""一路平安"等
致歉语	表达自己的歉意或者遗憾时的用语	"对不起""让您久等了"等

表 4-2　敬语、谦语、雅语和尊称

用语	含义	例子
敬语	在正规社交场合、与长辈谈话或初次认识等情况下使用	"您""尊夫人""阁下""您老"
谦语	谦虚或谦恭的言辞，最常用的用法是在别人面前谦称自己和自己的亲属	称自己为"愚"，"家严""家慈""家兄""家嫂"等
雅语	通常用于一些正规的场合及有长辈或者女性在场的情况下，描述比较随意的或者隐私的情况，恰当地使用雅语能体现出一个人的文化素养及尊重他人的个人素质	请人原谅说"包涵"，向人提问说"请教"，请人接受说"笑纳"
尊称	对对方表示尊敬的称呼，针对不同的对象，称呼可有多种。	按照辈分不同，有不同的尊称："叔叔""伯伯""阿姨"等；根据职业不同，也有不同尊称："李老师""张医生""王师傅"等；或者是职位上的尊称，如"张校长""董主任""刘经理"等

（2）言语表达：言谈的过程分为有声语言、无声语言和副语言。有声语言是指口头语言，作用于听觉器官；无声语言指人体体态语言，作用于人的视觉器官；副语言是交际过程中一种有声而无固定语义的语言。凡是能够表情达意的声音形象称为有声语言。凡是人体用非语言行为作为载体，即通过人的动作表情、目光、空间距离和辅助语言等来进行人与人之间的信息交流称为无声语言。而副语言是一种很特殊的语言现象，它伴随着有声语言而生发。

1）几种常见的无声语言

表情语：友好的谈话=7%的谈话内容+38%的声调+55%的表情。社会交往中表情应以喜乐为主，可以给人亲切之感，有助于社会交往。

目光语：交谈时应温和、大方、自然地平视对方，不宜俯视或仰视对方，也不宜无眼神的交流。目光紧盯对方 6 秒以上同样会给对方不适之感。

界域语：交谈时双方保持的一定交谈距离，可视双方关系亲疏来决定。适当的距离，体现对他人的一种尊重。距离不适度，对对方是一种冒犯（表 4-3）。

表 4-3　界域语

双方关系	交谈距离
私人（亲密）	小于半米至无穷接近
交际（常规）	0.5～1.5m
礼仪（尊重）	1.5～3.5m
公共（有距离）	3.5m 以上

首语：一般与目光语伴随，要通过头部的动作表示对谈话的反应。世界上绝大多数国家都是点头表示赞同，摇头表示不赞同。但印度、巴基斯坦却正好相反。头部一般要保持中立，头低垂向一边或者掉头到侧面都是一种消极的人体信号，表示对谈话内容不感兴趣或感到疲惫。

手势语：增强感情色彩，使语言更富有感染力。手势语应自然，不宜太刻意。

2）副语言：人类用语言进行交际，除了发出表示一定意义的字词以外，还有一些伴随而出的语音，如个人的音域音速及特殊的语音停顿，此外，有时还伴随笑声、叹息声、呻吟声及因惊恐而发出的叫喊声。这些伴随有声语言而出现的特殊语音现象称为，副语言，它的常用形式有重音、语调、语顿、语速及笑声等。

重音：有根据语法结构特点而重读的音称为语法重音；有根据表达的需要，突出或强调的词语要重读，称为逻辑重音（强调重音）。在沟通交流中，根据自己的表达意图，正确使用重音。

语调：是指说话时声音的高低曲折变化，分为四种类型：平调、曲调、升调、降调。每一种语调都有自己的基本职能，见表 4-4。语调的运用可以强调或传达某种语气和语意，营造一定的现场气氛，也可以辅助或代替有声语言独立传递各种情感。

表 4-4　语调

语调类型	基本职能	例子
平调（→）	表达严肃、冷淡、叙述等语气，用于陈述句式当中	烈士的英明和业绩将永垂不朽→（庄重严肃） 我家的后边有一个很大的园，相传叫百草园→（叙述说明）
曲调（↗↘）	表达含蓄、讽刺、言外之意等语气。常用于感叹的句式当中	他这样做到底是为自己呢，↘还是为人民？↗（怀疑语气）
降调（↘）	表达肯定、感叹、请求、允许等语气，可以营造严肃哀伤的气氛，常用于祈使句中	天安门多么雄伟壮丽！↘（感叹） 好，就照你的方案办吧。↘（允许）
升调（↗）	表达反问、疑问、惊异、号召等语气，以引起人们的注意，表达说话者的强烈感情，可以调动和激发人的参与热情。常用于疑问句中	任务完成了？↗（疑问） 我们的目的一定要达到！↗（号召）

语顿：语顿即语音停顿，是话语的间断顿歇，分为常规语顿和超常语顿两种。超常语顿的恰当运用能够起到非同寻常的艺术效果：第一，可以集中听众的注意力，有效控制现场；第二，可以造成某种悬念，幽默风趣，增添话语的波澜；第三，可以使话语富有新意，表达超常的语意。

语速：就是语流的速度，即单位时间里说多少个字词。语速分为快速、中速、慢速三种。一般情况下，在平静的语境中，常常使用中速说话；在处理紧急公务或是表达激烈的感情时，常常使用快速说话；而在庄重严肃、哀悼等场合，则应该使用慢速表达。

笑声：即出声的笑，是伴随有声语言而发出的表情声音。出声的笑千姿百态，其语意具有多义性。在社交活动中，恰当运用笑声，传达出友好亲切的信息，可以消除紧张、缓和气氛，使人感觉轻松快乐。辅助有声语言顺利地达到交际目的。笑声有时还可以表示委婉的拒绝，比直接用话语拒绝效果会更好。

2. 交谈中的问候与寒暄

（1）问候：就是人们相逢之际所打的招呼，所问的安好，是对人的一种尊敬。例如，中国人相遇时常爱说："最近好吗？""身体怎么样？""最近忙什么呀？"西方人爱说："嗨！"。

最常用的问候语："您好！""您早！""大家好！""早上好！""下午好！""晚上好！""晚安！"等。这些问候语不强调具体内容，只表示一种礼貌。而面对熟人，可以具体一些："您吃饭了吗？""好久不见了，一切可好？""你（您）到哪儿去？"等。如视而不见，就是不礼貌的行为。

作为学生、下级、年轻人、晚辈、服务员等应积极主动地问候老师、上级、年老者、长辈、顾客等，被问候的人也要做出回应。

由于问候语具有习俗性和地域性，为了避免误解，在正规场合尽可能要统一规范，以"您好！""忙吗？"为常用问候语，最好不要乱用地方俗语，对牵涉个人私生活、个人禁忌等方面的话语，最好别说出口，例如：一见面就问候人家"现在还吃不吃药？""今年四十几了？""体重减得怎么样了？"这些话题，都会令对方尴尬或十分反感。

（2）寒暄：原意指见面时谈天气冷暖之类的应酬话。现在延伸为一种社交手段，指问候与应酬，是人际交往时与对方开始沟通和交流的最常用的口才方式。

寒暄的用途在于打破人际交往中的僵局，缩短人与人的心理距离，向交谈对象表明自己见到对方的喜悦之情，表达自己的敬意，或是借以向对方表达乐于与之结交的友好之意。

与初次见面的人寒暄，标准的说法是："您好！""很高兴认识您！""见到您非常荣幸！"等。若想用比较文雅一些的语言，可说："久仰！"或者说"幸会！"等。与熟人寒暄，用语可显得亲切一些，如"好久不见了！""咱们又见面了！""你今天气色不错！"等。

寒暄语不一定具有实质性内容，可长可短，但必须因人、因时、因地而异，应具备简洁、友好与尊重的特征。寒暄时态度要诚恳，既不允许敷衍了事般地打哈哈，也不可用以戏弄对方。

3. 交谈中的忌讳

（1）禁忌的话题：交谈中不要涉及令对方不愉快的事情。不愉快的事情包括"敏感事"和"隐私"。病亡、穷困、身体缺陷等都是让对方较为敏感的事，俗话说"当着矮人不说短话"，这类话题不提为好。随着社会的进步，交往中对人们的隐私越来越尊重，在交谈中凡涉及个人隐私的一切问题均应回避。例如：不询问女士的年龄、婚姻状况，不宜直接询问对方的履历、工资收入、家庭财产，不询问住址、电话等。

与女士交谈时不论及对方美丑胖瘦，保养得好与不好等。但在社交场合，有时对对方，特别是女士的衣服、发型、气色表示真诚而适度的称赞，不在此列。

与不熟悉的人交谈时不问对方衣服的质量、价格，首饰的真假等。如果在社交场合问及对方这些问题，会使人难以回答，甚至陷入难堪境地。

社交场合不以荒诞离奇、耸人听闻、黄色淫秽的内容为话题，也不开低级庸俗的玩笑，更不能嘲弄他人的生理缺陷，那样只会证明自己的格调不高。

在涉外场合，一般不要谈论当事国的政治问题，也不应随便议论他人的宗教信仰，对某些风俗习惯、个人爱好也不要妄加非议。

（2）忌用的行为、语言与语气

1）随便打断谈话：轻易打断别人的谈话，不让他人把话说完，这是一种十分不尊重对方的行为，也是交谈过程中的一大忌讳。无论什么时候，宁愿做个好听众，也不要随便打断别人说话，否则会被人认为你是个见识浅、不懂尊重、没有修养的人，甚至会让别人产生不满或怀疑心态。

2）空泛说教：人们往往因为自己地位比别人高、年龄比别人大，潜意识里就有一种优越感，觉得自己比别人有经验、比别人懂得多，因此在谈话时容易带有说教的腔调，这样只会惹人生出抵触情绪。避免说出类似这样的话语："你知道我并不是在干涉你的行为。""我觉得有许多话不得不同你讲。"或者"我也许不应讲这些话，可是我想你会明白这些话的好处的。"

3）粗话脏话：在交际场合语言要文明礼貌，粗话、脏话是令人厌恶的，若口中说出低俗的用词，是对交谈对象的不尊重，是没有教养的表现。

4）语言刻薄：俗话说"良言一句三冬暖，恶语伤人六月寒"。有些人说话咄咄逼人，攻击性特别强，而且往往伴有冷嘲热讽，给人不留情面，让听话人觉得难受，产生反叛感和隔阂。

5）喋喋不休：爱喋喋不休地抱怨的人给人的第一印象是：像鲁迅笔下的祥林嫂。他们与人见面，张口就说"我的命运太差"，闭口就说"我的工作让我很烦"，将他们日常生活中的琐碎小事和负能量向别人倾诉，长此以往只会让人心生厌恶。

 倾听礼仪与技巧

（一）倾听的定义和原则

1. 定义　倾听是指在交谈过程中，一方接收对方发出的语言和非语言信息，确定含义并做出积极反应的过程。研究表明，人们用在听、说、读、写等沟通技术上的时间百分比分别是53%、16%、17%、14%，这就是说，在人际沟通过程中，大部分时间是在听。在护患沟通中，护理人员的倾听意味着对患者的重视。

2. 原则

（1）专注：与对方交谈时，应集中精力、专注倾听，使对方感受到倾听者的重视。在倾听过程中，倾听者应尽量采取放松、舒适的姿势，表情亲切自然，与对方保持适当的距离，并用目光适时与对方交流。切忌东张西望、不停看表、随意摆弄饰物或不断变换姿势等，这些表情或动作，都会显示出倾听者的心不在焉、不以为然或急躁、不耐烦心理，影响谈话者的兴趣和信心。

（2）及时反馈：倾听时应适时应答，积极反应。只有这样，才可表明你正在认真聆听他们的讲话并竭力去理解他们，帮助他们更清晰地表达自己的感受。同时，也表明你对谈话者的关注。

（3）注重礼节：不随意打断对方的讲话，这样会中断对方的思路，显得很不礼貌。确实需要打断对方讲话时，应先向对方表达歉意，并说明这样做的理由。不急于判断或评论对方阐述的内容，这样会使谈话者失去继续讲下去的欲望，不愿继续述说。

（4）注意观察：倾听时，应注意观察对方的非语言行为，如声调、措辞、语音、语速、面部表情、身体姿势等，再结合语言的字面含义，准确理解对方的主要意思和真实内容。

（二）影响倾听的因素

1. 环境障碍　环境干扰是影响倾听最常见的因素之一，交谈时的环境各种各样，时常转移人的注意力，从而影响专心倾听。有学者做过试验，一个人同时听到两个信息时，他会选择其中的一个，放弃另一个。这样的话，就很容易忽略另外一个人的信息。具体来说，环境障碍主要从两方面施加对倾听效果的影响。

（1）干扰信息传递过程，消减、歪曲信号。如在嘈杂的课堂上，老师的声音几乎被学生的吵闹声淹没了，坐在后排的同学根本就听不到老师在说什么，这跟一个安静的课室所能达到的效果是迥然不同的。

（2）影响沟通者的心境。也就是说，环境不仅从客观上，而且从主观上影响倾听的效果，这正是为何人们很注重挑选谈话环境的原因。例如，领导在会议厅里向下属征询建议，大家会十分认真地发言，要是换作在餐桌上，下属可能就会更随心所欲地谈谈想法，有些自认为不成熟的念头也在此得以表达。

2. 倾听者障碍　倾听者本人在整个交流过程中具有举足轻重的作用，倾听者理解信息的能力和态度都直接影响倾听的效果。但由于每个人都有自己的思想和经验，难免在倾听时加上自己的感情色彩，在无形中树立了障碍，无法准确理解别人传递的信息，从而影响了沟通。以下是具体的来自倾听者自身障碍的表现。

（1）急于发言：人们都有喜欢自己发言的倾向。在这种思维习惯下，人们容易在他人还未说完的时候，就迫不及待地打断对方，或者心里早已不耐烦了，往往不可能把对方的意思听全、听懂。

（2）排斥异议：有些人喜欢听和自己意见一致的人讲话，偏心于和自己观点相同的人。这种拒绝倾听不同意见的人，不仅拒绝了许多通过交流获得信息的机会，而且在倾听的过程中注意力就不可能集中在讲逆耳之言的人身上，也不可能和任何人都交谈得愉快。

（3）心理定势：人类的全部活动，都是由积累的经验和以前作用于自己大脑的环境所决定的，人们从经历中早已建立了牢固的条件联系和基本的联想。由于人都有根深蒂固的心理定势和成见，就很难以冷静、客观的态度来接收说话者的信息，这也会大大影响倾听效果。

（4）厌倦：由于大脑思考的速度比说话的速度快很多，前者至少是后者的 3～5 倍（据统计，人们每分钟可说出 125 个词，理解 400～600 个词），很容易在听话时感到厌倦。

（5）消极的身体语言：倾听者在听人说话时东张西望，双手交叉抱在胸前，跷起"二郎腿"，甚至用手不停地敲打桌面……这些动作会被视为发出这样的信息："你有完没完？我已经听得不耐烦了。"不管倾听者是否真的不愿听下去，这些消极的身体语言都会严重妨碍沟通的质量。

（6）生理差异：由于倾听是感知的一部分，它的效果受听觉、视觉器官的限制。听觉器官的严重缺陷将使沟通变得很困难，或者几乎不可能，视觉器官的缺陷使沟通者无法看到对方在交流过程中的手势、表情等身体语言，这会限制有效沟通的进行，所有这些必然会影响倾听效果。

（7）选择倾向：人人都有评估和判断所接收到信息的天生倾向，人们往往选择感兴趣听的部分，而漏掉很多有用的东西，这无疑会影响倾听效果。

（8）过分关注：倾听者为了追求面面俱到，听得很费力，试图把说话者每个字都听进去，这样反而忽略了交谈时的要点，因为倾听者已将这个要点淹没在汪洋大海一样的细节里面了。

（9）武断：武断的一种形式是把话塞进说话者的口里，尤其是与自己亲近的人容易发生交流误解。因为人们主观断定自己知道他们是什么意思，就不愿意听他们实际上想说什么，有时候根本就不想说话者把话说完。武断的另一种形式是事先假定一个人的话或思想很无聊，或是会引起误解的。也许主观判断这个人说出来的话没有任何价值，从而选择忽略他所讲的内容，以致接收不到实际的信息。

（10）太注重说话方式与个人外表：人们倾向于根据一个人的长相或讲话的方式来判断一个人，因此听不到他真正说了什么。有些人常被说话者的口音和个人外表及行为习惯扰乱心绪，从而影响了倾听效果。

（三）倾听的技巧

1. 身心投入，主动倾听　倾听不仅是对声音的吸收，更是对意义的理解，因此，有效的倾听不仅需要用耳朵，而且需要保持良好的精神状态，排除外界干扰因素，集中注意力全身心投入。

（1）做好倾听准备：尽量排除外界干扰因素，尽量选择安静舒适的环境，使沟通双方处于身心放松的状态。以集中注意力，保证谈话的有效进行。

（2）注重目光交流：保持良好的目光交流，要面带微笑地注视对方，表现出认真和有兴趣的态度，这样既能帮助你倾听，又能让对方相信你在注意倾听。倾听过程中，要随时调整自己的注意力，避免走神。

2. 以视倾听，领悟深意　倾听是一个需要仔细观察和认真思考的过程，要全面观察对方，及时掌握非语言信息，善于理解对方真实想法。

（1）重视无声语言暗示：在沟通过程中，常有词难尽意或词不达意的感觉，谈话者就会同时使用无声语言来进行辅助或弥补语言的局限，使自己的意图得到更充分、更真实的表达。这样，眼神、表情、手势及距离等无声语言就成为信息传递的一个重要组成部分。因此，要重视对方的无声语言以了解对方的真实想法。

（2）领悟出话外之音：俗话说："听话听声，锣鼓听音。"沟通时联系前后话、语境，运用自己的经验，揣摩对方的心理，仔细体会"话中有话"，听出"弦外之音"非常重要。如果你只听表面意思，就得不到真实的判断。这就要求在倾听时，不但要经过耳朵，也要经过大脑分析，听出言外之意、话外之音。

3. 体态配合，真诚鼓励　在倾听过程中，如果能借助得体的体态语言，主动而及时地做出反应，表达肯定和赞许，会使双方都心情愉快。

（1）姿态投入：倾听时面向对方，采取与对方相匹配的姿势，保持适当的距离和姿势，如果想进行更明确、更深层的交谈，可以把椅子移近些，缩短一点空间距离，或将身体向对方前倾。

（2）鼓励引导：如果对方说得很正确，可以用适时地点头、亲切的微笑和简洁的插话表示鼓励和赞同，以鼓励对方尽情表达，引导谈话深入进行。

4. 适时核实，积极回应　核实是一种反馈机制，是指在倾听过程中，为了核对自己的理解是否准确所采用的技巧。通过核实，可以使对方产生被尊重的感觉。

（1）重复：是倾听者将对方讲话的内容再重复一遍，以核对自己的理解是否正确的一种交谈技巧。恰当的重复可以使对方知道自己正在认真倾听，从而引发对方的积极思维，推动有效交谈。

（2）澄清：是对于对方陈述中一些不完整的、含糊的或不明确的信息提出疑问，以求获得更具体、更准确的信息的一种技巧。常用的说法有："我还没有完全明白您的意思，您能否具体告诉我……""根据我的理解，您的意思是不是……"等。

5. 保持耐性，避免争论

（1）不要预设立场：不要过早地做出判断或得出结论。如果你心中一开始就对某事已做出判断，那些成见会成为你有效倾听的最大障碍，干扰你对信息的接收和理解。忘记自己的成见，全心投入谈话当中，你会有更大的收获。

（2）尽量避免争论：学会放松心情，控制情绪。注意你们只是在交流信息，而不是参加辩论赛，争论只会引起不必要的冲突，尽量控制自己争论的冲动。

第2节　护理工作交谈礼仪

● 案例 4-2

张某，女性，52 岁。单位体检中进行两癌筛查时，通过 B 超检查发现了乳腺有钙化，经鉴定是乳腺癌中期。经手术及时治疗，患者情况恢复良好。一天，她的好友去医院探视患者前，向护理人员询问患者病情，护理人员甲回答："您好！患者虽然得了癌症，但发现得还算早，手术比较成功，通过我们的治疗和护理，加上患者的配合，还是很有希望治愈的，您快去看看她吧，见到您说不定她会更有康复的信心了。"护理人员乙回答："您快去看看她吧，唉！她得了乳腺癌，你去看她时可千万别提及啊！"

问题： 1. 你认为护理人员甲和乙谁回答得更恰当？为什么？

2. 护理人员在言谈交往中应遵循哪些礼仪原则？

3. 请叙述护理工作中的言谈有哪些禁忌？

一　护理人员语言修养

（一）从语言学的角度谈语言修养

护理人员的语言一方面要能表达对患者善良的意愿与同情，还要注意语言的规范与科学性。要从语音、语义、语法三个方面加以训练。

1. 语音清晰，声调柔和　语言的本质是声音，发出的声音要别人听得清楚，才有交谈的意义，发音准确有四个方面的要求：①发音要标准，不能读错音、念错字，让人见笑或误会；②发音要清晰，使唇音、齿音、舌音、腭音等清晰可辨，而不可口齿不清、含含糊糊；③音量要适中，使人听了感到柔和悦耳，声音过大使人误认为训斥，过小则让人听起来费劲，都有失礼数；④语速要适度，语速即讲话的速度。在讲话时语速要保持快慢适中，以保证听众能明白地听清说话者要表达的语意。在交谈中，语速过快、过慢或忽快忽慢，都会影响表达的效果。此外，要求护理人员的语言尽可能使用普通话，不夹杂方言。

2. 语义明晰，言简意赅　语义的基本功能在于巩固人们思维活动的成果，确定词语和它指的事物之间的联系。人们用语言表达现实应含义明确，才有利于正确传递信息、相互交流。同时，在词语的选择上应做到简洁明快、生动形象、朴实无华，能使对方在有限的时间内获得并掌握、了解大量的信息，节省了时间，千万不要故意附加过多的形容词，让人留下浮夸的印象。

再者，讲话要口语化，不要书面化，以免患者听不懂或误解，从而影响交流。

3. 语法要规范，合乎逻辑 护理人员在向医师或护士长报告工作、反映病情，或向患者交代诊治与护理意图、向患者家属叮嘱事情时，语言要符合语法规则，应把人物称谓、时间概念、空间关系及其之间的联系说明清楚，把一件事情的起始、经过、变化与结果叙述明白。避免使用容易混淆、产生歧义的词语，以免引起患者费解、曲解或误解现象的发生。

（二）从伦理学的角度谈语言素养

伦理学是研究人际关系准则的道德哲学。语言素养应当体现在语言要符合道德原则与道德规范的要求。其要求护理人员做到以下几点。

1. 语言的内容要严肃 与患者交谈的内容应与临床护理工作及帮助患者恢复健康密切相关，切不可谈及患者、自己和他人的生活琐事及其他患者的病情，以免产生不必要的矛盾或招来不必要的麻烦。

2. 语言的范围要适宜 护理人员与患者交谈病情时，要遵守保护性的医疗制度，要有一定的限度，不可把一切病情全部告知患者。例如，对癌症患者，当病情恶化时，不宜完全告知患者。若信口乱说，小则招惹是非，大则引起患者焦虑恐惧、悲观绝望，从而加重病情，甚至危及生命。

3. 语言要以情感为纽带,体现真诚与尊重 护理人员与患者交谈应当理解为一种心理治疗与心理护理的手段，因此语言所表达的情感应能体现护理人员对患者的人道主义原则，体现对患者的同情、关怀、支持、诚恳的态度和责任感。在语言运用方面，语态要热情一些，语气要柔和一些，语调要稍低一些，语速要缓慢一些，使患者感到温暖亲切，在心理上产生安慰感。当然，还应注意态度上不失端庄高雅，以免异性患者产生误解。

 护理人员交谈礼仪

（一）护理交谈礼仪的原则

1. 道德性原则 各行各业都有自己的职业道德规范，护理人员的语言首先应该遵循医务工作总的道德要求。主要的道德要求包括以下两个方面。

（1）尊重性：尊重是保证沟通顺利进行的首要原则。护患沟通中，护理人员应将对患者的尊重放在第一位，不可伤害患者的尊严，更不可侮辱患者的人格。具体来说，就是护理人员在与患者沟通时，要尊重患者的价值观、生活习惯、宗教信仰等，做到"急患者之所急，帮患者之所需"。护理人员应当有良好的倾听习惯和恭敬的体态，从而得到患者的认可和尊重，提高患者的依从性。

（2）保密性：注意保护患者的隐私，不主动打听与治疗、护理无关的患者隐私，对已了解的患者隐私不擅自泄露给无关人员；要注意保守医疗秘密，不该告知患者的事情不多嘴，如诊断、化验结果、重大诊治措施的决定等，不要随便向无关人员透露；保护医护人员的隐私，不要与患者谈论医护人员的私生活，包括婚姻、家庭及亲友等。

2. 通俗性原则 是指护理人员在与患者交谈时应根据患者的认知水平和接受能力，用形象生动的语言、浅显贴切的比喻，循序渐进地向患者传授健康保健知识。护理人员与患者交谈时忌用医学专业术语或医院常用的省略语等，如产科护理人员对产妇说："接下来要备皮。"对于绝大部分的产妇来说都感到很陌生。

3. 规范性原则 包括两个方面，一是护理人员在交谈中引用的例证或资料都应有可靠的科学依据，具有系统性和逻辑性，不要把民间传闻或效果不确定的内容纳入健康指导；二是护理人员在交谈中发言、用词和语法都应规范。

4. 感情性原则　情感是语言表达的核心支柱，语言始终伴随着情感，亲善是护理人员语言的情感风格。护理人员在与患者交流沟通的过程中，要使语言赋有情感性，把握好情感控制与调节。如对胆小的幼儿患者，可用儿童语言与之交谈，要避免用诸如"不听话，就给你打针"之类的语言吓唬他；对有口鼻疾病、说话困难而又有恶臭气味的患者，不要回避他们。护理人员在工作时应调整自己的工作情绪，不要将工作外的负面情绪带入岗位，转嫁到患者身上。护理人员应加强个人修养，使自己在工作时能够处于冷静的状态中，这样才能产生同情患者、尊重患者的情感与情绪。

5. 艺术性原则　主要是语言幽默和说话婉转。

幽默是一剂良方，许多接受过幽默治疗的患者一致认为它可以使人从痛苦的经历和情绪当中挣脱出来。鼓励护理人员根据环境气氛，患者的病情、性格，适当运用幽默，可以有效地表达护理人员的意见，调动患者的愉悦情绪，取得事半功倍的效果。

委婉是指人们为了使对方更容易接受自己的意见，以婉转的说话形式表达语义的一种语言表达方式。护理人员对患者不是在任何情况下都应当实话实说，尤其是在患者的诊断结果、治疗方案和疾病预后等问题上，更要注意谨慎委婉。谈及患者的死亡，护理人员应尽量避免使用患者或患者家属忌讳的语言。选择运用什么语气，采用哪一句句式，运用什么言辞及修辞方法等，才能减少患者的心理负担，减少和防止护患纠纷的发生都是护理人员所需要考虑周全的。

6. 严肃性原则　是指护理人员语言的情感表达应具有一定的严肃性，要使人感觉到端庄、大方、高雅，在温柔的语态中要带有几分维护自尊的肃穆，才能体现出"工作式"的交谈。如果说话声调过于抑扬顿挫或者很随意，或肢体语言过多且矫揉造作，都会给人以不严肃的感觉，致使患者产生不信任感。此外，听患者讲话时，不要随意发笑，也不要频频点头赞同，因为这些行为是轻浮与虚伪的表现。

（二）护理工作中交谈的内容和方式

1. 护理言谈的内容　语言沟通的内容往往根据交谈双方具体的情况而定，内容广泛，话题繁多，但是护理人员与患者的沟通是有特定内容要求的，具有职业特性。护理语言沟通的内容大致可以分为以下 3 个方面。

（1）信息沟通：对患者很重要，护理人员应高度重视信息沟通。信息沟通主要有三个方面：一是环境信息，患者入院后对医院的环境是陌生的，易产生恐惧、焦虑等心理，护理人员可以帮助患者尽快熟悉病区环境，将相关信息告知患者；二是病情信息，患者知道自己患病后，希望得到更详细的病情信息，会进一步向护理人员询问与治疗有关的问题，如用药情况、主管医生的水平等，护理人员应该站在患者的立场上尽量满足其要求，但是护理人员也应当谨慎行事，掌握保密原则，不该说的话，切忌乱说，避免加重患者心理负担；三是知识信息，护理人员是普及医学知识的宣传员，在与患者交谈时，可以宣传疾病的预防措施和治疗方法，并对患者进行有计划的健康教育。

（2）情感沟通：在人际交往中，语言具有沟通情感、营造和提升亲密气氛的强大能力。情感是一种情绪体验，包括相互之间的爱和感激等感受，是一种高级的心理现象。只有双方在情感上引起共鸣，才能达到改善和增进情感的目的，如"刚做完手术才半天您就下床活动了，十分佩服您的坚强和毅力"。

（3）观念沟通：在与患者沟通的过程中，不仅是与患者进行信息沟通、情感沟通，还应当给患者树立一些观念。

科学健康观：护理人员在治疗和护理中应当向患者介绍疾病知识、预防事项等，这是向患者推广科学健康观念的过程，目的是提高患者自我保健意识，增加防病知识，了解新的健康观念，提高生命质量。

维护权利观：护理人员与患者都拥有自己合理和必要的权利。关于权利观的沟通，护患双方应该换位思考，护理人员应该对患者的维权行为给予配合；同时患者也应理解医护人员的工作。

医疗风险观：是指在诊疗过程中医务人员与患者双方对医疗风险的认识和态度。虽然当代医疗水平迅速发展，但是现代医学对人类疾病仍然有不易攻克的难关，要治愈病症，医务人员的职业风险是不言自明的，医生与护理人员共同担负着与患者沟通，解释风险存在的义务，一旦出现意外，患者能宽容地对待医院和医务工作者。

2. 护理语言沟通的方式　主要有两种，即面对面交谈与非面对面交谈。

（1）面对面交谈：人对人及事物的第一印象，眼睛的感官占55%，而耳朵的感官占35%，其他的感官占的比例就更低。可见眼睛、耳朵及嘴巴在沟通中的重要作用，尤其是对对方的行为方式做出第一时间的认定，往往是准确的，所以面对面沟通是必需的。面对面交谈可以分为两种形式：个别交谈和小组交谈。

1）个别交谈是指在特定环境下所进行的信息交流，一般是两个人就某些问题相互讨论、商量研究，彼此互为信息的形成者和接收者等。护理人员所进行的交谈多为面对面交谈。此种交谈可以借助表情和手势，使交谈双方尽可能准确、完整地表达各自的意思，以达到预期目的。

2）小组交谈是指3人或3人以上的交谈。小组交谈最好有人组织，一般人数控制在3～7人，最多不能超过20人。如果交谈人数较多，主题不易把握，谈话的内容容易收到干扰。

（2）非面对面交谈：包括电话、互联网等方式。交谈时双方可以不受空间和地狱的限制，交谈双方心情更放松，话题更自由，但由于交谈双方都远离了对方的视野范围，可能会使信息交流的准确性受到影响。护理人员对患者的健康指导、心理咨询等可以使用此种交谈方式。

（三）护理工作中交谈的注意事项

1. 话题的选择　交谈中宜选的话题包括拟谈的话题、轻松愉快的话题、对方擅长的话题、格调高雅的话题等。交谈中禁忌的话题包括涉及国家秘密和行业秘密的、涉及个人隐私和忌讳的、格调不高的话题等。

2. 言谈的禁忌

（1）涉及隐私的话题：护理人员在与患者沟通过程中，应站在专业的角度去对患者进行提问，凡涉及与病情无关的患者隐私，应该避免，如患者不愿意提起的逝去的家人，患者不愿意提起的工作上的关系等。

（2）命令的语气：护理人员不应使用命令、质问的口吻。命令式的语气容易与患者之间产生距离，会让患者产生抵触。患者甚至会对护理人员的作为反感，不配合其工作。

（3）不文明的语言：在临床上忌讳的是因情绪激动或者语言习惯而使用不文明语，也就是说脏话、伤害性语言。一些因情绪难以自控的话语说出口后覆水难收，有时候会造成护患关系紧张，对患者的自尊伤害甚大，甚至会引起患者的愤怒，导致一些医疗冲突。

（4）喋喋不休的角色：护理人员也应注意避免在患者面前喋喋不休，一直重复语言，认为重要的内容一遍又一遍地在患者面前讲述，无视患者的不耐烦；用一种长辈的姿态对待患者，这会让患者产生厌烦。

（5）气话或者一言不发：护理人员因工作繁忙而产生个人情绪的时候，会对患者的问题十分厌烦，有可能发生冲突，有时候说出一些气话，这样会让患者十分难过也会愤怒。护理人员也有因为不想说话，而对患者一言不发的时候，这很容易导致患者不知所措。

（四）医院常见工作场景的交谈礼仪

交谈礼仪体现在护理工作的方方面面，在任何场合中，都要注意自己的言谈举止。

1. 交接班　护理人员在上下班之前都要进行交接班，目的是将自己上班期间的患者任务进行交接。交接时要注意交谈礼仪。

（1）集体交接班：接班者提前上班，查阅记录资料，了解病区内重点、手术患者情况，清点物、药品。晨会集体交接班应注意，交班者应声音洪亮、口齿清楚、语速适宜、交班内容全面、重点突出，接班者应全部到齐，严肃、认真。同时，严格掌控时间。

（2）床头交接班：对患者的问候要热情，交班护士须介绍患者的详细情况，在介绍过程中，用陈述的语气，并且注意不要泄露患者的隐私，不能让患者觉得难堪。

2. 询问病史　在临床工作中，询问病史是护理人员与患者进行交流的第一步，因此，护理人员的表现、提问都显得尤为重要。

（1）紧扣主题，语言通俗：护理人员在询问病史时首先是以一般性提问作为问诊的开始，让患者诉说自己的感受。遇到需要进一步了解的问题或患者的诉说偏离主题时，应适时地插入具体提问，以得到具体的资料。问诊过程中，不要使用医学术语，否则容易造成患者对所提的问题不理解或错误的理解。

（2）思路清晰，过渡流畅：在问诊项目的转换时，如果缺乏过渡性语言，常常使患者一时难以适应问诊内容的转变。如从过去史过渡到现病史时可以说："刚才了解了您以前的情况，那您现在的情况呢？我们需要知道得更多……"过渡到家族史："现在我想和您谈谈您家族的一些情况，因为有些疾病在有血缘关系的亲属中有遗传倾向……"过渡到系统回顾："刚才的问题您配合得很好，我还需要问问您全身各个系统的情况，以免遗漏，也帮助我们制订护理计划……"。

（3）职业操守，保护隐私：在询问病史的过程中，常常会涉及患者的隐私或一般不愿提起的事情，如果这些与疾病的关系不大，可回避；如评估过后，发现这个问题与患者的健康有着极大的联系，应向患者或家属解释后再询问。对于这类问题，无论是患者自己说出，还是通过询问得到，都只能作为与疾病有关的资料向上级汇报，在未经同意的情况下不得任意扩散，随便泄露患者的隐私。泄露患者个人资料，不仅是不道德的行为，而且有可能构成违法行为。

（五）护理人员的交谈技巧

有效的交谈技巧是建立良好护患人际关系的基础。护理人员掌握一定的语言沟通技巧，有助于成功地与患者进行交流，建立有效沟通，及时满足患者的身心需要，使患者早日康复。

1. 倾听的技巧　护理人员在护患沟通中应努力做到以下几点。

（1）控制干扰：护理人员要做好充分准备，安排合适的时间、场所去倾听患者说话，尽可能地排除外界干扰。

（2）慎重判断：不要表现出冷淡或不耐烦，不要随意打断患者的讲话，可进行适时、适度的提问，但不要妄加评论和争论，不要急于做出判断，要耐心地将患者的讲话听完整，以全面完整地掌握情况。

（3）专心倾听：集中精力，不让无谓的事情打断注意力，把注意力集中于说话人的身上，要专心致志。忌"左耳进，右耳出"。专注不仅要用耳，而且要用全部身心，不仅是对声音的吸收，更是对意义的理解。

（4）综合信息：护理人员要综合患者表达的各种信息，注意患者所表达的非语言信息，善于理解其言外之意、弦外之音，知悉患者谈话的主题，了解其真实思想观念。

歌德说："对别人述说自己，这是一种天性；认真对待别人向你叙述他自己的事，这是一种教养。"

2. 核实的技巧　核实就是证实自己的感觉。这是护理人员在倾听过程中为了校对自己理解是否准确时所采取的技巧。通过核实，患者可以知道医护人员正在认真地倾听自己的讲述，并理解其内容，核实应保持客观态度，不加入任何主观意见和感情。护理人员可通过重述、澄清两种方式来进行核实。

（1）重述：包括患者重述和护理人员重述两种情况。即一方面，护理人员将患者的话重复一遍，待患者确认后再继续交谈；另一方面，护理人员可以请求患者将说过的话重述一遍，待护理人员确认自己没听错后再继续交谈。

（2）澄清：护理人员根据自己的理解，将患者一些模棱两可、含糊不清或不完整的陈述描述清楚，与患者进行核实，从而确保信息的准确性。

3. 提问的技巧　提问是收集信息和核对信息的重要方式，也是使沟通能够围绕主题持续进行的基本方法。护理人员恰当地提问问题，能够引导、鼓励患者提供正确、有效的信息，有助于护理人员准确收集或核对资料，科学进行护理评估，有助于护患之间和谐关系的建立。

（1）提问的形式：提问一般分为封闭式提问和开放式提问两种类型。

1）封闭式提问：又称限制性提问或有方向性提问。封闭式提问是一种将被提问者的应答限制在特定范围内的提问方式，只要求应答者回答"是"或"不是"，"有"或"没有"等。优点是患者能直接坦率地做出回答，护理人员因此可以在短时间内获得大量信息。如对一位刚入院的患者采用这种提问方式，很快就可以了解到患者的年龄、职业、文化程度、婚姻状况及既往病史等，时间效率很高。缺点是患者回答问题的自由空间小，限制了对方的思路和自我表达，缺乏自主性，不利于沟通的发展和深入进行。

2）开放式提问：又称敞开式提问或无方向性提问。开放式提问是一种不限制回答者应答范围的提问方式，常用"为什么""能否"等提问词语。例如："明天你就要动手术了，你有什么想法和要求吗？我们会尽力帮助您的。"但提问并非随意提问，所提的问题都要围绕主题展开，从多种渠道求证。优点是可引导对方开阔思路，鼓励其说出自己的观点、意见和感受，有利于更多地了解患者的想法、情感与行为，谈话进一步深入。缺点是易偏离主题，耗时较长。

（2）提问的技巧：提问时应注意以下常用的技巧。

善于组织提问内容：应紧紧围绕主题提问，不要漫无边际地提问。提问的内容应与患者的理解水平相适应，注意少而精，并尽量将医学术语解释清楚。

选择提问的时机：在交谈中遇到某一问题未能获得明确回答时，应耐心等待，在对方充分表达的基础上把握提问的时机，避免过早提问打断对方思路而显得没有礼貌或过晚提问产生误解。

注意提问的语气、语调、句式：提问也可以说是询问，不应是冰冷的、突如其来的，提问时应注意语气柔和、语调适中、句式协调，否则很容易引起患者的反感，影响沟通效果。如护理人员询问患者："您感觉哪里不舒服？"这样的问话会让患者感觉很温暖；"肚子痛啊？没办法，忍忍吧！"这种态度就让患者感觉不舒服。

避免诱导式提问：诱导式的提问难以收集到真实资料，因为患者在提问者的诱导下，或者为了迎合提问者的心意而说出非真实情况。要避免提出一些不愉快的问题，更不要借助提问强迫患者接受自己的观点。

4. 阐释的技巧　阐释即阐述并解释观点。患者来到医院会有很多问题或疑虑希望得到医护人员的解答，如诊断、治疗的反应，病情的严重程度，预后及各种注意事项等，这就需要护理人员运用阐释技巧予以解释，为患者提供新的思维方法，使其重新认识问题，从疑虑困惑中走出来。其实这种阐释也是一种开诚布公，更是一种直截了当的沟通过程。

（1）阐释的应用：解答患者的各种疑问，消除不必要的顾虑和误解；护理人员在进行护理操作时，向患者阐述并解释该项护理操作的目的、注意事项等；护理人员以患者的陈述为依据，提出一些看法和解释，以帮助患者更好地面对或处理自己所遇到的问题；针对患者存在的问题提出建议和指导。

阐释较多地用于治疗性沟通中。如某位冠心病患者得知诊断结果后认为冠心病不能治愈，悲观绝望，灰心焦虑，思想负担沉重，怕这怕那，尤其怕突然死亡而不敢活动。护理人员在了解了患者的思想后，在对患者的心情表示了理解的基础上，向患者进一步阐述冠心病的发病机制和治疗方法，指出其存在的危险性，同时指出预防危险发生的措施，休息是相对的，活动是必要的，冠心病患者仍然可以在一定范围内正常生活和工作等。并与患者一起制订康复计划，使患者重新认识了疾病，纠正了原有的错误观点，积极投入到治疗和康复活动中。

（2）阐释的技巧：尽可能全面地了解患者的基本情况。尽力理解患者发出的全部信息内容和情感。尽量避免用患者难以理解的医学术语。对难懂的医学术语，要深入浅出，用通俗易懂的语言阐述给患者，使患者易于理解。

用委婉的语气向患者表明观点和态度。对护理人员的观点和做法，患者不一定完全赞同，患者有选择和拒绝的权利。如可用下列语言以求对方的反应："我这样说对吗？""我的看法是……不知对不对？""你这样做行吗？"等。

整个阐述过程要使患者感受到关心、关怀、诚恳、尊重。

5. 鼓励的技巧　在护患的沟通中仅仅是积极的倾听是不够的，还要鼓励患者表达或进一步说下去。正确地启发和恰当地鼓励更能达到目的。护患沟通中适时的鼓励对患者来说是一种心理支持，对调动患者的积极性，增强抗争疾病的信心非常重要。护理人员可以根据不同情况鼓励患者对疾病的预后充满信心，激发起战胜疾病的坚强意志。

如对新入院的患者说："您要有信心，我们这里经常治这种病，老李的病比您重得多现在都好转了，只要您积极配合治疗，您的病情也非常有希望好转！"对病程中期的患者则说："治病总得有个过程，贵在坚持！"对即将出院的患者可以说："出院后要多加休息，您肯定还能做好原来的工作！"

6. 沉默的技巧　沉默是指沟通时倾听者对讲话者在一定时间内不做语言回应的一种沟通技巧。表面上看沉默没有声音，但实际上是声音的延续与升华，是一种超越语言的沟通方式。人们常说"沉默是金"。

（1）沉默的意义：从表面上看沉默是声音的空白，但实际上是内容的延伸与升华。沉默既可以是无言的赞美，也可以是无声的抗议；既可以是欣然默认，也可以是保留己见；既可以是威严的震慑，也可以是心虚的流露；既可以是毫无主见，附和众意的表示，也可以是决心已定，不达目的决不罢休的标志。当然，在一定的语境中，沉默的语意是明确的。

在护患沟通过程中，护理人员适当的沉默可以表达深切的尊重和同感，也可以给护患双方创造思考和梳理、整理思绪的机会。当护理人员以温暖、平和的神态沉默时，对患者来讲是一种无声的安慰，会令患者感到亲切、善解人意，起到无声胜有声的作用。

无声的作用：在护患沟通过程中，选择适当时机使用沉默技巧，常可取得如下作用：给患者思考时间和回顾他所需要的信息和资料；给护理人员一定的时间去组织进行下一步的提问及记录资料；使患者感到护理人员是在真正的用心倾听；有助于患者宣泄自己的情感，使患者感到你能理解他的情感，他的愿望得到尊重。

当患者因情绪遭受打击而哭泣时，护理人员保持沉默是很重要的，让患者将不愉快情绪尽情宣泄。如果护理人员过早打破沉默，可能会影响患者内心强烈情绪的表达，使得他们可能压抑自己的情感，而以不健康的方式将其宣泄出来。

（2）沉默的注意事项：护理人员在运用沉默技巧时，应注意以下几点。

鉴别沉默的性质：不要担心沟通过程中出现沉默，当患者沉默时，要学会鉴别患者是思考性的沉默还是对抗性的沉默，以便采取不同的应变策略。

掌握沉默的时机：尤其是患者在情绪激动时的言语，护理人员恰当地运用沉默，会让患者感觉到护理人员是在认真地倾听，在体会和理解他的心情，与其"心有戚戚"。

配合非语言沟通：沉默的同时可以用眼神、点头等动作鼓励患者整理思绪，选择措辞，继续倾诉。

把握沉默的时间：过长的沉默会产生凝重的"沉闷"，令人尴尬、茫然不知所措，患者可能会有一种不被尊重的屈辱感，会严重破坏护患关系；过短的沉默则可能打乱患者的思考，阻碍有效沟通。

护理人员要善于把握沉默的时间，在适当的时候打破沉默。让患者感觉到你在认真体会他的心情而不是在想其他的事情。打破沉默可用如下方法："您是不是还有话想说？（稍作停顿）如果没有，我想再和您讨论一下手术后的其他问题。""您怎么不说话了？您能告诉我，您现在正在想什么吗？"当患者话说到一半突然停下来时，护理人员可以说："后来呢？""还有呢？"或者重复其在前面说的最后一句话来引导患者继续说下去。

7. 移情的技巧　移情是指在关注和主动倾听的基础上，尽力理解和接受对方的感受和体验，并做出恰当的言语反应。移情是从他人的角度观察世界。即设身处地站在对方位置，从对方的角度认识问题，确切理解对方的感受。如果一个人不能很好地理解他人，体验他人的真实情感，就无法使自己的交往行为具有合理性和应对性。因此，移情是人们内心世界相互沟通的情感纽带，是建立护患关系的基础。

（1）移情在护患沟通过程中的作用：移情有助于患者自我价值的保护。在医院里，患者有很多心理和生理的需要，其中最强烈的社会心理需要就是被人理解和尊重。但是，医疗护理机构的非人格性质使患者的这种需要很难实现。许多客观因素（如可利用的时间、先进的技术、人员短缺、讲究效率等）妨碍了医护人员给患者以必要的关心。因此，护理人员表达移情可帮助患者满足他们的心理需求，使患者摆脱那种生病时常有的否认、被孤立的感觉，让患者感到自己的存在价值，感到与他人和社会的联系，可增加患者的自尊感，减轻孤独的感觉。

移情有助于提高患者的自我控制能力：住院期间的患者都要面对疾病产生的痛苦，心理压力较大。尤其病情严重时，言语、行为常常过于激动。如果护理人员移情地倾听患者的诉说，有助于患者通过表达自我感受进行自我调节，减轻心理负担，减少患者对他人的依赖感，提高自我控制能力。

移情有助于提高护患沟通的准确性：在护患沟通中如果护理人员不能很好地理解患者、体验患者的真情实感，设身处地为患者着想，就很难使自己与患者的交往行为具有合理性和应对性，就不能真正体现"以患者为中心，为患者服务"的工作目标和要求。护理人员只有通过移情，在体验到患者情感状态的前提下，才能准确地理解患者传递的信息。作为护理人员，如果能够很好地体会到患者患病后的心情，就不会责怪患者有时表情冷漠、顾虑重重或说话简单生硬了。

（2）移情的层次：护理人员的移情包括 3 个层次：让患者感觉到你的关注与聆听；意识到自己该做出什么样的反应；准确地表达这种反应。表达公式为："因为……所以你觉得……"如"因为治疗有进展，所以你很高兴。"

（3）移情的注意事项：护理人员与患者沟通中要清除头脑中的私心杂念，以热情真诚的态度关注患者：护理人员可以自问："对方想对我表达什么思想？对方的目的是什么？"利用观察、语言表达和非语言行为来理解对方的想法和感觉，理解患者的语言和非语言信息。

做出准确移情反应：用心体验、准确表达出对方的感觉和体验，不能夸大或缩小对方的感情，让患者所言所行的细微差别和强烈程度都能够表达出来。

移情不等于同情：生活中这两个词常被互用，但它们的含义有着根本的区别：同情是对他人的关心、担忧和怜悯，是面对他人时自我情感的表现。而移情是从他人的角度感受和理解他人的感情，是分享他人的感情而不是表达自我情感。作为护理人员，移情的焦点是患者，是从患者的角度来观察世界。看待人生。

检查移情反应是否有效：护理人员可通过反应、复述、澄清等沟通技巧来证实自己的感觉是否正确，移情的表达是否恰当。

8. 特殊情况下的沟通技巧　护理工作中,会遇到各种各样的患者,他们的表现也千差万别,因此需要护理人员应用沟通技巧,灵活地与患者沟通。

（1）愤怒的患者：一般情况下患者的愤怒都是有原因的。首先，护理人员应证实患者是否在生气或愤怒，可问他："看来你很不高兴，是吗？"然后可说"我能理解你的心情"，以表示接受他的愤怒。其次，帮助患者分析发怒的原因，并规劝他做些可能的运动。最主要的是护理人员不能失去耐心，被患者的言辞或行为所激怒，要动之以情、晓之以理，视其愤怒为一种健康反应，尽量让患者表达和发泄焦虑或不满，从中了解他们的需求，尽最大可能地与他们沟通，缓解他们心里的压力，解决他们的问题，稳定他们的情绪，使其身心尽快恢复平衡。

（2）病情严重的患者：患者病情严重或处于危重状态时，与患者沟通的时间要尽量缩短，一般不要超过 10～15 分钟。对有意识障碍的患者，护理人员可以重复同一句话，以同样的语调反复与他说，以观察患者的反应。对这样的患者进行触摸可以是一种有效的沟通途径，但在触摸前要告诉患者，要假设患者是能够听到的。同时应注意尽可能保持安静的环境。

（3）要求过高的患者：一般有过分要求的患者可能认为自己患病后没有引起他人足够的重视或同情，从而以苛求的方式引起他人的重视。此时，护理人员应多与其沟通，允许患者抱怨。在对患者表示理解的同时，可用沉默或倾听的方式使其感受到护理人员的关心和重视。但对其不合理的要求进行一定限制。

（4）悲哀的患者：当患者患了绝症或遇到较大的心理打击时，会产生失落、沮丧、悲哀等反应。护理人员可以鼓励患者及时表达自己的悲哀，允许患者独处。还可应用鼓励、发泄、倾听、沉默等技巧表示对患者的理解、关心和支持，多陪伴患者，使其尽快度过悲哀，恢复平静。

（5）抑郁的患者：往往说话慢，反应少和不主动，由于他很难集中注意力，有悲观情绪，或者显得很疲乏，甚至有自杀想法，所以不容易进行交谈，护理人员应以亲切和蔼的态度提出一些简短的问题。并以实际行动使他感到有人关心照顾他。

（6）哭泣的患者：当患者哭泣时或患者想哭泣时，应让他发泄而不要阻止他。哭泣有时是一种健康的有益的反应，最好能与他在僻静的地方待一会（除非他愿意独自待着），可以轻轻安抚他，片刻后给一块冷毛巾和一杯温饮料。在哭泣停止后，用倾听的技巧鼓励患者说出流泪的原因。

（7）对感觉有缺陷的患者：如对听力丧失的患者，要想到他听不到护理人员进病房时的动静，可轻轻地抚摸让他知道你的到来，在患者没见到你之前不要开始说话，应让患者很容易看到你的脸部和口型，并可用手势和脸部表情来加强你的表达。可将声音略为提高，但不能喊叫，要有耐心，不能着急或发怒。

> **链接**
>
> ## 语言沟通的基本要求
>
> 言之有礼：沟通中用语要讲究礼貌、礼节、礼仪。
>
> 言之有的：要根据谈话的目的宗旨，紧扣主题；要针对谈话对象的特点，因人施语。
>
> 言之有益：沟通的语言要对患者的治疗和健康有益。
>
> 言之有物：讲话内容要具体而充实，切莫空洞无物。
>
> 言之有理：谈话内容要有理、有据、有情，合乎逻辑。
>
> 言之有度：沟通时语言、表情、动作要掌握好分寸，力求谦恭得体，自然大方。
>
> 言之有序：做到"众理虽繁，而无倒置之乖；群言虽多，而无焚丝之乱"。

目标检测

一、单项选择题

1. 倾听技巧中不可取的是（ ）
   - A. 全神贯注
   - B. 耐心倾听，不可随意打断患者
   - C. 应面向患者，保持合适的距离和姿势
   - D. 可通过点头、轻声应答进行反馈
   - E. 在交谈中始终注视对方的眼睛

2. 护患沟通中保证沟通顺利的首要原则是（ ）
   - A. 治疗性
   - B. 尊重性
   - C. 规范性
   - D. 艺术性
   - E. 保密性

3. 沟通时，护理人员从患者的角度感受和理解患者的感情，而不是表达护理人员自己的情感，这种交流策略是（ ）
   - A. 核对
   - B. 同情
   - C. 移情
   - D. 沉默
   - E. 反应

4. 护理人员对抑郁症患者进行健康教育时，患者不予理睬，此时护理人员最佳的反应是（ ）
   - A. "不听对你自己可没好处。"
   - B. "如果你不想听，那我就在这陪你坐一会吧。"
   - C. "你不想听，就自己看吧。"
   - D. "如果你想要早点好起来，就应该认真听我讲。"
   - E. 看见患者不想听，去找护士长来进行劝说。

5. 一位护理人员在与患者的交谈中，希望了解更多患者对其疾病的真实感受和治疗的看法。最适合的交谈技巧为（ ）
   - A. 认真倾听
   - B. 仔细核实
   - C. 及时鼓励
   - D. 封闭式提问
   - E. 开放式提问

二、名词解释

1. 倾听
2. 移情

三、案例分析题

案例：孕妇王某，28 岁。妊娠 39^{+4} 周，于××××年××月××日去某医院妇产科门诊做产检，B 超提示胎儿脐带绕颈 2 周，收住产科病房 18 床，李护理人员是该病房的责任护理人员。

分析：

1. 若孕妇家属没有陪伴，张护理人员该如何接待她？

2. 若孕妇因为害怕影响体型，不愿进行母乳喂养，护理人员该如何劝说孕妇？

3. 孕妇分娩后 3 天即将出院，其丈夫告诉护理人员回家后不知如何照料母子，护理人员该如何与其交流？

（刘　曼）

第5章 临床护理工作礼仪

学习目标 》》

（一）知识目标

1. 识记护送、迎接患者入院护理礼仪的概念。

2. 掌握一般病区、特殊病区迎接和护送患者护理礼仪的规范。

3. 掌握护理礼仪在临床工作中的实际应用。

4. 掌握护送、迎接、出院护理礼仪过程中的原则与注意事项。

5. 掌握医护工作人员沟通礼仪。

6. 熟练掌握特殊治疗护理礼仪及操作要点。

7. 了解内、外科护理工作的特点。

（二）能力目标

1. 能在临床工作中熟练应用护理礼仪。

2. 能灵活应用治疗操作护理礼仪进行日常的工作。

3. 能结合不同病区的特点将护理礼仪应用在护理工作中。

护理工作是一门科学，又是一门艺术，护士是医院里人数最多、与患者接触最密切、时间最长的群体，患者进入医院的整个护理活动中，护士的服务贯穿于患者入院、检查诊断、治疗护理、出院的全过程，发挥着举足轻重的作用。

护士优雅的行为和善良的语言是治疗疾病的一剂良药。护士在临床工作中注意自己的修养，不仅体现出爱岗敬业及对工作的高度责任心和事业心，还为满足患者希望得到的热情服务，而营造一个整洁、舒适、友善、亲切、健康向上的人文环境，从某种意义上说，临床护士形象的提高也塑造了医院整体的良好形象。随着人类精神文明和物质文明的发展，社会和人民群众对护理服务需求呈现出多元化、高品质化的趋势，医学模式转变和护理学科的自身发展，要求护士在护理实践活动中，越来越注重为患者提供全身心、全方位的优质护理服务，特别是护士礼仪作为临床医疗服务的一个重要组成部分，也越来越被人们所关注，成为影响医院在社会公众中总体形象的关键。护士不仅要有精湛的技术，而且应当具有高雅的气质和美好的心灵，学习护理工作礼仪，展现护士特有的职业素质，树立良好的社会形象，真正做到"微笑在脸上，文明用语在嘴上，娴熟动作在手上，仪表整洁在身上"，用我们的"四心服务"——舒心环境、放心设备、专心团队、贴心服务，围绕"一切为了患者"的服务宗旨，达到患者满意、放心的一流护理水平。

第1节 门诊护理礼仪

● 案例 5-1

患者王某，女性，39岁，农民。因发热、腹泻、腹痛在内科门诊候诊，待诊期间，突感腹部疼痛难忍，巡诊护士发现后马上安排其提前就诊，排在后面5名患者对护士的这种做法很不满意、不理解，导致候诊区的就诊秩序嘈杂混乱。

问题：1. 巡诊护士如何协调突发病情变化的候诊患者就诊？

2. 巡诊护士如何取得其他患者的理解和配合？

一 门诊护理工作特点

（一）门诊护理工作的重要性

门诊是医院的重要窗口单位，门诊护理质量的优劣直接影响到医院的整体形象。随着医疗新技术新业务的推广使用及国家医疗改革政策的变化，各级各类医疗卫生服务机构，都把改善医疗服务，提升居民就医获得感等"软性改善"放在首位，如在门诊实施了围术期的检查、手术、治疗。门诊作为疾病诊治最快捷、最方便的首选治疗方式，患者不仅要求门诊医护人员尽快解除他们的病痛，同时也需要优质的护理服务和高素质医护人员的关怀，因此重视门诊护理人员综合素质的培养，是提高医院门诊护理质量的关键。

（二）门诊设置的特点

医院门诊一般设有内外科、妇产科、急诊科、放射检验科、住院管理科等主诊辅诊科室，还设有挂号收费室、药房等辅助科室，同时还有与护理人员密切相关的咨询服务台、分科检诊室、输液室、手术室、换药室、急救室、观察室等，其主要护理工作是为门诊患者提供医疗咨询、门诊治疗、检查配合、急救抢救等，同时还包括门诊与住院部各科室之间的护理工作协调。随着医疗体制改革及患者需求的提高，医院门诊部的设置、服务范围在不断拓展，对门诊的管理服务尤其是护理礼仪也提出了更高的要求，为此，要加强门诊管理，提高服务水平，努力营造温馨舒适、安全放心的就医环境，严格规范门诊护理工作礼仪，强化护理人员素质教育，更好地为患者提供优质的护理服务。

（三）门诊护理的特点

1. 人多、患者疾病种类多　医院门诊待诊患者病种复杂，轻重缓急不同，包括陪护家属，其职业、地域和年龄习惯各不相同，患者及家属都心切、着急，想快看病、看好病、解除病痛、减少费用，因此，在门诊护理过程中，要求护士同医生密切配合实施正确治疗，在最短的时间内对患者病情做出准确判断，进行有效治疗，初步解除患者和家属的急切心情和压力，护士配合保安人员，有效疏导候诊患者及家属。

2. 门诊专家医生不固定　除坐诊医生以外，专科医生要病房与门诊两头兼顾，一些患者后续检查结果出来后找不到初次接诊的医生，担心疾病的诊治会有延误，针对门诊专家医生不固定的特点，门诊护士要主动与患者进行良好沟通，所有检查结果都是客观真实，对诊断和治疗不会因为初诊医生不在，会影响诊治效果，及时消除患者和家属的担心。

3. 突发应急事件多 在门诊的就诊患者特别是急诊患者中，有些病情变化是无法预测的，如高龄患者、危重症患者、高热患者、临产孕妇、事故受伤患者、赶火车或赶飞机的患者，经常会出现一些复杂的突发事件和特殊需求，因此，要求门诊护理人员要确立"以人为本"的服务理念，做好处置突发事件的应急预案，完善处理特殊情况的方法措施，加强日常应急预案演练，熟记应急指挥中心电话号码，紧急情况下呼叫各级职能部门，配合处置确保有效应对突发应急事件和及时处理特殊情况，避免因处置不到位，引起患者和家属的人身受损，或因不理解而导致护患、患者与患者之间的冲突。

门诊护理礼仪规范

门诊是医院的窗口，也是患者来医院就诊的第一站，门诊护士给患者留下的第一印象不仅影响窗口形象，而且直接影响患者和家属的就诊情绪。护士在与患者和家属的沟通交流中，要主动热情、言语礼貌、举止文明、沉着镇定；面部的表情和笑容要自然，称呼、声音、语气让患者感到亲切、温暖；在处理就诊工作时，要保持思维敏捷、认真细致、业务熟练、操作严谨；给患者以热情礼貌、主动干练、放心信任的深刻印象。综合医院的门诊护士：包括分诊护士、巡诊护士、急诊科护士、发热门诊护士等。门诊护士的工作态度、礼仪修养，是塑造医院形象的窗口代言人，切实加强礼仪培训、规范护理礼仪十分必要。

（一）门诊分诊礼仪

患者到医院就医，客观上就存在焦虑、忐忑的心理，加上疾病缠身，面对医院陌生的环境，难免产生孤独和焦虑感，很自然地也加重了他们的依赖心理，来到医院最希望得到的是尊重理解与同情关心，最为敏感的是医护人员的一举一动甚至面部表情的细微变化。护理人员礼貌周到的态度、文明端庄的仪表、热情体贴的言行，不仅可以抚慰患者的不良情绪，也可以消解患者的心理压力。护士在接诊时应做到积极主动。

链接

门诊护士接诊"八主动"

主动问候、主动迎接：对于前来就诊的患者，护士要主动站立、微笑问候。

主动接诊、主动询问：对于进入候诊区的患者，护士要主动接待、询问有什么能帮助您的。

主动帮助、主动导医：主动帮助行动不便的患者，给予搀扶或使用轮椅、平车送入诊室；主动协助没有陪伴及行动不便的患者交费；主动告知患者化验结果、化验目的和出结果的时间；主动向患者和家属介绍本科室专家、医师的业务特长、出诊时间。

主动服务、主动配合：主动服务应做到四个勤。眼勤：能观察和发现患者的病情变化和身心需要。嘴勤：能耐心向患者解释，杜绝"不知道""我正忙着"的回答。手勤：能迅速完成好常规工作，能应对紧急工作。腿勤：能及时巡视和尽量满足患者的合理要求。主动配合做到 3 个好：准备好就诊环境，使用的表格和其他物品；为专家、医师准备查体篮内的物品，开水和消毒毛巾（一次性消毒洗手液）；维持好就诊秩序，做到让专家、医生、患者及家属满意。

---

1. 门诊分诊护士分诊时要做到及时、准确。对每一位来诊患者应目视、微笑着主动问候："您好，请稍等，请您到某某候诊室等候。"

2. 有书写能力的患者，护士主动提供签字笔，请患者填写病历本首页，如"请您按病历本上要求逐项填写清楚"。

3. 患者书写困难时，主动帮助患者填写姓名、性别、年龄、药物过敏史等，如"请您把病历本交给我，我帮助您填写"。

4. 指导患者就诊时，"您现在可以到某某诊室等候就诊"或"请您坐在诊室门口的椅子上稍等，听到叫您名字时再进入诊室"。

（二）门诊巡诊礼仪

1. 巡诊护士应主动迎接和询问患者："您知道到哪个诊室看病吗？请让我看一眼您的门诊挂号单。"温馨提示已经挂号而没有行电子分诊的患者，以免延误看病。

2. 引导患者进入诊室，护士保持基本站姿，行引导礼仪，引导患者到诊室，为患者开门。

3. 护士巡诊看到候诊患者有不安情绪或急躁时，主动询问："请问需要我的帮助吗？"或"请您再耐心等一会儿，今天挂陈主任号的患者确实很多，请您放心，主任会认真看完所有患者。"

4. 巡诊护士发现候诊患者中有病情变化的急症患者时，要立即协助急症病人就医，按急诊优先原则，同时主动与诊室的医生协商，并对其他患者做好耐心解释，主动协助患者或家属交费，办理检查、住院等手续，待问题解决后，巡诊护士再次返回到诊室，要主动感谢礼让的候诊患者，并简要告知急症患者的救治处理结果。

（三）门诊急诊科护士礼仪

1. 急诊科分诊要求做到及时、准确　对每一位来诊患者，应主动观察问候。"您好！您哪里不舒服"，根据患者主诉和病情指导挂号。

2. 对有陪伴的患者　嘱咐患者坐在休息椅子上，请家属挂号。

3. 病情危重患者　护士应使用平车将患者推入抢救室，然后请家属到分诊室挂号，需要请患者家属协助搬运患者时："请帮助我将患者放在平车上，先送抢救间抢救，然后您再到急诊分诊室挂号。"

4. 对于急救车送来的患者　要主动与随车急救人员沟通交接病情、治疗、用药情况，将患者直接送至抢救间抢救。

5. 急症科抢救室　护士主动迎接分诊护士推来的患者并询问病情："张先生，您哪里不舒服？什么时候开始胸闷、憋气的？给您吸氧，好点了吗？"当患者神志不清楚，不能表达病情时，护士对家属说："请您简要描述您亲属的病情好吗？"

6. 及时为患者测量生命体征，做好抢救记录　"给您做个心电监护，粘贴电极片，观察心率、血压、脉氧饱和度，请您坚持和配合一下好吗？"

7. 对急诊患者家属较多时，应维持秩序　护士："这里是抢救间，是救治危重患者的地方，家属不可以进入，如有需要，我们护士会主动与家属联系，请您留下您的联系方式，这里有医生、护士，请您配合工作。"

8. 保持整洁环境　护士："您好，我们已为您的家人盖好了医院的被服，请您收拾好自带的用品，抢救间空间有限，谢谢您的配合。"

9. 当患者需要在急症留观室留观时　护士："您的病情还需进一步的观察，需要在急诊室观察一段时间，请您到观察室护士站办理入住手续。"

（四）发热门诊护士礼仪

1. 戴口罩　护士要认真检查前来就诊的发热患者是否佩戴好口罩，护士主动递给患者和家属一次性口罩，并配合语言："您好，请您戴上口罩，将口罩有定型鼻夹一边朝上，沿着鼻子压一下铁丝，使口罩与鼻部贴紧，这样戴口罩才能有效地保护您和他人。"

2. 测量体温　为患者测量体温，可配合语言："您好，给您测量体温，将体温计夹在腋下，请坐在椅子上，不要站立走动，以免打碎体温计，扎伤皮肤，5～10分钟后我来取出。"

3. 详细问诊　"您发热几天了？用退热药了吗？有没有咳嗽和嗓子疼？大小便怎样？在外院抽血了吗？拍过胸片了吗？"

4. 健康宣教　"这里是发热门诊留观室，留在这里的患者均有不同程度的发热，诊断不明确，病种也不同，为了您和他人的安全，请您不要串房间，注意勤洗手，吐痰后用纸包好丢在房间污物桶内，出留观室时注意戴好口罩，留观室要24小时通风，每天两次紫外线物体表面照射，我们也会给您做好防紫外线保护，请您能理解和配合，也不要因此感到恐惧和不安。"

> **链接**
>
> **军人患者的礼仪要求**
>
> （1）熟记为军服务规章制度：对待军队患者，除对地方患者要注意的礼仪之外，考虑到军队患者群体的特殊性，军队医院设有军人窗口、军人病房、军人诊室。对于军队患者的优先政策，充分体现了国家对军人的爱护和关心，作为军队医院的护理人员必须强化"为军服务宗旨"，一是把服务意识升华为政治意识；二是把服务言行升华为服务文化；三是把简单的生活服务升华为中和服务；四是把个体行为升华为整体氛围。
>
> 根据中国共产党中央军事委员会后勤保障部的要求，为军服务"五个零"：军人就医零障碍、军人住院零待床、诊疗过程零审批、合理医疗零收费、医疗服务零投诉。
>
> 为军服务"六优先"：优先挂号、优先看病、优先检查、优先诊疗、优先手术、优先取药。
>
> 为军队患者坚持做到"四个一样"：即职务高低一个样、在职退休一个样、本军区和外军区一个样，生人熟人一个样。
>
> 2. 对待军队师级以上干部称呼为"首长"，知道职务的称呼职务，如张团长、王指导员、刘班长，彰显浓厚的军营文化，使军队伤病员备感受到尊重和尊敬。
>
> 3. 要主动迎、送军队首长，在看完门诊后要主动道别，送到电梯，祝首长早日康复。

（五）化解纠纷的特殊礼仪

巡诊护士看到候诊患者有不安或急躁情绪时，对前来投诉的患者应稳定其情绪，耐心倾听其诉说，并做好解释工作，必要时请相关部门协助解决；如投诉者投诉时情绪激动，护士可耐心地安抚患者，给投诉者让座、倒水，并配以安抚性语言。例如："您好！请问有什么可以帮助您的吗？您请坐，先喝点水，别着急，慢慢说。"护士应耐心倾听患者的诉说，认真记录。在患者陈述事件后，护士能够协助解决的问题，要想方设法为其排忧解难，对自己解决不了的问题，可说："请您放心，您的建议我会及时转告相关部门。"最后送患者出门口："谢谢，请慢走。"事后将处理纠纷的过程记录及时向相关部门或上级领导汇报。

> **链接**
>
> 1. 门诊护士在交谈时，应注意语言的准确性，下列哪些情况应当避免（　　）
>
> A. 发音准确　　　B. 语速适度　　　C. 内容简明
> D. 使用方言　　　E. 态度和蔼
>
> 分析：使用方言，会造成护患之间交谈的障碍及歧义，应该避免。故选D。
>
> 2. 门诊护士在面对家属过激的语言时，下列哪些做法是错误的（　　）
>
> A. 冷静对待　　　B. 站在对方角度为其考虑　　　C. 反唇相讥
> D. 不要反驳　　　E. 耐心倾听其诉说
>
> 分析：门诊患者及家属情绪激动时，应以沟通协调，化解纠纷，亲切安抚为原则。故选C。

第2节　入院护理礼仪

一　护送新患者入院礼仪

● 案例 5-2

患者张某，男性，67岁。主因咳嗽、咳痰伴发热2天。既往史：高血压15年，5年前曾发生"脑出血"致左上肢及左下肢行动不便，急诊留观治疗。14：05主管医生确定将这位患者收入呼吸内科继续治疗。

问题：1. 选择什么样的运送方式能够确保安全护送这位患者入院继续治疗？

　　　　2. 在护送全过程要特别注意哪些问题？

　　　　3. 护送过程中要注意的护理礼仪有哪些？

护送新患者入院礼仪：是指医生、护士及护送人员在护送新患者入院时，根据患者病情、年龄、活动能力等评估结果，选用不同的运送工具并以适当的护送方式确保途中安全，全程陪同患者到达入住科室的整个过程中的行为礼仪。

患者在接到医院住院通知后，在医院住院管理科办理入院手续，住院管理科通知相关科室做好迎接新患者的准备工作。如遇有病情危重、行动不便、需要搀扶者，则需使用轮椅、平车、救护车等运送工具，护送患者入科住院治疗。为保证途中安全，医生、护士及护送人员要全程陪同患者到达入住科室。在此过程中，护理礼仪的得体运用会让患者及家属备感温暖和安心。

（一）患者入院转送方式

1. 平诊患者

（1）陪同前往：对于病情稳定且行动方便的患者，应由护送人员陪同前往入住科室（图5-1）。

（2）搀扶陪送：对于有行动能力但年老体弱的患者，应由护送人员搀扶陪护前往入住科室。

（3）轮椅运送：病情稳定但年老体弱且行动不便的患者，应由护送人员使用轮椅推送前往入住科室。

（4）平车推送：对于病情危重的患者，应由护送人员使用平车推送前往入住科室，护送过程中要注意根据病情适时调整患者卧位（图5-2）。

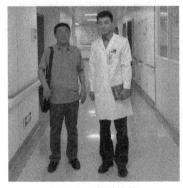

图 5-1　陪同前往

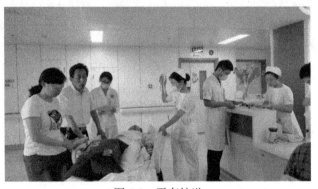

图 5-2　平车护送

2. 急诊留观患者　特别是危重症患者、产妇等需进一步住院治疗时，由急诊科医生开具住院申请单，由住院管理科安排护送人员，并通知家属办理住院手续，护送人员与急诊留观室护士沟通确认患者信息，做好交接工作，再次核对患者腕带信息，陪同患者家属一起接患者出急诊留观室前往入住科室。

急诊留观患者由急诊科医护人员和住院管理科护送人员及家属，共同护送到入住科室（手术室、监护室），要选择恰当的转运工具，必要时通知车队准备救护车。急诊科护士要与病房医护人员当面交接病情、治疗用药、病历资料等，并填写好转科交接记录单。

（二）平诊入院护送礼仪规范

1. 信息登记　当患者来到住院管科护送窗口时，护送人员要微笑相迎、热情问候，主动介绍"您好，我是住院管理科护送员小张、请您把住院单交给我，我来为您登记"；要双手接过住院单以示尊重，同时请患者在护送窗口"专用椅"上休息。轻声询问患者："请问您叫什么名字。"将核对后的患者信息登记在护送记录本上。"请您随我来，由我护送您到××病房。"

2. 途中介绍　护送人员在陪同患者前往病房的途中，要主动为患者介绍医院的内外环境和功能布局。例如：您住在内科大楼5层，心内科一病区，内科大楼一层大厅有超市、自动取款机，对面是外科大楼，之间有个街心花园，您方便时可以去那里散步。

3. 病房交接　护送人员陪同患者到达病房护士站后，要与办公室护士进行认真交接，并请护士在"护送记录本"上签名（图5-3）。

4. 礼貌道别　完成交接后，护送人员要礼貌地与患者道别，"您好好养病，祝您早日康复"（图5-4）。

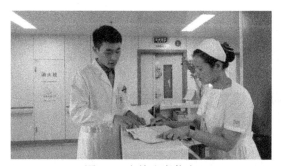

图5-3　交接患者信息

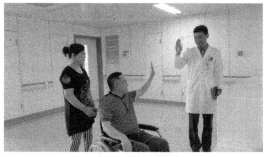

图5-4　礼貌道别

（三）急诊入院护送礼仪规范

1. 确认信息　护送人员接到住院管理科转送患者的通知后，及时到达急诊科，与急诊留观室护士沟通确认患者信息，并通知入住科室做好接诊准备工作。

2. 告知患者　护士及护送人员在认真核对患者信息的同时，需要礼貌、耐心地与患者及家属沟通。"为了让您进一步接受治疗，主管医生已为您开具了住院单，现在您要去××病区住院治疗，由我们一起陪护您到病房，路程上您有什么不适情况，请随时告诉我们。"

3. 评估病情　急诊科医生和责任护士转送前要准确评估患者病情，内容包括神志、瞳孔、生命体征、用药情况、呼吸节律及有无影响呼吸的潜在危险因素、血氧饱和度、途中可能出现的潜在性安全隐患等。同时要主动协助家属整理物品，携带好病历文件及治疗药品等。

4. 悉心助行　对于年老体弱或者行动不便的患者，护送人员要将轮椅推到床旁，固定好轮子，主动搀扶患者坐上轮椅；天气寒冷时，要提示患者，"外边天气寒冷，请您戴好帽子和围巾"，同时给患者穿上棉大衣。外面下雨时，要走地下通道；阳光暴晒时，要撑起太阳伞为患者遮阳。悉心关心患者，处处体现呵护，让患者满意。

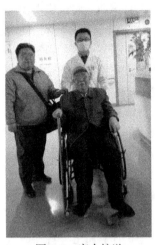

图 5-5 安全护送

5. 安全护送　患者坐上轮椅后，要提醒患者双手扶住把手，身子尽量系好安全带，保障转运安全。推送途中，要时不时询问："您感觉怎么样，有什么不舒服吗？若有不适请您随时告诉我。"路遇熟人时，点头致意即可，不要停留攀谈。让患者时刻感受到对他的尊重（图 5-5）。

6. 病房交接　护送患者到达病区后，护送人员要固定好轮椅，请患者稍事休息。急诊科医生和责任护士要迅速与病区医生和办公室护士进行交接，完成对患者的例行评估，然后一起把患者推送至病房。

7. 床旁交班　患者进入病房后，急诊科责任护士要与病区责任护士交接患者病情、皮肤情况、输入药液浓度和速度及护理患者应注意的事项。

8. 礼貌道别　病房交接完毕后，急诊科医生、护士及护送人员，应共同向患者道别，如"您好好治疗休养，祝您早日康复"。

（四）护送过程中的原则与注意事项

坚持"三个确保"原则：护送前，要仔细核对信息，确保准确无误；护送中，要悉心关注患者状况，确保平稳顺利；到达后，要迅速交接安顿，确保安全到位。

注意事项：

1. 护送前，要认真检查运送工具，保证使用方便、运行安全。要热情沟通询问，保证面带微笑，有问必答。要备好护送辅助用具（棉大衣、遮阳伞等），保证体贴入微，不受影响。要主动介绍病区特点，保证知情安心，配合前往。

2. 护送中，要正确使用运送工具，动作要娴熟、稳重、敏捷，身体要与平车或轮椅保持一定距离，两臂把稳方向，抬头、挺胸收腹、躯干略前倾，不可倚靠，保证运送顺畅。要提醒患者扶稳躺好，并为其系好安全带，保证不出意外。要注意体察情绪变化，及时提供帮助，让患者放心。要平稳推车行进，进入电梯时应调整方向，防止车撞门、碰人，轮椅护送时避免患者面壁而坐。要注意避开潮湿或有污物的路面；上下坡道时扶稳把手，尽量减慢速度，避免偏离道路。要保持和患者交流，和蔼体贴，不沉默寡言，路遇熟人时，点头示意即可，如有急事，可边走边说，不要停驻攀谈，不能将患者及家属放在一旁，引发他们的不满。

3. 到达入住病区后，要按程序完成与病区医生和办公室护士交接，对患者例行评估如测量身高、体重等工作，做到迅速准确、细心周到。要默契配合地将患者护送到病房安顿休息，以减轻其紧张和疲劳感。离开病房时，应共同向患者道别"您好好治疗休养，祝您早日康复"。

二 迎接新患者入院礼仪

 案例 5-3

患者王某，男性，68 岁。主因发作性胸痛 7 年，再发 3 小时，门诊查心肌酶正常，以冠心病不稳定型心绞痛急诊收入心内科。入院后未诉胸痛，疼痛评分 0 分，床旁心电图示：$V_1 \sim V_3$ 导联 T 波较前无明显改变，血压 112/71mmHg，心率 78 次/分，上午 10：00，王先生在家人陪同下，到达心内科病区。

问题：1. 迎接新患者入院护理礼仪要求有哪些？

2. 责任护士引导新患者进入病房和熟悉病区环境时护理礼仪规范有哪些?

3. 接诊新患者入院过程中护理礼仪注意事项有哪些?

迎接新患者入院礼仪:是指护士在迎接新患者入院时,按照接诊护理规范流程,主动认真地为患者做好入院介绍、报告值班医生、通知责任护士等整个接诊工作过程的行为礼仪,包括规范的迎接用语、表情、手势等。

患者在门诊或急诊就诊,经过初步诊断决定需住院治疗时,即意味着患者将要来到一个陌生的治疗环境,护士给患者和家属的第一印象非常重要,当他们感受到护士主动热情的态度和大方得体的举止时,就自然会放松紧张的情绪,并愿意向护士敞开心扉,自觉配合接诊,主动述说病情,提出合理需求。

(一)入院接诊礼仪

1. 入科接诊 当新入院患者来到病房,办公室护士要起身微笑相迎,请患者就座于护士站接待患者专用椅,亲切问候患者并进行自我介绍:"您好,我是办公室护士小×,感谢您选择心内科住院治疗,请您把门诊病历交给我,我为您办理入科手续";同时双手接过病历以表示尊重,若其他护士在场时,也应共同点头微笑,表示欢迎。

2. 核对信息

(1)待患者坐定后,主班护士轻声询问,"请问您叫什么名字?"办公室护士与患者核对准确后,在电脑上输入患者信息(图5-6)。

(2)护士为患者佩戴腕带并告知患者,"腕带是医护人员为您治疗操作和检查时识别您身份的重要标识,材质表面光滑、柔软,防水在您洗手或洗澡时请您不要摘下。腕带是一次性的,等您出院时才可以取下,谢谢您的配合"。

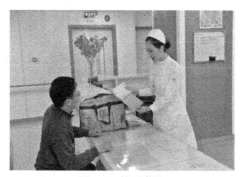

图 5-6 核对信息

3. 例行评估 办公室护士在核对信息后,要为可以测量体重、身高的患者进行例行评估。以温馨的语言和优美的手势引导患者:"您好,请您到这里,为您测量体重、身高,测量体重时,请您站直目视前方。"护士要快速准确地读出测量数值,"您的体重是60kg,请您背过身,我为您测量身高,您的身高是173cm"。在患者转身和下体重计时,护士要适当搀扶和正确提示,如"您慢点,请小心!"等。护士在为患者测量身高和体重过程中,不仅要体现护理操作的专业性,更要以规范的护理礼仪体现对患者的人格尊重和人文关怀(图5-7)。

4. 责任护士接诊 例行评估后,办公室护士要通知责任护士接诊,相互交接患者的基本信息。接诊后,责任护士要主动热情地向患者自我介绍,"您好,我是您的责任护士,由我负责您住院期间的治疗护理工作,您需要帮助的时候可以随时找我"(图5-8)。

5. 进入病房 责任护士接诊患者之后,应迅速护送患者入住病房,要礼貌地引领患者并与其平行进入病房,注意要先行为患者开门,如"我来帮您拿东西,请随我来,您住在4号房间8床"。进入病房后,请患者坐下休息,倒上一杯热水,以细微严谨的护理礼仪,表达对患者的热情接诊,以缓解患者在办理住院过程中的疲劳,消除陌生感,拉近护患距离(图5-9)。

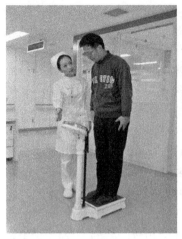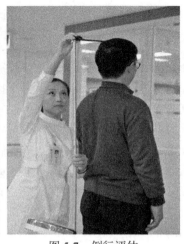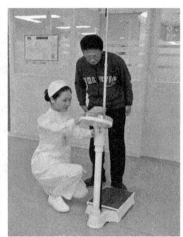

图 5-7　例行评估

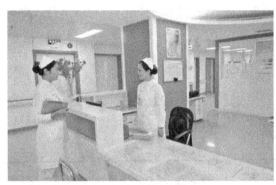

图 5-8　责任护士接诊

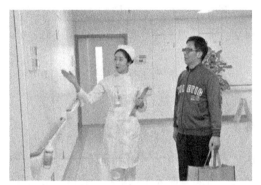

图 5-9　带领新患者进入病房

6. 介绍病房

（1）病室病友：简要介绍彼此情况，相互认识，相互照顾，相互理解，营造温馨病房氛围。

（2）房间设施：包括病床、床头柜、储物柜、纱窗、空调等设施使用。

（3）室内温度：一般在 22～24℃，

（4）呼叫器使用方法：当有不适情况或需要帮助时，可按下呼叫器开关。

（5）卫生间应急开关：当发生跌碰、头晕等不适症状时，可按下应急开关。

（6）患者服装：告知患者在住院期间要着患者服装，不要再穿自己的衣服，以便于医护人员识别、查对。

（7）作息时间：一般 6：00～7：00 起床，12：00 休息开始午休，21：30 就寝。

（8）用餐时间：一般早餐 7：00、午餐 11：00、晚餐 17：00。

（9）探视制度：一般每天 14：30～17：30 为探视时间。

（10）查房时间：每天 9：00 和 17：00 主任和医生查房。

7. 介绍环境　当患者病情允许时，责任护士要适时引导患者或患者家属、陪伴人员熟悉病区环境，依次介绍护士站、医生办公室、药治室、检查室、健康宣教园地、开水间（微波炉）等场所，借此向患者再强调一下，护士站是护士集中工作的地方，治疗室是护士配液备药的清洁场所，不要随意进入，有需要帮助时，可随时到护士站与护士沟通解决（图5-10）。

（二）接诊过程中的原则与注意事项

坚持"四要"原则：见面要问"您好"；麻烦要说"谢谢"；遇事要讲"请您"；失礼要道"抱歉"。尤其需要讲究语气和语态的节奏和礼节，严禁使用命令式、责问式、反问式、歧视性、侮辱性语言，使患者能够愉快地接受各项介绍及要求，较好地适应陌生环境，尽快建立起尊重互信、沟通顺畅的护患关系。

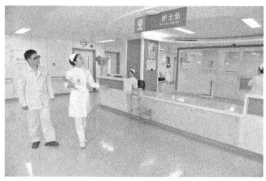

图 5-10 为新患者介绍环境

注意"六时"事项：①迎接时，要保持标准站姿、面带微笑、礼貌用语。②引领时，要做到主动热情、细致入微、帮助拎包提物。③介绍时，要与患者同行半侧朝向解说，语速不可过快，语调高低适中，语言表达恰当，身体距离恰当，防止与患者身体和头部触撞。④行进时，要主动走在患者前面，与其步行速度保持一致，切忌自顾自已向前走，而把患者甩在身后。⑤入室时，要体贴地请患者取舒适体位（坐位或卧位），安顿好患者且无任何疑问时，方可离开。⑥离开时，要标准站姿，保持与患者沟通距离，微笑语示患者"您好好休息，我会随时来看您"（离开时后退两步，切忌背对患者），轻声把门关上。

第3节 病区护理礼仪

 一般病区护理礼仪

（一）概述

病房是住院患者接受检查诊断、治疗休息的场所。患者面对陌生的环境、陌生的医护人员、复杂的检查项目及各式各样的治疗护理措施，往往会产生迷惑与无助的感觉。在住院过程中，传统的护理技术服务已经不能满足患者的需求，他们希望得到更高层次的服务，护患之间需要建立一种相互理解、支持、尊重的信任关系，针对不同病区患者的特点，在护理工作中做好个性化服务工作。

护士是病房内与患者的接触最频繁的医务工作者，护士热情礼貌地对待患者，真诚体贴地服务，积极安慰患者和家属，将有助于消除患者和家属的疑虑和不安心理，可以使患者在住院期间能够安心、放心、有信心，从而促进疾病的早日康复。病房护士表现出文明礼貌的行为举止，是实施整体护理的要求，是服务对象的希望，是护理工作人员良好职业道德修养的体现。

（二）开展文明规范护理服务礼仪要求

确立"以患者为中心"的服务理念，进一步规范护理服务，提高护理质量，加强病区管理，改善护患关系，营造文明规范的护理服务环境，达到患者满意放心的一流护理服务水平。结合病区护理工作实际，对护理礼仪工作提出以下要求

1. 仪表整洁，举止端庄 护士的行为举止是患者及其家属评价护士的首要因素，优美的动作、规范的姿势能够得到患者的信任，所以护士应保持在行走、坐姿、站姿、持物、拾物等基本姿势中动作规范（图 5-11）。

2. 真诚微笑，主动问候 护士的微笑应真诚自然、亲切和善。工作期间要学会控制自己的

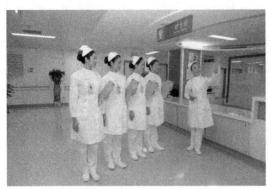

图 5-11　仪表整洁，举止端庄

情绪，不把个人的烦恼和不良情绪带进病区。对于患者来说，病房的环境、医护人员都是陌生的，每个患者都希望自己被认识、被尊重，从而认为在此能得到更好的治疗、护理和关照，内心会得到莫大的安慰。因此，护士应尽快熟悉患者并记住患者的名字，充分注意礼仪规范，亲切地称呼患者，真诚地感谢患者的配合，用行动来表示对患者的关心，做到"六个一"，文明服务有"九声"。

链接

"六个一"

1. "一把椅子"　入院后，请患者坐在椅子上休息，感受到家的温暖。
2. "一杯热水"　进入病房，护士送上一杯热水，以表示对患者的热情迎接。
3. "一句问候"　护士鼓励性语言问候患者，解除陌生感，安心住院治疗。
4. "一个微笑"　给患者一个微笑，缓解紧张情绪。
5. "一本手册"　出院指导手册，解除患者出院后的顾虑，定期到医院复查。
6. "一张卡片"　为患者做好个性化的健康指导，请患者配合治疗和检查。

链接

文明服务有"九声"

患者初到有迎接声："您好，××，您请坐，感谢您选择心内科住院治疗。"

治疗时有称呼声："阿姨，请问您叫什么名字？我要查对您腕带上的姓名。"

操作失误有道歉声："对不起，小宝贝，阿姨给你扎疼了吧？休息一会儿再配合阿姨一次行吗？"

与患者合作有感谢声："张阿姨，感谢您住院期间对我们护理工作的配合与支持。"

遇到患者有询问声："请问您有什么需要帮助的吗？需要我帮您做些什么。"

患者不安有安慰声："奶奶，别害怕，给您做手术的医生是最好、最有经验的医生，您一定会好起来的。"

检查前后有告知声："李老师，您的肝胆胰脾检查已经约在明天上午9：00，地点是内科大楼一层，今天晚餐您可以正常吃饭，明天早饭就不能吃了，之后会有陪检人员护送您去，请您耐心等待。"

接打电话时有问候声："您好，我是××病区，请问有什么需要帮助的吗？"

患者出院有祝贺声："王阿姨，祝贺您康复出院，出院后要按时服药，2周后复查，我送您到病区门口，您多保重。"

---

3. 环境整洁，安静舒心　患者休养环境宽敞明亮、干净整洁；室内卫生干净、无异味；地面保持干燥，避免有水渍，地面要有防滑提示标识，走道两边可适当装饰宣传壁画或健康宣传栏；为患者接受治疗营造温馨、舒适、安全、舒心的病区环境（图5-12）。

在病区内，医护人员严禁在护士站、病房、走廊上大声说话、传呼电话等，值班护士应制止探视者及陪护人员在病区内聊天谈笑、大声接打电话，影响病区安静，减少噪声污染，给患者一份静谧的空间。禁止各类人员在病区内吸烟，同时医务人员在治疗操作时应做到四轻"说话轻、走路轻、开关门轻、操作轻"，原则是两人说话第三人听不到，多人说话 80cm 以外听不到，让患者感到安静舒适。

4. 护理及时，体贴周到　当患者呼叫的铃声响后要及时接听，应以最快的速度进入病房（图5-13）。

当患者用餐时要协助输液等活动不便的患者餐前洗手，应帮助摆好餐桌，协助进餐。

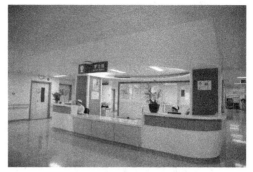

图 5-12　安静整洁的病区环境

链接

保持病区环境整洁

1. 人人管理　每人负责一个方面的管理工作，各负其责；对探视、陪伴人员说服教育，加强管理，要求患者和家属按规定陪伴和探视；保证病房整洁、安静和安全。

2. 班班负责　明确每个班次工作职责；各班按零缺陷要求认真完成护理工作，每班护理工作必须合格才能交给下一班，包括病房管理、环境卫生、床单位整洁、陪伴/探视、护理工作完成情况等，不合格时下一班可以不接班。

3. 随时整理　每个护士看到地面脏了，及时请卫生员清理；患者离开病床活动、外出检查，护士要及时整理床单位；请患者及家属共同参与床单位的整理及保持。

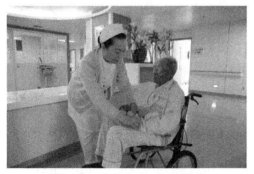

图 5-13　护理及时，体贴周到

当患者需要下床活动时，应及时给予搀扶。

当患者出现高热时，应及时测量体温，倒杯热水，并进行物理降温。

当患者大小便排泄困难或有异常时，应及时处理。

当患者对治疗、护理有疑问时，应及时给予解释。

当患者床铺和衣服潮湿或弄脏时，应及时更换。

当患者身体不适时，应及时观察，并给予恰当处理。

当患者有合理的护理需求时，应予以满足。

当患者情绪低落或哭泣时，应及时安抚患者，递纸巾。

当患者病情发生变化，应及时做好抢救准备。当患者救治无效病故时，同患者家属一起为逝者致哀。

5. 知识专业，技术娴熟　患者住院后在基本能满足安全需要时，考虑最多的是医疗护理水平。医生正确的诊断、护士恰当的护理能够消除疾病、减轻痛苦，这是患者最大的愿望。严格把握护士技术、岗位准入，严格执行操作规范，熟练掌握基础护理、专科护理技术操作，掌握现代护理新技术，才能更好地为患者服务。当然，护士不能只重视完成技术操作、轻视相关理论学习，如给患者输液，只麻利地完成静脉穿刺，而不知道输入药物的作用及相关的副作用等，不能正确地回答患者的问题，会降低患者对护士的信任度，从而使患者轻视护理工作。因此，护士在完成输液治疗护理的同时，解释输入药物的作用和起效时间，可达到事半功倍的效果。

在紧急抢救的过程中，护士操作要保持动作的轻盈快捷、准确无误，神态镇定自如，使患者及其家属有安全感和信任感。在一定程度上，"非语言行为的表达"效果远大于"语言表达"的效果，有"此时无声胜有声"的感觉。

6. 善于沟通，热情服务 护士要善于与患者、患者家属、护理同行、医生等人员的沟通。特别是与患者及家属的沟通，要养成随时与患者沟通的好习惯，才能获得更多、更详细的资料。当需要很快得到患者反馈的信息时，使用封闭式语言，如"您的头还疼吗？""您的药吃了吗？"

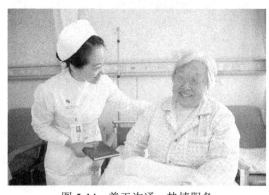

图 5-14 善于沟通，热情服务

在收集患者资料，了解患者病情，时间允许时，使用开放式语言，如"您这次是怎么发病的？""您目前有哪些不舒服？"护士做到工作期间使用封闭式提问，责任护士每天要与所分管的患者有 5 分钟的沟通，每天为患者送上几句温暖的话，随时与患者沟通，充分体现语言沟通（倾听、鼓励等）及非语言沟通（目光、微笑、抚触等）的作用，每个病区建立护患沟通园地（健康园地），这会使患者感受到你对他的重视，自然地缩短了护患距离（图 5-14）。

7. 落实制度，满足需求 护士在病区承担着重要的管理工作。有时个别患者或家属出于个人需要，有违反医院管理规定或损害他人利益的行为，对这种行为护士应及时进行干预。要明白护理是一种服务而不仅仅是一种管理，要以诚恳的态度积极帮助患者解决实际问题，站在患者及家属的角度分析考虑，说服与帮助并用，服务与管理并重，本着有利于患者的利益出发，用微笑的面容，既指出不足，又使他们体面地改正，让患者理解护士的用心并给予配合，既服务于患者又达到管理的目的。

在坚持遵守医院规章制度、不违背社会公德、不损害别人利益的前提下，护士要注重了解患者最大的需求是什么，为患者提供及时服务和主动帮助。如患者对自己疾病知识、对类似疾病的预后及护理计划有疑问时，要及时讲解以满足患者的需求。

（三）内科护理工作礼仪特点

内科护理工作特点：内科疾病所涉及的护理对象年龄跨度较大、病种多、病因较复杂；内科治疗用药复杂，护理工作较繁重，有些疾病至今尚不能完全治愈，还有一些疾病如心脏病、糖尿病、血液病等，病程长且不能完全治愈，往往会出现疗效不显著，有迁延性和反复性；所以，内科患者住院时间相对较长，心理问题较多；中老年患者较多；反复住院患者较多；这些特点决定了内科病房护理工作礼仪的特殊之处。

1. 以礼相待，以人为本 患者对护士的信任程度取决于护士对患者的理解程度，护士理解患者越深入，越容易建立良好的护患关系，特别是对于患慢性疾病、反复长期住院治疗的患者显得更为重要。要一切从患者的实际需要出发，真诚关心和关注患者的生命与健康、人格与尊严，针对患者的实际需求提供全面、高效的护理服务，满足患者生理、心理及社会方面的需求。由于治疗时间较长，往往患者表现过于失望、疑惑、焦虑甚至轻生；有些患者越来越不重视治疗，表现出盲目的乐观、我行我素，不按时服药，不配合治疗，使病情进一步发展而造成严重后果。护士要经常换位思考，"假如我是一位患者"，从患者的角度了解他们的痛苦，理解他们的需求，才能在医疗护理工作中做到不论患者职位高低、病情轻重、亲疏远近，都会一视同仁、真诚对待，建立感情融洽、相互支持的护患关系。

即使遇到患者的指责或不理解、不配合，也不能与患者发生正面冲突。对于一般投诉由病房护士长处理，护士长对投诉问题进行分析，属于患者及家属反映的对护士服务态度、技术操作不满意的问题，应当积极与患者进行沟通，并及时向患者和家属赔礼道歉，消除患者不满情绪，取得家属的谅解，避免发生纠纷和冲突。护士应有意识地了解不同年龄阶段、不同性格特征、不同疾病过程中患者的心理活动规律和反应特点，加强护理服务补救流程培训学习，做好纠纷预防和处理。

对患者家属或前来探视的朋友，在体谅他们心情的同时，要以温和的态度，耐心地劝导他们不要影响患者休息，不要耽误患者治疗。对违反医院规定的患者或家属，劝告往往比命令更有效。

2. 严谨认真，护理及时 内科常规护理工作繁重，加之病程时间长，护士往往容易忽略对患者的持续认真观察。因此，护士要有高度的责任感、广泛而扎实的理论知识、丰富的临床经验和敏锐的观察能力。护士在实施各项护理措施时，不但应具备细致入微的观察能力，还应具备较强的评判性思维能力。责任护士对分管的患者应全面了解其病情诊断、治疗护理、治疗饮食及恰当的心理护理，对患者实施整体护理评估；对于有可能发生的潜在危险，跌倒、坠床、导管滑脱、皮肤破溃、消化道出血、窒息、心源性猝死，采取快速有效的急救应对措施，尤其是要善于发现各种疾病重症危象出现的前驱症状，及时发现问题，进行有针对性的处理，保障患者安全。抢救危重患者时能做到临危不乱，沉着果断地配合医生进行急救。

3. 疏导身心、温馨服务 内科疾病的患者往往容易出现急躁、焦虑、愤怒或悲观、失望等不良情绪。不良情绪不仅会影响健康的恢复，作为一种压力源还会导致身心疾病。就医环境要人性化，温馨的住院环境可以显著提高患者战胜疾病的自信心和主观能动性。院内各种标牌显示清楚，指向明确；病区内设健康教育宣传栏，介绍病区主任、护士长、主诊主管医师，使患者对病区有了解，心中有数；介绍病区常见疾病治疗及预防保健知识，及时向患者提供康复信息；责任护士每天督促开窗通风2次，保持病房内空气流畅；病房内设有热水器、微波炉等，给患者生活提供方便；患者行动不便时给予搀扶，消除患者陌生感，营造一种温馨、舒适的氛围。同时根据慢性病患者空闲时间多的特点，组织必要的健康宣教活动，如跳健康操、开展健康宣教病友会、欣赏音乐、绘画、看电视等充实病房生活，优化分散患者的注意力。此外，要善于观察患者病情的微小变化，多关心鼓励，增强患者战胜疾病的信心。

4. 健康指导，鼓励参与 内科疾病以慢性疾病为主，而慢性疾病的形成大多是因为患者长期缺乏健康的生活模式，没有自我保护的意识。患者出院后更需继续用药治疗和康复护理，所以，对患有慢性疾病的患者，除提供相关治疗和护理外，要积极做好健康教育工作。向患者介绍疾病发生的原因、目前治疗的方法，及用药、饮食、锻炼等方面需要注意的问题，教会患者如何自我监测病情，鼓励患者参与治疗护理的讨论和方案制订中等（图5-15）。

护士要不断培养自己良好的健康教育能力，对于即将出院的患者，住院期间依赖护士发药、输液治疗，在出院前，要有针对性地对患者做好出院指导，教会患者本人或家属，认识出院带药的药品品名、剂量、服用时间及服用后的不良反应，定期到医院复查检查等内容，

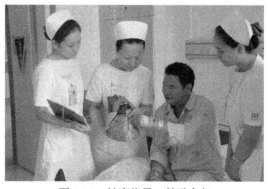

图5-15 健康指导，鼓励参与

对于出院指导可以开展集中讲授、个体宣教、床边指导，形式多样地向患者介绍疾病发生的原因、治疗方法，教患者如何自我检测等。此外，在健康指导中要注意讲授的语气、语速和语调，并耐心回答患者提出的任何问题，做到反馈畅通、指导有效，展现出良好的护理礼仪规范。这样不但体现对患者人格的尊重、权利的维护，而且还能充分调动患者的积极性，增强患者的信心，融洽护患关系，提高护理工作质量。

5. 扶老敬老，耐心认真　在内科患者群体中，老年患者占据一定比例。老年人的心理特点表现为对病情悲观，存在无价值感和孤独感；情感幼稚；要求被重视、被尊敬。因此，工作中

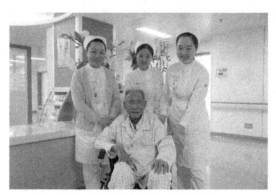

图5-16　扶老敬老，耐心认真

对老年患者要注意给予特别的尊重，例如：对他们的称呼有尊敬之意、与患者谈话要有耐心，注意倾听，回答询问语速要慢、声音要大些；老年患者一般盼望亲人来访，护士要有意识地约家人多来看望，带些老人喜欢吃的东西；对丧偶或无子女的老人，护理要加倍关心，格外尊重；老年人生活方式刻板，看问题有时固执，在不违反治疗护理原则的情况下，尽量照顾他们的习惯，使他们有一个良好的心态接受治疗和护理（图5-16）。

（四）外科护理工作礼仪特点

外科的专业性强，手术是治疗外科疾病的主要方法，是具有创伤性的治疗手段，无论手术大小，都会给患者的身心带来不同程度的影响。在外科护理中，护士面对的是即将手术的患者和术后恢复的患者。对于即将手术的患者，无论将要实施何种手术，患者及家属都会有很大的思想压力，产生恐惧、焦虑等心理。而术后则往往因为伤口疼痛、躯体不适、活动受限、担心手术效果等，大多数患者与家属也会产生不安的情绪。此外，外科创伤性急症患者病情急、变化快、病情观察难度要求高，因此，外科护士除了要具有精湛的护理技术外，还要有较强的观察能力、判断能力，能预见事情的突变，行动迅速果断，处理事情冷静、细致、责任心强。

1. 术前宣教，疏导情绪　由于手术结果具有一定的未知性，恐惧和焦虑是手术前患者普遍存在的心理问题，大都存在食欲减退、难以入睡、紧张焦虑等，这是正常的生理和心理反应。护士应该根据患者的年龄、性别、文化程度、性格特征、职业、病情等，采取不同的方法做好有针对性的、个性化的术前心理疏导，进行科学合理的术前教育，增加患者的信心和安全感，以稳定患者的情绪。如护士可多向患者及家属讲述术前、术中、术后的护理方案及注意事项等，必要时在术前训练患者适应手术时的体位、练习在床上使用大小便器及术后会采取的功能锻炼方法等，也可以介绍一些相关的、通俗易懂的疾病治疗知识，以增加患者和家属的心理安全感，缓解其过度紧张的情绪。另外，护士还可以向患者介绍一些手术治愈的实例，介绍已经成功的同类手术的病友与患者进行沟通交流，进行心理辅导，让患者坦然地面对手术。

2. 术中安慰，人性关怀　当患者进入手术室时，医护人员应当热情地迎接患者，让患者在陌生的手术室体会到温暖，有利于患者消除对手术的紧张和恐惧，同时也能消除患者对手术环境的恐惧感。在患者听得到的范围内不允许有喧闹声，一切操作要轻、快、稳、准，尽量避免操作不慎造成声响过大而给患者带来不良的刺激。注意观察患者的面部表情、眼神等非语言表现形式，非语言的表现一般比言语的表达更接近事实或真实的感受。护士在进行任何治疗或操

作前，应用通俗易懂的语言告诉患者为什么要静脉输液留置套管针、使用约束带、粘贴电极片、留置导尿管等，在细微之处，处处体现对患者的关爱。患者平躺在手术台上时，帮助患者调换到舒适的体位，在不影响静脉回流和患者呼吸的状况下，为患者加垫可支撑的垫物，使患者能够舒适的接受手术，手术中注意保护患者隐私，切忌让患者赤裸身体躺在手术台上，这是对患者极大的不尊重。

3. 术后支持、及时告知　术后回到病房的患者，若有引流袋则用别针固定于衣裤上，盖好被子，注意保暖；搬移患者时注意保护切口及各种引流管，平稳地把患者送回病房，避免因震动给患者带来疼痛和不适。手术后的患者，一旦从麻醉中醒来，便渴望知道自己疾病的真实情况和手术效果，因此，当患者回到病房或从麻醉中醒来后，护士要以亲切温和的语言安慰、鼓励患者，如"手术过程很成功，我们终于渡过难关了，您会很快恢复健康的"。如果手术没有达到预期效果，但是患者却不知情，护士也要用善意的谎言，告知患者手术顺利完成了，及时指导患者如何配合术后的治疗和护理，以减少术后并发症的发生。术后的患者常出现一些不适症状，如疼痛、腹胀、排尿困难等，要理解礼貌、科学地给患者及家属讲清道理，争取得到患者及家属的理解和配合，让患者认识到术后的恢复需要一个过程，以增强患者的信心。

术后适当的活动对患者的康复是很重要的，护士应给予正确的指导，如鼓励并教会肺部手术后的患者有效地咳痰以保持呼吸道通畅，腹部手术后患者适当活动以促进肠蠕动恢复等。注意语言通俗易懂，患者容易接受。例如，指导患者进食的时机、种类的选择时可以告诉患者，"手术后请您进易消化的软食，水果要洗净削皮后方可食用，不要食用不洁食物，以防胃肠道感染或消化不良。术后容易发生便秘，请您喝点蜂蜜水或吃一些香蕉等有助于通便的食物"。

4. 鼓励为主、给予关爱　有的患者外科手术后可以达到比较理想的效果，恢复健康；但也有部分患者手术后效果不好或预后不良，甚至带来部分生理功能缺陷和肢体残缺，如胃大部分切除、直肠癌术后人造肛门、截肢、乳腺癌切除乳房等，给患者带来巨大的打击，使其产生自我形象紊乱。因此，护士对具有此类生理、心理特征的患者，要给予极大的同情、关心和体贴，让他们在理解的基础上积极面对现实，理智地配合治疗和护理，从而获得全面的身心康复。护士可列举现实生活中的实例来感化他们，让他们鼓起勇气，达到自我实现的目的。护士在劝说过程中，要注意仪容仪表，不可化浓妆，不要过分炫耀自己，以防患者产生自卑；通过适当的抚摸、倾听、沉默及表现同情的面部表情等沟通技巧与患者交谈，不要刻意为了谈话而设置场景，应该在实施生活护理的过程中自然而然的流露，如每天早晨做晨间护理时，护士以温馨的语言和物化的形式传达给患者，如"您今天看起来气色不错""您会一天比一天好的"或者送上一束鲜花、几只千纸鹤、一份祝福卡等，拉近与患者的距离，表达对患者的关爱之情。经历一段适应期，患者会逐步消除术后身体变化所引起的心理压力。

5. 了解需要、及时满足　术后患者由于手术创伤、疼痛和治疗的限制，导致自理能力下降或缺失，生活能力部分或完全依赖。这就需要护士加强病房巡视，注意观察患者的情绪变化，多与患者沟通与交流、及时发现患者的需求和存在问题，如睡眠、饮食、排泄、伤口疼痛、肢体活动等情况，积极主动地为患者解决困难；对于生活自理能力差的患者进行护理操作时，主动协助整理休养服；陪送重危患者检查时作好抢救准备；进行各项操作前先向患者说明，以让患者做好准备并愿意积极配合；在为患者查体、擦浴、导尿等操作时，应用屏风遮挡，动作轻、稳、快、准；要注意保护患者的隐私，以尊重患者的人格。

二 特殊病区护理礼仪

（一）儿科病区

● 案例 5-4

患儿，女，4岁10月14天。主因反复皮肤紫癜3月余入院。现病史：患儿于2017年元旦前，双上肢无明显诱因出现紫癜，就诊于当地医院，血常规结果示血红蛋白及血小板较低（具体未见），予以相应药物（具体不详）口服后好转。现患儿双上肢再次出现紫癜，门诊以"两系减低待查，再障"收入儿内科继续治疗。

问题：1. 迎接新患儿入院护理礼仪要求有哪些？

2. 接诊新患儿入院过程中的护理礼仪注意事项有哪些？

3. 责任护士引导新患儿及家属进入病房和熟悉病区环境时护理礼仪规范有哪些？

1. 儿科病区护理特点

（1）患者特殊：儿科病区一般收治从新生儿到14岁的患儿。他们的特点是年龄小、生活自理能力差、活泼、好动、缺乏自控能力。儿科护士不仅要掌握较丰富的护理知识和技能，还要掌握一些有关儿童心理学、儿童教育学及文学艺术等方面的知识，并且要有慈母之心，把他们当成自己的孩子对待。

（2）护患关系特殊：由于婴儿缺乏语言表达力和理解力，儿科护士是病儿直接护理者，是患儿的代言人，也是家长的教育者，更是康复和预防的指导者，必要时还需担当协调者。

（3）护理任务复杂：儿科护理不仅要为患儿进行技术护理、心理护理，而且还要为其进行生活护理。所以，儿科护理工作内容复杂，工作量大。

（4）护理工作难度大：患儿在治疗和护理中往往不合作，甚至哭喊抗拒，给护理带来很大困难；患儿不能主动、有效地配合病史采集、体格检查、诊疗和护理；小儿生长发育不成熟，免疫系统不完善，抵抗力差，易感染疾病，因而发病率高，起病急，进展快，病情变化大，给护理带来困难和风险。

（5）护理工作紧迫：儿童免疫力比成人差，发病急、病情变化快。因此，医护工作都有紧迫性，护士需要配合医生尽快地做出诊断，迅速地采取安全、有效的医护措施，以促进患儿的康复和防止并发症的发生。

2. 小儿病区护理礼仪　患儿在门诊或急诊就诊，经过初步诊断决定需住院治疗时，即意味着患儿将要离开熟悉的成长环境来到一个陌生的治疗环境。护士给患儿的第一印象非常重要，当他们感受到护士温柔热情的态度和和蔼可亲的举止时，害怕的情绪就会自然放松，并愿意与护士亲近，开心配合接诊，主动诉说自己有哪些不舒服，想做什么事情，有什么想法和要求等。

（1）入科接诊：当患儿来到儿科病房护士站，办公室护士要主动起身微笑相迎，热情柔声问候患儿及家属并进行自我介绍："你好，小朋友，我是×××护士阿姨"。对家属时，"您好，感谢您选择儿内科住院治疗，请您把住院申请单交给我，我为您办理入科手续"；要双手接过病历以示尊重，同时要请患儿坐在护士站的"患者专用椅"上休息。若是患儿哭闹不愿意住院，护士可以拿一些小玩具转移患儿注意力，通过抱抱患儿、握握手等柔哄亲近，先让患儿安静下来（图5-17）。

（2）核对信息

1）核对并录入信息：办公室护士待患儿坐定后，轻声询问患儿："小朋友，请问你叫什么名字啊？你现在有哪里不舒服吗？"或者询问家属："请问您孩子叫什么名字？现在有什么不舒服吗？"信息核对准确后，输入护士站电脑。

2）佩戴腕带：护士为患儿佩戴腕带于左手，并调至松紧合适，同时告诉患儿家属："腕带上面有您孩子的姓名、门诊号等，是医护人员为您孩子进行治疗、检查等操作时，识别确认您孩子信息的重要标识，腕带材质表面光滑、柔软且防水，平时佩戴尤其是洗手或洗澡时都不需要摘下来，以免丢失损坏，在您孩子出院时由护士为您孩子取下来。"

（3）入院宣教：清晰简要地向患儿家属讲解探视、陪伴等医院有关规章制度和安全教育等。不同年龄的儿童个性差异很大，语言表达能力也不同，因此，护士在做入院宣教的时候，不是单纯的向家长讲述，还要了解患儿的反应，另一方面还要

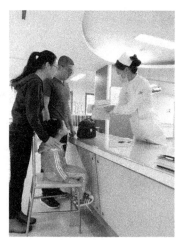

图5-17 入科接诊

细心观察患儿的非语言行为（如表情、眼神、体态），仔细体会和理解所表达的信息，制造轻松柔和的氛围，减少患儿对医院的恐惧。

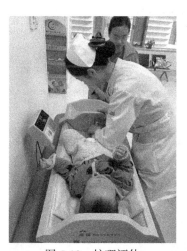

图5-18 护理评估

（4）护理评估：办公室护士在核对信息后，为患儿测量身高、体重，进行例行评估（对于不能站立的或者较小的患儿需用特定的体检仪或者皮尺为患儿测量身高）。以柔和的语言和优美可爱的手势引导患儿："小朋友，请你站在体重计上，护士阿姨要为你称量体重""你的体重是19.9kg""请转过身，眼睛平行向前看，我要为你测量身高""你的身高是110cm""好了，小朋友，谢谢你的配合哦，你真棒，现在请你从体重计上下来吧"（图5-18）。

（5）责任护士接诊：例行评估后，办公室护士要通知责任护士接诊，相互交接病人的信息。接诊后，责任护士要主动热情地向患儿及患儿家属进行自我介绍，"您好，我是您孩子的责任护士×××，接下来由我负责您孩子的治疗护理工作，您有什么需要我帮助的请随时找我。"同时也可以主动向患儿自我介绍，"小朋友，你好啊，我是护士×阿姨，接下来由我给你做治疗，好不好啊？"

（6）进入病房：责任护士接诊患儿之后，护送患儿入住病房，护士站在患儿及家属左前方一臂的距离，热情礼貌的引领患儿及患儿家属进入病房，注意要先为患儿及家属开门，如"来，小朋友，阿姨拉着你，家属请随我来，您孩子住在4号房间的10床"。进入病房后，请患儿上床休息，患儿家属坐在陪伴椅上休息，以细微严谨的护理礼仪，表达对患儿及家属的热情接诊，帮助更换儿童休养服，送上一个小玩具以缓解患儿及患儿家属在办理住院过程中的疲劳，消除陌生感及恐惧感，拉近护患距离。

（7）介绍环境：当患儿病情允许的情况下，责任护士要适时引导患儿及患儿家属、陪伴人员熟悉病区环境，依次介绍护士站、晾衣间、药疗室、处置室、检查室、医生办公室、活动区（图5-19）、开水间（微波炉）等场所，借此向患儿及患儿家属介绍护士站是护士工作的地方，药疗室是护士配液、备液的清洁场所，请不要随意进入，请看管好患儿，勿奔跑玩闹，有需要帮助时，可随时到护士站与护士沟通解决。

护理礼仪

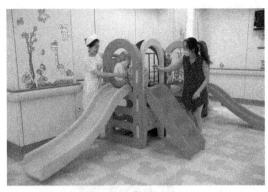

图 5-19　介绍活动区

2. 儿科护理过程中的礼仪注意事项

（1）在为患儿测量身高、体重时不仅体现护理操作的专业性，更要以规范的护理礼仪体现在对患儿的人格尊重和人文关怀。注意适当搀扶和正确提示，如"小朋友，请慢点、请小心！"等。

（2）在日常的护理工作中，作为儿科护士要注意满足住院患儿的情绪需求，缓解分离焦虑。病痛及与亲人的分离，使住院的婴幼儿迫切需要感情上的亲近和躯体上的爱抚，应经常给予必要的爱抚和情感依托，如多进行皮肤、身体的接触，多抚摸、搂抱小患儿，每当患儿配合完成一项护理操作时要给予语言鼓励、表扬，如"小朋友，阿姨知道你一定很勇敢，阿姨会轻轻地打针，很快就会好了……""真听话，吃了药病好了，就可以跟其他小朋友一起玩了……"

（二）老年病区

1. 老年病区特点　进入 21 世纪，人口老龄化已经成为全球面临的重要公共问题和重大社会问题，老年人医疗保健问题日益受到重视，如何为老年患者提供优质的服务，已经成为护理领域研究的重要课题。老年患者由于身体各项功能逐渐出现衰退、症状不典型、合并多种疾病，感知觉、记忆力、智力、活动能力等均呈下降趋势。

老年病区应根据患者需求，改进病房设施。根据老年人饮食、睡眠特点，配备微波炉、可调节高低床位、独立小房间或双人间等配套设施。根据活动能力下降合并多种疾病设立各种辅助器具，如助行器、拐杖、轮椅、平车等。针对视力、听力下降，护士在各项操作护理及宣教中注意字体、颜色、语速、语调、形象、耐心地与患者沟通，处处体现温馨、安全等特点。老年病区内建立宽敞明亮的休息活动区，方便住院老人日常聊天、会客，为老人提供轻松舒适的环境（图 5-20）。

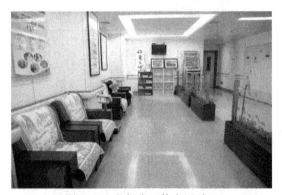

图 5-20　老年病区休息活动区

老年护理礼仪贯穿于入院、治疗、宣教、出院各个环节。护士对待老年患者不同于年轻人，如 65 岁以上老年人，身体功能仅为 20 岁的 50%，因此，进行各种临床护理操作时应注意，态度和蔼可亲，交谈时语气温和、亲切，措辞得当；称呼有礼貌；服饰得体大方，面带微笑；与老年人沟通用商量的口吻，不可言语生硬；耐心倾听老年人需求；涉及隐私时注意保密，给予适当的心理支持；对老年人一视同仁，尊重文化、性格差异。

2. 老年病区护理礼仪

● **案例 5-5**

患者刘某，男性，82 岁。主因发作性胸闷 17 年，再发加重 2 小时入急诊。查心肌酶正常；心电图示窦性心动过速，心率 105 次/分，血压 135/75mmHg，双耳听力减退，双眼白内障视物模糊，双膝关节退行性改变，不能负重。既往高血压病史 10 余年。急诊以"1.冠心病　不稳定性心绞痛；2.高血压病"收入心内科，10：00患者在急诊科医护人员陪同下坐轮椅进入病房。入科后给予卧床休息、吸氧、静脉滴注硝酸异山梨酯注射液扩血管治疗后好转出院。

问题：1. 接诊该高龄老年患者入院接诊护理礼仪要求有哪些？

2. 进行特殊治疗护理礼仪注意哪些？

3. 对高龄患者进行健康宣教、出院护理礼仪注意哪些？

（1）基本礼仪

1）入科接诊礼仪：当收到住院管理科电话，办公室护士电话中询问患者病情、基本生命体征、用药等情况，安排床位，嘱责任护士床旁备好接收新病人所用仪器设备。新入院患者来到病房护士站，办公室护士要站立起身微笑相迎，大声问候，搀扶患者坐下并自我介绍，言语简单精练："刘老先生，您好，我是护士××，感谢您选择我科室住院治疗，请您把病历交给我，我为您办理入科手续。"同时呼叫责任护士，评估患者情况，接过患者所携带行李，用肢体动作和微笑表示欢迎和礼貌。对于行动不便的老年患者，提供休息椅子，护士与患者同时坐在椅子上，做好入院宣教（图5-21）。

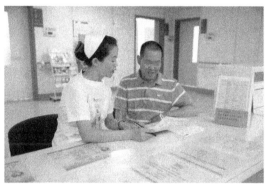

图 5-21 入院宣教

2）核对信息：办公室护士身体前倾，俯身靠近患者，言语清晰，核对患者信息是否正确及有无不适主诉："刘老先生，您现在感觉怎样？有什么不舒服吗？"信息核对准确后，输入护士站电脑。责任护士为患者佩戴腕带并告知作用，讲解时注意语速缓慢、言语清晰。核对后立即通知经治医生，在10分钟内到达床旁接诊。

3）例行评估：责任护士将体重秤推至患者平车或轮椅旁，如患者病情允许则缓慢搀扶，站立在体重秤上测量体重、身高，测量过程中护士一定站在旁侧，保证患者绝对安全。

4）责任护士接诊：评估后，责任护士主动热情向患者做自我介绍，"刘老先生，您好，我是您的责任护士小×，由我负责您住院期间的治疗护理工作，我先带您熟悉下病区环境，然后带您进入病房，在这过程中如果您有任何不舒服随时告知我，住院过程中需要帮助时请随时找我"。推患者轮椅，引领患者家属介绍病区环境，护士在引导患者过程中要采用稍微朝向患者侧前行的姿势，一边走一边介绍环境。随时观察患者的病情状态和意向，以便能够及时地提供护理服务。根据患者状态决定是否需要继续详细地介绍情况，还是尽量缩短时间把患者送到病房。所以护士应与患者基本平行进入病房，引领过程中重点观察询问患者有无不适主诉。若患者病情较重、不便活动时，则向家属或陪护人员介绍环境及相关规章制度。

（2）特殊治疗礼仪：护理操作时为患者做好操作前的解释、操作中的指导和操作后的嘱咐，对取得患者的配合、尊重患者的知情权、融洽护患关系是很重要的。

1）操作前的礼仪

仪表端庄，举止得体——做到衣帽整齐、动作轻柔、表情自然真诚。

言谈礼貌，解释合理——在操作前护士应认真核对患者的床号、姓名并简单介绍本次操作的目的，患者需准备的工作、操作的方法及患者在操作中可能产生的感觉。

2）操作中的礼仪

态度和蔼，真诚关怀——操作过程中注意与患者沟通，通过耐心地解释，动态地询问患者的感受，给予适当的安慰与鼓励，消除患者对操作治疗的恐惧感和顾虑，争取患者最大程度的理解与配合。

操作娴熟，适时指导——操作中护士应技术娴熟，动作轻稳，一边操作一边亲切地指导患者配合，并不时地用安慰性语言转移患者的注意力，使用鼓励性语言增强其信心，这样既可减轻患者的痛苦，又可降低操作难度，提高工作质量和效率。

A. 吸氧护理礼仪：接到医生医嘱，办公室护士通知责任护士为患者准备吸氧用物；责任护士与主班护士共同核对患者床号、姓名、吸氧流量及所需特殊用物，根据医嘱填写使用时间；面带微笑携带用物到患者床旁，核对床号、姓名，评估患者后取得合作，"刘老先生，您好，昨晚您发作了几次胸闷，影响您休息了吧？医生开医嘱给您吸氧，可以改善您的症状，请配合一下，我已经把氧气表给您装好在中心供氧装置上，氧气表已经给您打开，根据您目前检查结果，吸氧流量在 1～3L/min 就可以，非常感谢您的配合，如果您有什么不明白或需要帮忙，请随时呼叫我，我也会及时巡视来看您的"；向患者或家属交代用氧注意事项时要详细，示范操作过程。向老年患者做宣教一定要耐心、细致、周到，必要时多次重复，利用形象的语言、动作加深印象，反复讲解帮助患者掌握（图 5-22）。

B. 静脉输液护理礼仪：接到医生医嘱，办公室护士核对输液卡，并转抄医嘱校对通知责任护士。责任护士准备好液体，二人查对后携带用物至患者床旁。

首先核对信息和评估患者情况，询问患者需求，"刘老先生，您好！近几日您频繁发作心绞痛，医生给您开了硝酸异山梨酯输液扩张冠状动脉血管治疗，这种药可以有效缓解您的症状，您在输液前需要上卫生间吗？"协助并搀扶活动不便的患者做好输液前的准备。讲解时一定要细致、形象生动，有助于帮助老年患者理解（图 5-23）。

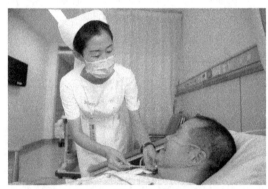

图 5-22　护士为患者吸氧

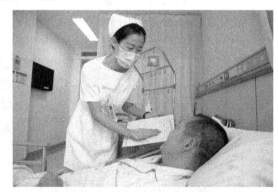

图 5-23　输液前核对、评估

选择血管，准备穿刺，过程中注意安抚患者并指导患者配合，解除老年患者紧张、焦虑的情绪。"刘老先生，我先看一下您手背上的血管好吗？这根血管疼吗？"选择过程中可以与患者交谈分散注意力，"不疼，我们就选择这根了啊，穿刺稍有一点疼，就像蚊子叮一下，请你握拳，配合一下。我现在给您输液，请不要紧张"。

穿刺成功后，嘱患者松拳配合固定。"刘老先生，血管穿刺成功了，我已经为您固定好针头，调节好滴数，我会随时来看您，输液过程中如有不适或渗漏，请及时告诉我，谢谢您的配合"（如穿刺不成功，护士应致歉："对不起，给您增添痛苦了，要不我另请位护士帮忙或请您先休息一下，好吗？"）。

（3）健康宣教礼仪：老年人注意力差、视听力差、思维能力缓慢，做健康宣教要注意方法和技巧，对老人要有耐心、热情、尊重、体贴老人，语言要简单明了，中心思想明确，尽量不使用医学术。宣教手册的字号要大些，图片多，设计形象，吸引老年人的注意，加深形象记忆。宣教时，护士要面带微笑，与患者目光平视："刘老先生，您好，您现在感觉怎么样呀？加用了硝酸异山梨酯治疗后，胸闷、憋气症状减轻点了吗？""您想了解硝酸异山梨酯扩血管药物的相关知识吗？这个药是通过扩张冠状动脉血管，从而使通过血管的血流增加，这样供应心脏的血液就会增加，您的心绞痛症状就好转了。"宣教过程中注意老年人反应，时间不可超过 20 分钟，如果出现不适或倦怠应及时停止，保证患者充足的休息时间（图 5-24）。

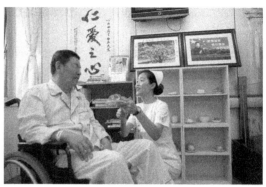

图 5-24 护士宣教

（三）加强医疗病区

加强医疗区是重症监护病房（intensive care unit，ICU），是随着医疗护理专业的发展、新型医疗设备的诞生和医院管理体制的改进而出现的一种集现代化医疗护理技术为一体的医疗组织管理形式。医院根据规模和需求常设置小儿重症监护病房（pediatric intensive care unit，PICU）；新生儿重症监护病房（neonatal intensive care unit，NICU）；内科重症监护病房（medical intensive care unit，MICU）；心血管重症监护病房（cardiovascular intensive care unit CCU）；神经外科重症监护（neurosurgical intensive care unit，NSICU）；肾脏病重症病区（kidney intensive care unit，KICU）等。ICU 把危重患者集中起来，在人力、物力和技术上给予最佳保障，使危重症患得到良好的救治效果。

冠心病监护病区作为一个特殊的护理单元，主要收治门诊、急诊等相关科室转入的危重患者；护士要经常与来自急诊科、相关病区医护人员及患者的家属进行有效沟通。因此，加强医疗区的护理人员不但要具有对专科急危重症的病情判断处置、专科护理能力，还应具备与各科室及工作单位的协调沟通工作能力。在与相关人员交接时的行为礼仪应该规范得体，这样既可以快速了解病情，提高患者就诊的效率，同时又营造了良好的医护患氛围，而且保证了患者的治疗时间和休息时间，避免交叉感染（图 5-25）。

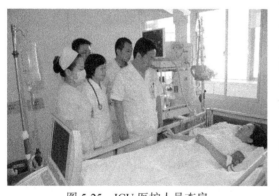

图 5-25 ICU 医护人员查房

ICU 采取封闭式管理、定时探视的规章制度，家属对于患者的治疗、护理不能参与。护士不仅要有扎实的专业理论知识及熟练的护理操作技术，还要具备广博的人文社会科学知识和良好的沟通能力，护士态度和蔼，一切以患者的利益为先，展现良好的护理礼仪，既可以减轻患者及家属的顾虑，拉近护士与患者及其家属的距离，也可以增加彼此的信任，提高患者及家属的满意度，提升护理质量。

1. 与急诊科护士的交接　当急诊科护士护送患者来到病房时，办公班护士应立即通知值班医生和责任护士,并起身微笑相应自我介绍,"您好,我是护士小×,请您把患者病历交给我,我来为他办理入科手续",双手接过病历,接过病历,办公班护士与患者进行核对,"叔叔,您好,我现在为您办理入科手续,需要核对一下您的信息,请问您叫什么名字?"对于步行患者,护士搀扶患者测量身高、体重;对卧床患者护士应询问其身高、体重。待患者信息录入电脑后,护士立即通知值班医生接诊。由责任护士将患者引领到病房。责任护士热情相迎,与急诊科护士进行床旁交接,"您好,我是责任护士小×,该患者目前的诊断及病情状况是怎样的?输入液体的浓度是多少?"急诊科护士交接完病情及现有治疗后,两人同时床旁查看患者皮肤情况,并协助患者取最佳舒适体位。与急诊科护士交接完毕后,送别急诊科护士。

2. 入院评估　责任护士主动迎接站在患者左侧,"叔叔,您好,我是您的责任护士,请问您叫什么名字?"核对准确后,为患者佩戴腕带于左手腕,并询问松紧度是否合适,同时告知患者,"腕带上有您的名字、住院号,医务人员为您检查、治疗时,会与您核对,腕带是防水的,您洗手时不需要摘下来,您出院时我们会为您取下来的"。为患者更换衣服,"叔叔,这是我们的休养服,我帮您穿上试一下大小合适吗?住院期间请您穿修养服,衣服脏了我们随时为您更换,我先帮您把自己的衣服收到柜子里",微笑并扶患者坐起,帮其更换衣服(例行新入患者评估同一般患者入院)。

监护室环境介绍,使患者消除陌生感,配合治疗,"叔叔,我们监护室一共有 19 张床,您现在住在×床,床头有一个呼叫器,平时有什么不舒服可以随时叫我们。与普通病房不一样的是监护室有其自身的探视制度,监护室每天的探视时间是下午 3∶00～4∶00,您有什么需要的东西到时可以让家属给您带来"。

3. 与医生交接礼仪　患者录入信息后,办公室班护士立即电话通知值班医生。"您好,我是办公室值班护士小×,我们刚新入了一个急性前壁心肌梗死的患者,住在×床。"无论是接电话还是打电话,都应该在主动问候对方"您好"后,马上礼貌自报家门,如"我是心内科的"。自报家门是应有的文明礼貌,是主动向对方表示尊重的必要形式。即便对熟悉的人或单位,也不可省略自报家门的必要程序。值班医生至患者床旁后,与医生简单交接,"×医生您好,这位叔叔/阿姨是刚住进来的,我刚给他测量了血压××/××mmHg,心率××次/分"。并向患者做介绍:"叔叔/阿姨,这位是今天的值班医生×医生,接下来他将要详细了解一下您的病情。"

4. 与家属沟通礼仪　在监护病房中,与患者家属间的护理礼仪尤为重要。当患者入住监护室时,监护室特有的管理规章制度,使患者家属不能陪伴在患者左右,不能随时了解患者情况,家属渴望时刻了解患者的情况,护士应充分理解这一点。患者家属在患者治疗康复中发挥着极其重要的作用,患者家属的言行,既受患者的影响,也影响着患者,可以说护士与患者家属的关系,是护患关系的一种补充,所以对待患者家属应像对待患者一样地和蔼、热情、耐心,必要时还需主动帮助,真诚地、尽可能满足他们的要求,从而使他们对护士产生信任感,以减轻其心理负担,使护理工作达到事半功倍的效果。主动向患者家属介绍自己并介绍患者入住监护病房后的情况:"阿姨您好,您是××的家属吗?""叔叔的住院手续已经办完了,我是他的责任护士,他现在住在×床,医生正在了解病情,一会了解完病情,会再跟你们沟通的,我先向您介绍一下我们监护室的情况,每天下午 3∶00～4∶00 是探视时间,两侧有探视通道,您可透过透明玻璃看到患者,并通过一对一电话连接与患者交谈(图 5-26)。患者饮食由营养室根据医生的医嘱提供,住院期间包括在住院费里,出院后统一结算,这里墙上有一个按钮,您平时有什么事可以随时按这个按钮与我们护士联系。您现在可以先去为他/她准备一些生活必需品,监护室门口墙上贴有患者生活必需品。"

责任护士主动协助患者在疾病的康复期下地活动，主动搀扶，保证安全（图 5-27）。家属探视时，主动将电话给患者接听，对于丧失语言能力的患者，责任护士主动为家属介绍病情。

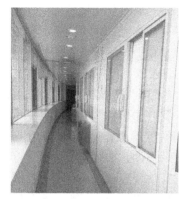

图 5-26　探视通道

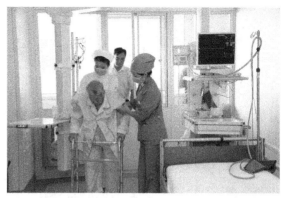

图 5-27　搀扶患者

（四）妇科专科操作礼仪

● 案例 5-6

责任护士遵医嘱为患者进行手术前的专科准备（阴道擦洗）。

问题：1. 妇科专科操作的礼仪流程是什么？

2. 妇科专科操作要注意哪些礼仪规范？

3. 妇科专科操作时怎样保护患者的隐私？

优雅的外在形象、负责的工作态度、良好的沟通技巧是做好妇产科人性化护理服务的内在要求。对于患有妇科疾病的女性来说，患者一方面对于疾病的耐受性较差，另一方面在情感方面也有较强的依赖性，其心理防线往往比较脆弱，不宜经受较大的打击，在面对疾病及其他问题时，容易产生较大的不良心理反应，这种不良的心理情绪严重时影响到患者的康复。护理人员在进行专科操作时要具备良好的职业形象和沟通技巧，充分的与患者进行感情交流，帮助患者增强治愈疾病的信心，要尊重患者的个人隐私，遵守病情保密原则，根据妇产科患者的心理特点给予相应的心理护理（图 5-28）。

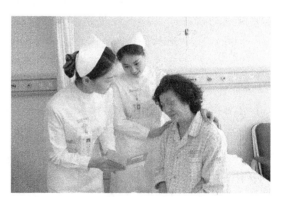

图 5-28　安慰患者

1. 物品准备　责任护士着装、仪表符合要求，查对医嘱确定要完成的护理操作。七步洗手法洗手，按要求佩戴好口罩，在治疗室完成物品的准备工作。

2. 查对解释　责任护士到患者床旁查对患者的姓名、住院号等，轻声询问患者有无性生活史，嘱患者排空膀胱。"1 床×××阿姨您好，由于您明日手术，现在遵医嘱要给您进行阴道擦洗，主要目的是清洁阴道，防止手术后逆行性感染的发生。您需要去卫生间排空小便，以利于操作的完成。"要求护士向患者讲解护理操作的目的及意义、注意事项和配合方法，以取得患者的配合。

3. 隔帘遮挡，保护隐私 责任护士协助患者至检查室，关闭好门窗，用隔帘遮挡好患者，询问患者有何需求，并满足患者合理需求。充分保护好患者的个人隐私。

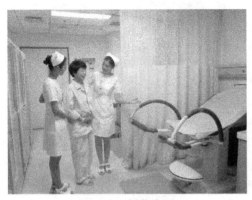

图 5-29 操作沟通

4. 操作沟通 责任护士铺好一次性检查单，将患者扶上专科检查床，并协助患者脱去一侧裤腿，取浴巾盖在腿上保暖。患者呈截石位，护士为患者进行护理操作。"1 床×××阿姨您好，窥阴器可能会让您感觉有轻微的不适，您可深呼吸并放松身体，我会动作轻柔的完成操作，感谢您的配合。"在整个护理操作过程中，护士应随时观察患者的反应及主诉，如患者不适感加重可停止操作，待患者症状缓解后再进行。另要求护士有爱伤观念，操作规范，动作轻柔，避免损伤阴道壁及宫颈组织（图 5-29）。

病房护理工作中应注意的礼仪要点可以简单归纳为"八个一"和"七个到"。"八个一"是一张真诚的笑脸、一声亲切的称呼、一具整洁的病床、一壶新鲜的开水、一次周到耐心的入院介绍、一遍准确规范的健康评估、一次个性化的宣教、一次准确的治疗；"七个到"指的是患者到了，医生护士的敬语要到、微笑要到、一壶新鲜的开水到、饭到、治疗到、护理措施及时到，让患者感受到温馨亲切，以发挥出护理工作的最佳职能。

（五）病房交接班礼仪

● 案例 5-7

上午 8：00 全体医护人员在医生办公室交接班，夜班护士报告前一日病区周转情况，内容包括出院总数、新入院总数、死亡人数、病危病重人数、手术后患者及有特殊病情变化、特殊检查患者的情况。

问题：1. 护理人员集体交班的礼仪流程是什么？
2. 护理人员在集体交班时要注意哪些礼仪规范？
3. 护士床旁交班时要注意哪些礼仪事项？

病房交接班是保证日常医疗护理工作严密性和连续性的一项重要工作程序。通过严格的交接班，不仅使患者的治疗护理更加系统、连贯、有序，还可加强团队之间的密切合作，形成良好的工作氛围和友好和谐的同事关系，保证医疗、护理工作的顺利进行。因此，注意交接班中的各种礼仪是非常重要的。

病房交接班可分为晨间集体交接班、床旁交接班、日常交接班。

1. 晨间集体交接班礼仪 晨间集体交接班是值班人员对病房患者情况向当日在岗人员做出口头及书面的报告，是所有病区的例会。由科室主任和护士长主持。要求夜班医生、护士提前准备好交接班物品，包括交班本、检查通知单等；参与交接班人员着装整齐、衣帽整洁、佩戴胸卡、精神抖擞、站姿端庄、态度严谨、保持安静、注意力集中。

（1）交班站位：人员站位呈双丁字排开。横排依次为夜班护士、夜班医生、科主任、护士长；左侧竖排为本科室医生、护士，按责任组依次排开，末位为主班护士；右侧竖排可为科室进修医生护士、实习护士等。

（2）交班要求：科主任宣布交班开始，夜班护士取沟通站姿手臂呈 90°持交班本开始交班。

首先要向大家问候"各位主任、护士长，大家早晨好!"，交班时声音要响亮，口齿清晰，语调自然，语气得当，严肃认真，内容要准确充分、重点突出、全面概括，医学词语规范，体现患者的病情动态变化。

医护人员汇报病情结束之后，科室主任提出需要改进的意见，布置当日重点工作，根据情况进行提问。护士长简要传达与医疗、护理工作有关的院、部会议精神。科主任最后部署和提出工作要求，宣布晨间交班结束，开启一天的工作。

（3）护士交接班：晨会后一般护士在护士站进行护理交班。护理人员的位置安排以大夜班护士和护士长为主，左侧依次为责任护士、高职护士、主管护师、护师、护士等，右侧依次为进修护士、轮转护士、实习护士（图5-30）。

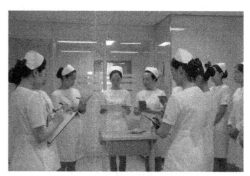

图 5-30 交班站位

夜班护士在交班前要保持良好的精神状态，面部清洁，衣帽整齐，坐姿端庄，提前熟悉交班内容、条理清楚，做到主次分明，重点突出。参加交班人员不得迟到，不论是站立还是坐位交班，参会人员都要保持规范的站姿和坐姿，仪表端庄，面向主持人或交班者，精力集中。

> **链接**
>
> 交班顺序：按出院、转出、入院、转入、死亡、手术、病危、病重、准备手术、特殊病例交班等顺序进行。手术患者交班手术方式、麻醉方式、患者神志、精神状态、生命体征、留置管道、手术切口包扎及渗出情况、全身皮肤、静脉输液等情况，并统计患者全天入量、尿量、各引流量情况。小交班内容包括当日进行各项检查的患者、需要病情保密的患者、体温血压高需要持续监测的患者、有特殊需求的患者等内容。医生对护理交班进行补充，重点介绍危重、新入、手术及夜间有病情变化并采取诊疗措施的患者的病情及处理措施。并告知经治医生应注意的患者及特殊注意事项。

（4）仪表整理：医护集中交班结束后，在正式开始一天的护理工作前，护士要相互检查仪容仪表，分两排相对站立，护士微笑向前迈上一步，礼貌伸出右手示意，邀请对面护士检查自己护士帽佩戴、工作服整洁、胸卡佩戴、鞋袜穿着等情况，转身后再次请对面护士检查头花佩戴、腰带收紧情况，并邀请对面护士出列，并为其检查护士仪表形象（图5-31）。

（5）核对时间：护士长检查护士胸表或手表佩戴情况，并精确核对时间到分钟（图5-32）。

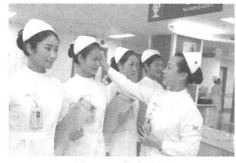

图 5-31 仪表整理

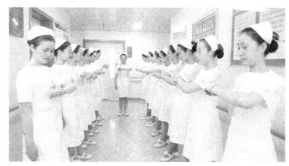

图 5-32 核对时间

每日清晨交班时，由护士为大家朗读一则励志短语，如"微笑拥抱每一天，做一个像向日葵般温暖的女子""用爱生活，你会使自己幸福！用爱工作，你会使很多人幸福！""用爱心来做事，用感恩的心做人""只要用心生活、每天都有收获；只要用心工作，每天都有创新""一天之际在于晨，所有的美好从清晨开始"……带给大家一天满满的正能量。

2. 护理床旁交接班礼仪　护理床旁交接班是护理工作中的重要环节，对提高护理工作质量、保证患者安全起着重要的作用。有效的护理交接班不仅要交接清楚患者的病情、治疗的情况，还需要对患者的生活护理、个性化需求、心理状况等进行全方位交接。

● 案例 5-8

全体护理人员进行病房临床护理交接班，夜班护士和责任护士交接患者病情及治疗、各种引流管留置及皮肤情况等。

问题：1. 临床护理交接班的礼仪流程是什么？

2. 护士在交接班时要注意哪些礼仪规范？

（1）晨间问好：护士长带领护士到达病房，首先要代表在班的护士亲切地向病房内患者问好，夜班护士称呼待查患者并向护士长介绍患者情况："×叔，早上好！这是我们病区护士长，您新入院，护士长带我们来看看您！"护士长自我介绍，向患者问好，并询问患者目前状况，"您好，我是××病区护士长×××，您目前感觉怎么样？"以亲切体贴的语言问候患者，

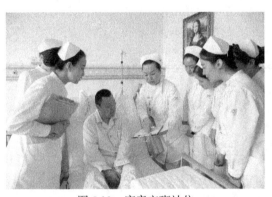

图 5-33　床旁交班站位

并在交谈中评估患者病情特点，进一步交谈获取患者主诉信息："您这次因为怎么不舒服来住院的？"

（2）交班站位：床头交班查房可根据病情及查房内容选择在病房或护士站。在患者身边查房时，护理人员的位置安排以患者卧位的左侧依次为责任护士、高职护士、主管护师、护师、护士等，右侧依次为主查人、护士长，床尾为配合护士、实习护士、查房车及用物（图5-33）。

（3）交班内容：病情特殊、新入院患者等要根据患者情况，必要时查体重点交接，如长期卧床患者，要注重查看皮肤，查看患者时动作要轻柔，检查要细致。对有些不需要患者了解的内容要注意回避，如患者的隐私，家属要求对患者保密的诊断、病情及工作人员之间的问题等，可回到办公室或护士站后再交代解决。护士要注意自己的形象和举止，在患者床前护士长、交接人员不可互相说笑、嬉戏、谈论与患者无关的事情。

夜班护士小声交班病情及治疗（特殊患者注意保护个人隐私）、存在的护理风险、氧气瓶使用、各种管道的固定及标识、腹带的佩戴、抗血栓压力带等使用情况，并与晨间护理班护士共同为卧床患者翻身，并为患者扣背、排痰，防止肺部感染；检查全身皮肤完好情况及各种引流管的固定、引流情况；主班护士在床尾检查抗血栓压力带的正确佩戴情况，并协助患者双下肢活动，防止下肢深静脉血栓的形成。学生手持手消液为大家进行手卫生消毒。

3. 交接班过程中的原则与注意事项

（1）按时交接班：是最基本的礼貌，也是工作制度的严格规定。值班护士根据病区的要求，

结合患者不同的病情，进行仔细的交代，接班护士要对患者的护理情况做必要的检查。

（2）护士在进行交接班时，对患者要做到，一人一交接，即在一个患者面前要完整地交代护理内容及病情情况，不要在另一个患者面前继续讨论前一个患者的情况，特别是在普通患者床头讨论危重患者的病情，容易引起患者的误会。

（3）临床护理交接工作中要做到"四轻"，即走路轻、说话轻、操作轻、开关门轻。严格的交接班流程、完善的交接班内容不仅提高了交接班的质量，减少医疗、护理安全隐患，也展示了护理人员良好的职业素养、礼仪礼貌，更提高了患者的满意度。

4. 手术前护理交接班礼仪 手术前护理交接流程必须科学化、人性化、礼仪规范化，包括交接用语、交接内容、交接顺序，礼仪礼节细化到护理工作的每个环节、每个细节。要将"严格防止手术患者、手术部位及术式发生错误"列为重要的安全目标。

● 案例 5-9

手术室护士到病区接手术患者入手术室，与病区护士进行术中带药、影像资料、特殊物品等方面的交接。

问题：1. 手术前交接的礼仪流程是什么？

2. 手术室护士与病区护士在术前交接时要注意哪些礼仪？

（1）电话通知：手术室护士提前致电病区护士站，"您好，我是手术室护士×××，您病区 1 床，×××患者今日手术，我将会在 10 分钟后到达病区接患者入手术室，请您病区做好相关术前准备，谢谢"（图 5-34）。

（2）病区术前准备：责任护士接到主班通知后，到护士站查对手术患者术前医嘱，并到患者床旁为其执行术前准备。"1 床，×××阿姨您好，您今日手术，手术室护士将会在 10 分钟后来病房接您去手术室，您需要上卫生间吗？现在遵医嘱为您注射阿托品，主要作用是抑制腺体分泌，有利于手术麻醉进行，请您不要紧张，我会很轻柔地为您注射药物。"

（3）护理交接：手术室护士与病区护士共同查看手术患者病历，到患者床旁，手术室护士站在患者的右侧，病区护士站在患者的左侧，轻声问候患者，"1 床，×××阿姨您好，您今日手术，我来接您到手术室，请您放松，不要紧张。有事可随时与我沟通，我会及时为您解决。"手术室护士手持病历核对患者的信息，包括床号、姓名、性别、年龄、住院号、腕带、手术部位、名称及既往病史等（图 5-35～图 5-37）。

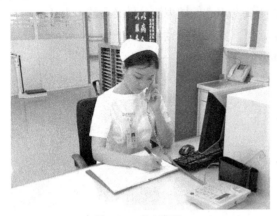

图 5-34　电话通知

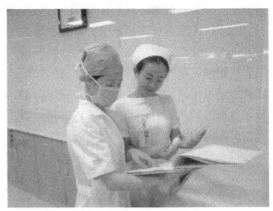

图 5-35　核对病历

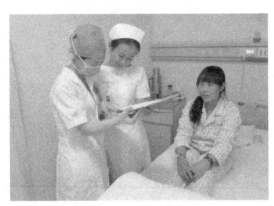

图 5-36　核对身份

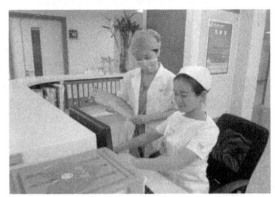

图 5-37　填写交接记录

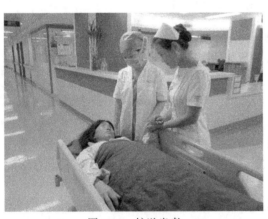

图 5-38　护送患者

两名护士共同协助患者躺于平车上，盖好被子，共同查对交接患者术前准备情况，包括是否禁食、过敏史、术前针执行情况、手术标记、留置针、大静脉通道、活动假牙、皮肤情况、术中带药、影像资料、特殊物品等。手术护士到护士站填写患者手术前交接记录。请责任护士核对填写内容，无误后给予确认。病区护士与手术室护士共同将患者送至手术电梯入手术室（图 5-38）。

对于接受手术的患者来说，手术是其一生面临的最重大的事件之一。手术前，患者往往在恐惧、焦虑、担忧、希望等情绪中徘徊，护士与患者及时地沟通交流，分散患者的注意力，说一些患者感兴趣的话题可有效帮助患者放松情绪。对于过于紧张的患者，病区护士可适当使用肢体语言安抚患者，如轻抚患者的额头、拉住患者的双手、轻拍患者的肩膀，减轻患者焦虑的程度，增强治疗疾病的信心，进而减轻患者术后疼痛的程度。

（六）手术后护理交接礼仪规范

● 案例5-10

手术结束后，手术室护士送患者回病区内继续治疗，与病区护士进行患者、术后用药、影像资料、特殊物品等方面的交接。

问题：1. 手术后交接的礼仪流程是什么？

　　　2. 手术室护士与病区护士在手术后交接时要注意哪些礼仪规范？

手术后患者交接时间虽短，但仍然存在各种意外情况和危险因素。规范并认真地遵守手术后护理交接流程是保障护理安全的关键。病区护士、手术室护士要持续、始终地关心患者，态度和蔼、语气温和、关心患者安危，并严格地执行手术后护理交接流程规范和相关制度，使患者得到更好的护理，达到持续维持患者手术安全的目的。

手术后管道较多的患者要按照从上到下、从左到右的顺序检查并交接，以防遗漏。交接时护士要面带关切、亲切的笑容，当患者伤口有疼痛时，要收敛笑容、眼含关怀、同情和鼓励，语气要温和、音调要适中，从言行及心灵深处表现出对患者美好的祝福，并展现护理人员的沉着、技术的老练和成熟，使患者感受到被关心和体贴的情感，赢得患者的信任，取得患者的尊重和依赖。

手术后护理交接不但反映了护理质量的高低，更关系到患者的生命安危。规范的交接流程，可消除诸多护理不安全因素，防止发生医疗、护理纠纷，杜绝差错的苗头出现，不仅展现了护理人员良好的护理形象，更是医院护理安全中不可缺少的一部分。

1. 搬运患者　手术室护士将手术平车放置与病床等高，责任护士将"过床易"轻放于患者身下，二人共同将患者平稳移至病床上，并为患者盖好被子。搬运患者时应注意保护患者个人隐私，动作轻柔，保护好患者留置的管道。最后由病区责任护士为患者穿好衣裤，摆好体位。

2. 病情观察　责任护士告之患者已平安返回病房，并观察患者的神志，为其测量生命体征，遵医嘱吸氧、连接心电监护仪、用药等。"1床，×××阿姨您好，您手术已顺利结束，现在已经返回病房，您现在的血压是110/70mmHg，心率是90次/分，生命体征平稳，请您安心休息。"

3. 二人交接　病区责任护士与手术室护士仔细查看并交接患者情况。手术室护士交代患者姓名、手术名称、麻醉方式、术中入量及出量、生命体征情况、手术部位；输入的液体及通路、留置的各种管道、皮肤完好等情况，麻醉师交代麻醉方式、术中特殊情况、特殊用药、生命体征；病区责任护士核对患者的生命体征，检查患者的伤口敷料及管道固定情况，接收患者的衣物、影像资料、特殊物品等（图5-39、图5-40）。

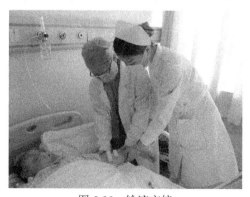　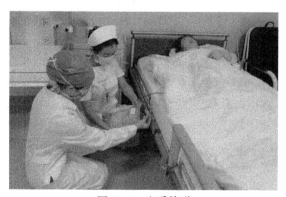

图 5-39　输液交接　　　　　　　　　　图 5-40　查看管道

4. 交代注意事项　病区责任护士安慰家属并仔细交代术后注意事项，包括卧位、饮食、用药、活动、存在的护理风险及注意事项等。

5. 护理文书交接　手术室护士与病区责任护士共同回到护士站，一起查看患者护理记录单，并登录电脑系统进行手术患者交接单的确认。

第4节　出院护理礼仪

 案例5-11

患者，男性，46岁。主因胸闷、憋气5小时于3月2日20：00急诊步行入院。入院后生命体征平稳，偶有胸闷、胸痛症状，入院心电图呈病理性Q波伴心肌酶升高，诊断：急性心肌梗死（下壁、前壁），心功能Ⅰ级（KILLP），高血压1级（极高危），陈旧性脑梗死。遵医嘱给予抗凝、降脂、扩血管等对症治疗，3月6日局麻下经右侧桡动脉行冠脉支架植入术，术后患者病情恢复良好，桡动脉穿刺处伤口愈合好，3月7日晚查房时，主管医师通知患者3月8日上午10：00出院。

问题：1. 出院指导礼仪的要求有哪些？

2. 责任护士应该如何为患者进行规范的出院指导？

3. 如何做到规范的出院护送礼仪？

一　出院指导礼仪

经过一段时间的住院与治疗护理，患者的病情好转、稳定或痊愈，或因其他原因需要终止住院，可出院或转院者，经治医师提前1天通知患者和家属准备出院，经治医生完成诊断证明、出院介绍信，根据病情开具出院带药处方、出院记录，经过主管医生、主诊医生逐级审签，护士长征求出院患者意见或进行满意度调查。护士在患者出院时，始终如一地维持并展现良好的护理礼仪不仅保证了患者的治疗依从性、持续性，同时也使护患关系有一个良好的维持和延续，构建了和谐温馨的医疗环境，提升了医院的影响力。

1. 通知患者及家属　主班护士在接到患者出院通知信息后，与医生核实患者出院的时间及知情状况，主班护士告知责任护士到病房通知患者及家属出院消息，责任护士应根据患者情况适当表达，若为痊愈或好转患者应积极分享这个好消息，若是转出进一步治疗或放弃治疗的终末患者，责任护士应注意说话语音语调，细心体会患者及家属的情感状态，表达对患者及家属的关心，以得体的护理礼仪展现护士的共情，表达人文关怀。责任护士要向患者及家属说明出院手续办理流程。配合患者及家属顺利完成出院手续的办理。对于临时出院行动不便的患者，责任护士要主动帮助患者与其家属取得联系，带齐相关证件、住院押金收据等，使用通信工具通知其家属到医院结账处办理出院手续。

2. 祝贺出院　责任护士说明出院结账后在院治疗、护理及配餐停止的时间，以便患者做好出院准备，并对患者在住院期间对护理工作的支持与配合表示感谢，对患者身体的康复表示祝贺！诚恳地对医院、病区的管理、检查、治疗、饮食护理工作中的不足之处表示歉意，希望患者和家属留下宝贵意见，以便改进工作，不断提升医疗护理质量。

3. 规范出院指导　责任护士要主动详细地介绍出院办理手续的流程，同时进行有针对性的健康宣教，并根据医生出院医嘱及用药指导，对患者进行指导，提供个性化指导书 1 份。

在用药指导中应注意：①教会患者辨识各种出院携带的药物、剂量和服用时间。②教会患者如何观察药物的作用和副作用（尤其像地高辛、华法林等特殊药物的用药观察）。③强调按时服用药物，不可漏服、多服、少服。④提供详细的书面指导用药单。

在讲解过程中应注意：①语速要放慢、声调要温和、重点药物要着重强调，可用红笔划线标记。②叮嘱患者出院后要保持良好的生活起居习惯，按时服药、定期复查。③提供主管医生门诊时间，鼓励患者积极参与门诊的健康教育讲堂，加入病友微信群，为患者提供多渠道的帮助和服务。④要求患者要按医嘱定期地来医院复查，如有不适症状，应随时来医院就诊，或者打电话咨询。⑤请患者留下电话、邮箱等联系方式和家庭住址，便于进行随访。⑥遇有认知障碍的患者，护士要详细向患者家属讲清楚出院的注意事项，以及日常护理的有关要求，体现出对特殊患者的特殊关爱。⑦护士要主动告诉医保患者复印病历的时间、地点和邮递方式。为患者提供最为周到细致的护理服务。

4. 帮助整理　责任护士帮助行动不便的患者脱去休养员服装，更换便服，整理洗漱间、床头柜、壁柜内的用物，温馨提示患者不要遗漏在床垫底下的物品，收拾好个人手机、充电器等私人用物。遇有遗漏物品，护士妥善帮助保存，护士及时与出院患者联系。

二　护送出院礼仪

出院护送是我们对患者关爱的延续，道别的时候表达友好祝愿，是增进护患关系的良好时机。当患者办理完出院手续结账后，患者发自内心要到护士站与护士道别，赠送锦旗、感谢信、花篮、书法牌匾等表示感谢时，也许护士正忙于日常工作，对于患者到护士站的道别没有安排专门的时间与患者沟通交流，此时要与道别的患者和家属微笑，表达对患者的服务是我们应该做的，婉言谢绝；推托不掉的，接过患者或家属的感谢纪念品，表示真诚的感谢和祝贺，并热情道别患者及家属。若患者以自己的绘画、书法作品或亲手制作的纪念品表达谢意时，护士要真心赞赏患者的美意以示尊重，并表达谢意（图 5-41）。

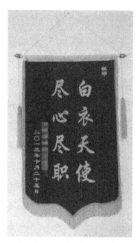

图 5-41　患者的感谢

1. 主动帮助　患者办理完出院手续后，责任护士核对患者信息，剪下腕带。当出院患者随身物品较多时，责任护士要主动提供手推车帮助推送行李；若出院患者行动不便时，责任护士要主动提供轮椅或平车；异地患者乘坐火车或飞机离院时，责任护士要主动提醒患者提前办理出院，并帮助患者计划安排好出发时间，以免延误行程。

2. 出院道别　护士要主动打开门禁，协助拿包、搀扶患者走出病房、送上电梯，道一声"您慢走，多保重""别忘了按时吃药、定时复查""回去要好好休息"，这些体贴的要求，可以体现出护理人员的良好修养和职业作风，也可以使患者感受到医护人员对他们的精心关爱。

第 5 节　医护工作人员沟通礼仪

● 案例 5-12

心内科在抢救一位急性左心衰患者时，家属守候在床旁，医生下达口头医嘱有误，吗啡

10mg 静脉推注（口误），责任护士该如何正确执行医嘱？

　　问题：1. 责任护士该如何正确执行医嘱？

　　　　　2. 抢救结束后，护士如何与医生沟通交流？

　　护理人员作为医院医疗团队的一个重要人群，每个护理人员的性格特征、年龄差别、资历深浅、工作经验、技术水平等各不相同，这种差异是客观存在的。护士在工作状态时，要与护士长、医生、护士、外送人员、实习护士、保洁人员等内部工作人员共同协作，密切配合才能高效完成护理工作，因此，每一个人都要适应环境，不可随意选择或更改合作人员。当同事取得成绩时，应真诚祝贺和由衷地感到高兴；当同事遇有困难时，应积极热心地帮助解决；当同事遭受挫折或不幸时，应主动关心和同情。工作在同一个集体中，目标只有一个，那就是为患者提供优质服务，一切个人意愿都要服从工作需要。因此，注重培养护理人员与医务工作人员的沟通礼仪，努力营造团结协作、和谐进取的工作氛围，使整个护士群体更具有凝聚力和向心力。

 护理人员之间的沟通礼仪

　　护理工作的连续性、协同性、合作性，决定了护理团队中的每一个分子都需要与他人的相互合作，发挥护理团队的协作精神，共同完成对患者的治疗护理服务工作。自 2010 年国家卫生和计划生育委员会提出了加强临床护理工作，开展"优质护理服务示范工程"，分组护理，护士分工明确，责任到人，一名责任护士分管少于 8 名住院患者的入院接诊、治疗护理、出院指导；按疾病轻重缓急、自理能力程度提供生活护理照护；护理宣教工作贯穿入院、住院、出院直至院外。责任护士按时完成本班工作，不要遗留到下一班；交班前先巡视一遍，做好交接前的准备工作，对于需延续治疗的患者的药物要认真核对交给下一班；对于即将输完的液体要提前配制好，以免给接班护士造成忙乱；对于拟行做检查的患者，提前将检查单准备好，方便于人；对于行走困难的患者备好轮椅、平车等准备工作，时时处处为他人着想。要认真全面地将本组患者的病情和观察重点、继续实施的护理措施认真交接，避免遗漏或重复。责任组之间要相互配合，当听到呼叫器铃声响起时，即使不是本组患者的事情，如有时间也应该主动帮助处理；遇有抢救需要合作的要主动参与救治，做到护理工作分工明确而又协调一致，齐心协力工作；真正本着"患者第一、病情第一、时间第一"的原则，做到协调一致，使整体护理工作处于紧张有秩、和谐有序的状态，使患者看得见护士的身影、听得见问候声，交流中沟通有效，处事中方式得体。

　　1. 护士长与护士的沟通礼仪　护士长与护士之间的关系既是工作上的同事关系，也是上级与下级、领导与被领导的关系。护士长要准确及时传达上级要求，下达任务和布置工作；参加并指导各级护理人员完成危重、手术、疑难复杂患者抢救和护理技术操作；督促落实各项规章制度，发现质量问题及时有效解决；要关心体贴护理人员，对于护士提出的合理要求及时满足；要关心护士成长进步和职业规划，注重新护士沟通礼仪培训，为新护士提供到"规范化礼仪基地"培训的学习机会，使护士具有较强的沟通能力和语言表达能力，自觉养成慎独、奉献及对患者有爱心、耐心和高度责任心等护士职业素质。

　　（1）当病房抢救患者需要加班时，护士长按照值班听班规章制度，第一时间通知护士赶到医院，对于加班的护士，护士长应该给护士补休，并对加班的护士给予表扬和鼓励。

　　（2）当医院、病房组织公益活动，需要护士利用业余时间排练节目、到社区健康宣教、出公差等活动时，护士长要主动协调护士夜班，保证充足睡眠，待活动结束后，护士长给予该护士上报加班费或补休。

（3）当病房患者突发病情变化，护士主动加班后，护士长要主动关心问候，询问护士身体状况，待抢救结束后及时下班休息。

（4）当护士身体不适不能坚持上班时，护士长要主动关心护士，协调医生看病，适当调整班次，待休息康复后再回到岗位上。

（5）当有患者对护士工作的技术或态度有意见时，护士长首先要先了解情况，确实护士技术水平问题，护士长要主动帮助护士提高技术水平，加强培训；与患者和家属沟通不畅的问题，护士长要主动帮助护士提高沟通能力和技巧。

（6）当患者和家属跟护士长表扬护士时，护士长要对患者的肯定表示感谢，肯定并表扬护士的工作，将此记录并纳入医德医风评价及优秀护士的评优的档案。

（7）护士长建立病区护士沟通平台（如微信群、QQ 群），通过语音留言、实时沟通非保密的信息，增进理解，加强团队凝聚力。

（8）当护士长由于未深入调查事实真相，而错误批评护士时，护士长应主动与护士说"对不起，错误批评你了"。

（9）在护士参加考核、考试、调职、晋级等环节，护士长要主动关心，指导多媒体制作、操作技巧，使其顺利通过考核。

2. 护士与护士长沟通的礼仪　护士与护士长之间的沟通是以相互理解尊重、友爱协作为基本前提的。在护士长与护士之间的沟通中应注意相互交流，作为护士要体谅护士长的工作整体性，尊重领导、服从管理，主动配合，明确工作流程和标准，认真履行各班工作岗位职责，当遇有困难或解决不了的问题时，要主动及时向护士长报告、反馈，取得护士长的帮助和支持。

（1）当遇有操作失败，患者及家属不满时，护士要不隐瞒事实真相，不推卸责任，第一时间向护士长报告，以解决问题。

（2）当患者发生输液反应、压疮、跌倒、坠床等不良事件时，第一时间向护士长报告，配合护士长分析不良事件发生原因，找出并制订防范措施，在护士长指导下如实上报不良事件。

（3）当病房抢救患者需要加班时，护士长调配护士加班，护士应服从分配，不计较个人得失，这是医护人员应有的品格。

（4）护士个人在各项考核验收出现失误，涉及集体荣誉时，应向护理团队致歉，并虚心接受护士长的批评，制订下一步努力方向和目标。

（5）护士处理好工作、学习及休假安排，事先提前向护士长递交书面报告，护士长统筹安排后，准予休假后方可离岗，假期结束要及时向护士长销假。

（6）护士遇有突发病假、事假，特别是在值夜班和节假日班，在不影响患者治疗的前提下，坚持到与下一班交接；护士长与护士协商同意后与同事换班，同在一个集体的护士要互相帮助、互助友爱。

二　护士与医生的沟通礼仪

护士与医生是工作上良好的合作伙伴，共同组成了"医护一体化团队"（图 5-42）。护士在护理活动中，如果能多向医生请教，了解医学新进展，熟悉医生的治疗方案，护理工作的目的性就会更加明确。有了良好的专业技术和对患者负责的精神，必然会赢得医生的信任与尊重。

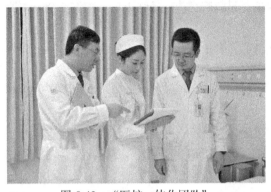

图 5-42 "医护一体化团队"

每天医护早交班会上，护士先将全天收容、危重、手术、特殊检查交班，医生做病情交班，还要针对危重患者风险预测进行重点交班，医生侧重于对患者身体疾病的诊断和下一步治疗方案交班，护士侧重对患者身心护理问题实施评估、护理诊断和治疗护理交班，共同分享信息。因此，护士与医生在工作中的合作是极为密切的，犹如左手和右手的关系，医生和护士之间的配合，既有合作又有分工，应相互提醒，查缺补漏。护士在工作中要遵从医嘱、正确执行医嘱，在执行医嘱的过程中，要时时根据患者的病情变化和用药效果及时与医生沟通，而不能盲目执行医嘱、依赖医生。因此，建立良好和谐的医护关系，才能共同完成优质、高效、安全的医疗护理服务。

1. 取得医生对护理工作配合时的礼仪

（1）当医生将医疗垃圾丢入到生活垃圾时，护士应主动与当事者讲清楚医疗垃圾与生活垃圾分别放置的位置和管理规定，加强培训，确保职业安全防护落实到位。

（2）当开医嘱时间超过上午 10：00 时（病情特殊变化的除外），护士要与医生沟通，强调医嘱管理规定，取得医生的配合理解和支持。

（3）医护之间出现误解与矛盾时，医护双方均应保持冷静与克制的态度，不应在患者和家属面前发生争执，护士要向护士长及时报告，说明理由；即使医生做得不对，也不要背后随便议论；护士长视情况帮助调解或要向科室主任报告事情的经过和处理意见。

2. 向医生报告病情时的礼仪

（1）当患者突然发生病情变化时，护士要在第一时间呼叫值班医生或经治医生，并采取相应的急救措施；当医生赶到病房时，护士将观察到的生命体征准确及时报告，并与医生共同救治患者（图 5-43）。

（2）当患者按红灯有不适症状时，护士第一时间赶到床旁，先了解患者需求，如需要医生处理的病情变化，护士对患者的生命体征进行初步测量后，再向医生报告。

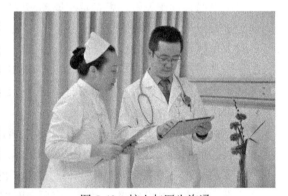

图 5-43 护士与医生沟通

（3）当患者需要找医生时，护士要及时找到主管医生："请问哪位医生负责 3 床的杨某某？"

（4）当医生正在书写病历或手头上在做别的事情时，护士："对不起，打扰您某某医生，6床患者病情有变化，请您看看好吗？"切忌站在大门口大声喊叫，惊扰多人。

3. 对医嘱有疑问时的沟通礼仪

（1）护士处理医嘱时，查对时发现医嘱药品名称、药物浓度、剂量、用法或配伍禁忌有疑问时需要向医生核对，确认无误后方可执行。

（2）当医生正在查房、与患者及家属谈话时，应该稍等，不打扰医生，待医生查房后再与医生沟通，此时这样做，有助于保持医生在患者心目中的"权威性"。

（3）当在抢救患者时，医生下达口头医嘱剂量有误，家属同时也守候在床旁，责任护士以委婉的口气询问医生，如"通常剂量不是××mg"吗?在得到医生重新确认医嘱后，护士要再次大声复诵，经两人核对确认后执行。待救治结束后，护士要主动找到医生，对提醒和询问口头医嘱有误一事，当面进行交流，以进一步增进医护之间的工作配合和协调关系。

（4）当患者病情变化，需重新下达医嘱，而医生一时工作繁忙时，护士主动提醒医生下达更改医嘱，不要把主观意见及埋怨、责怪的情绪掺入话语中。例如："怎么还没有开新药医嘱？"

4. 请医生帮助时的礼仪

（1）为保证一级护理患者外出做检查的安全，外送人员、责任护士和经治医生要同时护送患者外出做检查，责任护士主动提醒医生："张医生，您现在有时间吗？咱们一起陪×床患者做检查，什么时候走呢？"

（2）"张医生，您的 3 床说他的血糖不稳定，想加测一次血糖的检查，请您开个临时医嘱好吗？"

（3）"张医生，3 床青霉素皮试阳性，请您跟我一起看一遍好吗？"

（4）"张医生，药局来电话，××药更换厂家、剂型了，请您重新开医嘱好吗？"

链接

请医生帮助时的注意事项：

1. 注意使用礼貌用语，相互尊重。
2. 做好检查、治疗前的准备工作，团结协作，提高效率。
3. 注意询问的时机、方式，当医生专注于某项技术操作、查房、谈话时，最好不要打扰。

5. 医生查房与护理操作重叠时的礼仪

（1）医生正在查房时，护士最好不要打扰医生查房，可在一旁等候片刻或征得医生同意后再进行护理操作。

（2）护士正在进行无菌操作时医生进来查房，应婉言请求医生暂时等候，加快操作，尽量不耽误医生查房。

（3）当实施心肺复苏、气管插管、吸痰等操作时，医护人员要分工明确，有条不紊，同时抓紧时间完成各自的工作，立即投入到有序的急救配合中。

（4）当医生查房与护士（或护士长）查房时间重叠，医生查房在先时，护士（或护士长）可先查另外一名患者，待医生查房完毕后再重新回到病床问候患者。

 带教老师与护生的沟通礼仪

临床带教老师是新上岗护士、护校实习生、外院进修生在临床护理工作中最直接的引导人，因此，临床带教老师应经过"实习护士带教教师资格认定""进修生带教教师资格认定"，审核合格后方可带教。除此之外，还应有较高的礼仪素质，为人师者，形象为先，生活上，主动关心他们的生活及身体状况；临床工作中，有时会遇到患者不愿意接纳护生做护理操作，带教老师首先要说服患者，协调患者与护生的关系。临床带教老师与护生沟通交往时，多给学生鼓励，让微笑和眼神相配合，同他们做感情上的沟通。

带教老师五项标准

1. 有良好的职业道德　敬业爱岗，责任心及奉献精神强，富于爱心和同情心，具有慎独精神。

2. 业务能力强　熟练掌握基础和专科护理理论，掌握基本护理技能和专科护理技能。

3. 教学能力　教学态度认真、严谨；为人师表，关心爱护学生；具有较强的组织、讲解、示教能力。

4. 交流能力　善于沟通，表达清晰，熟练掌握护患情景沟通技巧，具有协调和化解护患冲突的能力。

5. 礼仪形象　符合护士职业形象和标准，亲切友善的言谈，热情有礼的表情，优雅得体的身姿。

1. 迎接实习护士礼仪　"大家好，欢迎来到我们科实习，我是教学组长田××，请大家先做个自我介绍，叫什么名字，来自哪个学校，大家先彼此熟悉一下。"

2. 教学组长带领实习护士、进修人员熟悉病区环境，了解科室各项规章制度、夜班房管理规定、更衣室管理规定、早交班制度等，做好入科介绍，帮助其尽快熟悉环境，消除陌生感。

3. 带教老师要详细介绍排班安排，专人带教实习及进修护士；医院护理部、学校举行的会议、考试等情况，要先报告带教老师，护士长批准后方可离院。

4. 护士与其他辅助科室人员的沟通　陪护人员、保洁人员、保安、维修工人、外送人员（陪送员）等辅助科室的人员是协助护理人员完成各项工作的重要工作伙伴。护士应展现良好的职业素养，沟通时，礼貌称呼，做到互相尊重，相互理解支持。

目标检测

一、选择题

（一）单项选择题

1. 病情稳定但年老体弱且行动不便的患者，应由护送人员（　　）前往住院科室。
   A. 陪同前往　　B. 轮椅运送
   C. 平车推送　　D. 搀扶陪送
   E. 让其自行

2. 完成病房交接后，护送人员要礼貌地与患者道别，下列哪项不合适（　　）
   A. 您好好养病！　　B. 祝您早日康复！
   C. 希望我们能再见！　D. 请您好好休息！
   E. 请保重身体！

3. 按照入院护理规范流程，哪项不是办公室护士的礼仪职责（　　）
   A. 主动认真地为患者做好入院介绍
   B. 报告值班医生
   C. 通知责任护士

D. 请患者及家属在护士站长时间等待
E. 热情接待患者

4. 儿科办公室护士在核对信息后，对于不能站立的或者较小的患儿需用（　　）为患儿测量身高、体重。
   A. 常规体重计
   B. 特定的体检仪或者皮尺
   C. 常规身高测量尺
   D. 目测评估即可
   E. 家属自报

5. 责任护士接诊患儿之后，护士应站在患者及家属的（　　）位置，以引导护送患儿进入病房。
   A. 左前方一步的距离
   B. 左前方一臂的距离
   C. 右前方一步的距离
   D. 右前方一臂的距离
   E. 随意

6. 根据妇产科患者的疾病特点，护士应当重视对患者的（　　）
    A. 心理护理　　B. 饮食护理
    C. 基础护理　　D. 隐私保护
    E. 专科护理
7. 门诊护理工作特点，下列叙述不正确的是（　　）
    A. 门诊专家医生不固定
    B. 疾病种类多
    C. 患者突发应急事件多
    D. 患者均需住院治疗
    E. 人多

（二）多项选择题

8. 下列哪些是内科疾病特点（　　）
    A. 患者性格开朗，对待疾病的治疗持积极乐观态度
    B. 患者住院时间相对较长
    C. 中老年患者较多
    D. 一般都是首次住院
    E. 患者心理问题较多
9. 下列哪些是拉近护士与病人及家属的距离的行为礼仪（　　）
    A. 护士态度和蔼
    B. 一切以患者的利益为先
    C. 展现良好的护理礼仪
    D. 护士忙碌于治疗操作
    E. 护士不与患者及家属沟通
10. 责任护士不适合在护士站进行的护理礼仪（　　）
    A. 柔声询问病史

B. 准确测量生命体征
C. 热情迎接患者
D. 认真护理查体
E. 尽快引导进入病房
11. 护送患者出院时可以说的"礼貌用语"是（　　）
    A. 请多多保重！
    B. 请您出院后按时吃药！
    C. 祝贺您康复出院！
    D. 请您慢走！
    E. 希望我们能再见！

二、简答题

1. 简述护送过程中"三个确保"的原则。
2. 入院接诊过程中的原则与注意事项有哪些？
3. 手术后护理交接礼仪规范有哪些？
4. 开展文明规范护理服务礼仪要求有哪些？
5. 规范出院指导讲解过程中应注意事项有哪些？

三、案例分析题

案例：患者刘某，女性，80岁。主因心慌、胸闷20余年，加重一周入院。既往冠心病病史，患者入院后未诉心慌，主诉憋气，医生下达吸氧医嘱。
分析：责任护士在接到吸氧医嘱后，应该如何展现吸氧护理礼仪？

（李海燕　任　乐　王　晶　李榕彬
胡　鑫　任蔚华　董利杰）

第6章 求职礼仪

随着我国社会主义市场经济建设的迅速发展，人才的流动已经越来越频繁。自主择业，双向选择，也已成为更多毕业生的选择。求职者在具有良好的专业素养的前提下，掌握必要的求职礼仪规范也是不容忽视的，它对求职成功与否起到举足轻重的作用。

第1节 求职礼仪概述

良好的礼仪修养是人际关系的润滑剂，无论在何种情况、何种地点，礼仪规范都是不可缺少的。特别是求职者在求职的过程中，展现出良好的礼仪修养，往往会使求职达到事半功倍的效果。因此在求职的过程中，不但要注重展示个人知识、能力的道德修养，而且还要通过展示个人的礼仪修养来反映个人的综合素质，以使自己在竞争中脱颖而出。

一 求职礼仪的概念

求职礼仪是公共礼仪的一种，是发生在求职过程中的一种社交礼仪，即求职者在求职过程中与招聘单位接待者接触时，应表现出来的礼貌行为和仪表形态规范。它体现在求职者的仪表、仪态、言谈、举止及应聘者的书面资料方面。良好的求职礼仪可以展示出求职者的整体素质。

求职礼仪的特点

（一）广泛性

我国作为人口超级大国，有着极其丰富的劳动力资源。每年都有大量的新增人口、大中专院校毕业生源源不断地进入劳动力市场，在今后相当长的时期内，还会有越来越多的人，为了给社会做出自己的贡献，为了实现自我的人生目标，而需要求职。因此说求职礼仪具有广泛性。

（二）时机性

尽管求职者在与招聘者接触之前做了大量的准备工作，但求职结果往往取决于双方接触的短暂时间内。尤其是面试求职，往往一个简单的照面，录用与否就已成定局。所以要想在众多的应聘者中脱颖而出，抓住第一次见面的时机是至关重要的。

（三）目的性

招聘与应聘双方的目的都非常明确。招聘方的目的是希望能招聘到综合能力强、整体水平高的人员。招聘者通过对求职者的仪表、言谈、行为礼仪的观察，形成第一印象，并把这些作为是否录用的重要条件。求职者的目的更为直接，希望自己的言谈、举止和行为能给对方留下最佳的印象，从而促使求职成功。

 求职礼仪的种类

根据招聘单位的机制、工作性质、招聘形式的不同，求职的形式可以分为书面求职、面试求职及网络求职等多种类别。相应地求职礼仪也大体分为三种形式，即书面求职礼仪、面试求职礼仪和网络求职礼仪。三种形式可以单一出现，也可以综合出现。例如，一些招聘广告中，明确提出只需寄出书面个人简历，谢绝上门拜访。而一般用人单位往往是在审核书面材料的基础上，再要加以面试，面试合格后才能获得相关职位。无论是何种形式的求职，正确恰当地运用求职礼仪规范，是促使求职成功的重要因素。

第2节　书面求职礼仪

● 案例 6-1

护生小刘，即将面临毕业找工作，她准备写一封求职信，在网上查阅了一些关于求职的材料后，发现自己的简历写得还不够完整，准备认真改一改。

问题：1. 你认为小刘的求职信应注意哪些内容？

2. 求职信和简历该怎么写？

书面求职的主要内容是求职信和简历。求职信写得好与否，会直接影响求职推荐表的作用。

求职信

求职信是向有关单位自我推荐的一种书信，是求职常见的一种方式。在未与用人单位相关人员见面时，求职信是求职者给人的第一印象，能传递求职者的沟通能力、个人素质等信息。在写求职信时，应明确用人单位对人才选择的需求和喜好，投其所好，扬长避短而达到最终目的。在选择职业时，一份合格的求职信是重要的资料之一。写求职信的直接目的就是为了使用人单位能够对自己感兴趣，使自己最终被录用。求职信有两种形式：一是不知用人单位是否需要聘人的自荐求职；二是获知用人单位公开招聘职位的自荐求职，不管什么形式，都是为了推荐自己。一般来说，求职信是属于书信范畴，每部分的格式均要符合正式信函的要求，主要包括称呼、正文、结尾、署名、日期、附录共六个方面的内容（图6-1）。

尊敬的领导：

　　您好！

　　我是一名完成实习的应届护理专业的毕业生。在我将投身社会之际，为了找到符合自己专业的工作，更好地发挥自己的才能，实现自己的人生价值，谨冒昧地向领导做自我推荐，因为贵院良好的专业水准和治学态度深深地吸引了我。

　　我热爱护理事业，因为热爱，所以认真。在校期间，我认真学习，努力加强各科理论知识，同时在寒、暑假去医院见习，就是这份热情使我的大学生活充实而快乐。

　　在校期间，我孜孜不倦、勤奋刻苦，具备护理方面的基本理论、基本知识和基本技能，经过一年的实践，使我在护理技术方面有了丰硕的收获，使我变得更加成熟稳健，专业功底更加扎实。通过在学校里的努力学习，我掌握了大量专业和技术知识，护理操作水平大幅度提高，如无菌技术，导尿术，灌肠术，下胃管，口腔护理，成人静脉输液，氧气吸入，皮内、皮下、肌内注射等技术，并且能较为熟练的操作，有较强的独立工作能力。医院的实习经历，让我学会了有经验护士娴熟的专业技能。各科病房的工作，让我学会了临危不乱，耐心护理，微笑待人，用最大的理性对待病情，怀着最赤诚的爱心去面对患者。在实习过程中我所表现的工作责任心、较快接受能力和动手能力曾获得带教老师的好评。一年的临床实践开阔了我的视野，提高了我分析解决问题的能力，形成了比较沉稳的工作作风。

　　现在我已从心理和能力各方面做好了走向工作岗位的充分准备。虽然在众多应聘者中我不一定是最优秀的，但我对事业的执着追求及扎实的专业知识和技能，一定不会让您失望。我热爱护理事业，殷切地盼望能够在您的领导下为这份光荣的事业添砖加瓦，并在工作中不断学习、进步。

　　希望您能够接受我的诚恳谢意！期待您的佳音！

　　此致

敬礼！

求职人：×××
××年××月××日

图6-1　求职信示例

（一）称呼

　　求职信的称呼往往比一般书信的称呼更正规一些，要写用人单位的全称，求职者还要针对用人单位是事业还是企业，是学校还是医院等不同性质，来选用相应的称呼，让对方感到自己是有备而来的，对这份工作有一定的了解和重视，也表明了自己的成熟和精明，给对方留下良好的第一印象。

（二）正文

正文是求职信的重点内容，是书信的主体，即求职者要说的事。其形式多种多样，一般都要求说明招聘信息来源、应聘岗位及本人基本情况、成绩、表现、社会工作情况等内容。

1. 招聘信息来源　一般情况可不写，但如果是从该单位的上级单位或者有重要来往的平级单位，以及有相关熟悉的介绍人等处得到的信息，最好明确指出。

2. 求职条件　这是正文的重点。求职信带有明显的自我推荐色彩，最终的目的是希望自己能被用人单位所录用。因此最好针对招聘单位的情况和岗位的要求，说明自己的特点，有主有次地介绍自己如何有能力胜任。不能泛泛而谈，要注意考虑自己有没有比别人更有利的条件，以便增加录用的机会。

3. 目标与要求　你希望得到什么职位，能为对方做什么工作，以及你自己对工作有哪些要求都可以在这部分提及。既要明确说明，又要灵活，让用人单位有一定的选择度。

4. 自信心　渴望得到这份工作的心情，以及做好该工作的决心。

（三）结尾

结尾部分往往请求对方给予面谈机会。写作口气要自然，不可强人所难。一般是在结尾处提出自己的希望和要求，并注明联系方式、回信地址、邮政编码、电话号码等，切莫遗忘，以致无法联系。祝颂语有"此致　敬礼"，或"祝工作顺利""事业发达"等。也可根据用人单位的实际，写出有特色的祝颂语。

一般应写明：①希望对方给予答复，并希望能有机会参加面试，如"希望您能给我一个面试的机会""静候佳音"等；②写上简短的表示敬意、祝愿之类的祝词，如"此致　敬礼""祝工作顺利"等。

（四）署名

署名可以简单写为"自荐人某某"或"某某谨启"，也可以什么也不写，直接签上自己的名字。

（五）日期

一般写在署名右下方，最好用阿拉伯数字写，年、月、日俱全。

（六）附录

求职信一般都要求同时寄一些有效证件，如学历证件、学位证书、获奖证书、荣誉证书等复印件及简历、近期照片等。因此，最好在正文左下方一一注明。这样做，一是方便招聘单位审核，二是给对方留下一个井井有条、办事周到的好印象。

注意整篇求职信要做到有头有尾，语言流畅，语气谦和，文字清晰、言简意赅，突出个性特点，并能清晰地表明求职意愿和决心。切忌错别字、语句不通顺、排版不整齐、逻辑不清晰、篇幅冗长、语言累赘、含糊其辞、页面不整洁等状况，这些会严重毁坏求职者整体形象，用人单位往往会因此毫不犹豫地将求职者拒之门外。

二 简历

个人简历是个人基本情况和简要经历的反映，一般附在求职信后，目的是自我推荐。一般简历可以用直观的表格形式体现，会让人一目了然，以便用人单位简单了解求职者的各项情况。写个人简历要尽可能做到格式化，因为个人简历不仅仅是一份资料，同时也是向用人单位进行自我推销的商业性文件(图 6-2)。按照具体格式进行书写,一方面有助于强调个人简历的重点,使材料简洁明了,具有较强的说服力;另一方面也可以避免内容的遗漏。

（一）标准求职简历的基本内容

1. 基本信息 姓名、性别、出生日期、民族、婚姻状况和联系方式等。

2. 教育背景 按时间顺序列出初中至最高学历的学校、专业和主要课程,以及所参加的各种专业知识和技能培训。

3. 工作经历 工作经历为简历的精髓部分。人事部门负责人在查看简历时,最感兴趣的也是你的工作经历。在填写简历时,要尽量详述你的工作内容和职责。

4. 其他 个人特长及爱好、其他技能、专业团体和证明人等。

（二）填写简历的注意事项

1. 真实性 简历是给用人单位的第一张"名片",不可以撒谎,更不可以掺假,但可以进行优化处理。专家说,优化不等于掺假,即可以选择把强项进行突出,将弱势进行忽略。

2. 针对性 做简历时可以事先结合职业规划确定出自己的求职目标,做出有针对性的版本,运用专门的语言对不同单位进行求职递送简历,这样做往往更容易得到用人单位的认可,而不是看着千篇一律的简历感觉到索然无味。

3. 价值性 把最有价值的内容放在简历中,使用语言讲究平实、客观和精练。对于自己独有的经历一定要保留,在医院实习、参加著名培训、与著名人物接触等都可以重点突出处理。

4. 条理性 为增加简历的真实性和可信性,可附加有助于求职成功的相关证件和资料。

个人简历表

姓名	王某		性别	女	出身年月	1996.6	照 片
身份证号码	12345601100×××		民族	汉	政治面貌	团员	
婚姻状况	未		健康状况	良好	身高(cm)	162	
现户口所在地	××		所学专业		护理	学历	大专
最后毕业学校	××学校		毕业时间(年)		2016	技术职称	护士
通信地址	××学校××班级		联系电话	13×××××××	Email 地址	123456@qq.com	
主要简历	起止年月		在何单位(学校)			任何职务	
	2009.9~2012.7		××中学			学生	
	2012.9~2013.4		××学校护理专业			学生(学习委员)	
	2013.4~2014.4		××医院			学生	
业务专长及工作成果	本人政治思想素质好,乐于助人,尊老爱幼,关心集体,以集体利益为重,有较强的工作能力,个性活泼、开朗,为人诚实可靠,对工作充满热情,责任心强,能理论联系实际,熟练进行各种临床技能操作;能自己独立值班,完成各项医疗文件书写。医护关系融洽、和谐,擅长与患者交流,对患者热情、耐心,具备了临床护士的基本素质,能胜任临床医疗护理工作。 在校期间获得优秀团员证书、优秀班干部证书、三好学生证书及优秀毕业生证书。						

图 6-2 个人简历示例

书面求职材料的礼仪要求

（一）规范书写

书面求职材料首先说明的是你的文字水平，因此必须要规范书写。规范书写包括字迹工整、内容正确、格式规范、条理清楚、版面整洁。用计算机打印、编辑材料可以使求职材料显得美观大方。如果你写得一手漂亮的字，不妨亲笔书写，这样更能给人留下深刻的印象。

（二）实事求是

把自己的学历、资历、专长等如实介绍给对方，不弄虚作假、夸大其词。

（三）突出重点

针对招聘单位的情况和岗位的要求，说明自己的特点，有主次地介绍自己如何有能力胜任。不能泛泛而谈，要注意考虑自己有没有比别人更有利的条件，以便增加录用的机会。

（四）态度谦恭

字里行间要注意自谦与敬人，多使用礼貌用语，体现彬彬有礼的态度和良好的个人修养。

（五）表明态度

简单阐述你对用人单位的认识，以拉近与用人单位的距离，争取亲近感，同时表达你对进入该单位或对某一职位需求的迫切程度。

第3节 面 试 礼 仪

案例6-2

护生小王刚刚毕业，近日在当地某三甲医院招聘护理人员笔试中顺利过关，现在医院通知小王去医院面试。小王在检查了自己的着装、面容后，充满信心地去面试了。

问题：1. 你认为小王的准备做充分了吗？为什么？

2. 在面试过程中可能出现没有准备好的地方有哪些，请你提几点意见？

3. 当你要去面试时，应注意哪些礼仪？

面试是用人单位对应聘者所进行的当面考查与测试。面试比笔试更富有挑战性，它是求职能否成功的重要环节。接到招聘单位的面试邀请时，说明自己初选合格，已在求职的旅途中迈开了成功的第一步。面对面地交流是求职者在求职的过程中一个富有技巧的环节，它将求职者的能力、素质、形象和个性等综合地展现在用人单位的招聘者眼前。因此要在短暂的面试时间里更充分地展示自我，就需要应聘者在面试前做好充分的准备。面试过程中简洁对答、机智灵活的反应、充分自信的展示、得体大方的举止等，都将为求职成功打下基础。成功通过面试的最大秘诀就是在各方面突出地表现出个人能力和个性特点。所以，要做好充分的准备，才能在面试过程中灵活面对，最终顺利过关。

 面试前

（一）做好心理准备

求职面试时，大多数人都会有忐忑不安、不知所措的心理状态。如果面试前做好充分的心理准备,可缓解面试时的心理压力,有助于面试成功。应聘者在面试前可以采取以下几种方式来缓解面试时的心理压力。

1. 了解自我　面试的时间一般都比较短暂,如何充分利用有限的时间,给招聘者留下积极、肯定而又深刻的印象就显得尤为重要。人贵有自知之明,不仅要知道自己的长处和优点,还要了解自己的不足。面试前可以把自己的优点和不足一一列举并写在纸上。面试时对于自己的长处要尽量发挥好,而缺点则要在面试中加以注意,做到扬长避短。

2. 充满自信　自信是求职者面试前必备的心理素质。自卑而又胆怯者,在紧张而又短暂的面试过程中,做到举止大方这一礼仪要求是很困难的。因此应聘者在面试前应熟记自己的各种资格和能力,可以反复大声朗读,或者在熟人、朋友面前多次陈述,直到把所有的内容倒背如流,达到能够轻松自如地谈论自己为止;还可以通过随时提醒自己该目标岗位对于自己的重要性,从而来强调自己求职的迫切心态;最后提醒自己不要随便否定自身,这次求职不成功下次还可以继续努力。

3. 提前熟悉面试环境　如有可能,事先到即将面试的地点看看以熟悉环境,这样可以缓解面试时的紧张情绪。

(二)保持良好的身体状态

健康的体魄既是体现个人全面发展的一个重要标志,也是顺利完成学习和工作的个人必要条件。因此求职者平素就要养成良好的卫生习惯和健康的生活方式,积极参加体育锻炼,保持自身良好的身体素质和健康的体魄,从而在面试时给招聘单位一种精力充沛、健康向上的感觉,提高被录用的成功率。

(三)培养自身扎实的专业基础

扎实的专业基础,不仅是面试前应注意准备的内容,同时也是护生在校学习期间应该不断努力的方向。学生在校期间应发奋学习、培养刻苦钻研、精益求精的学术作风,注重技巧训练,力求掌握多种实用技能,从而在应聘时给人以较好的专业素质形象。

(四)适当了解招聘单位的情况

俗话说:"知己知彼,百战百胜。"对于求职者,在求职之前,不但对自己应有一个全新的认识,还要了解目标单位的一些情况。有些面试者认为:求职者想要赢得他们的满意,首先必须了解招聘单位的一些情况,了解招聘单位需要什么样的职员,这样面试者才会对求职者做出进一步的考查和选择。面试前需要了解的有效信息大致包括三个方面。

1. 有关用人单位的信息　主要包括单位的性质、规模、产品、效益、发展前景、招聘岗位、招聘人数等。

2. 有关用人条件的信息　包括对招聘人员性别、年龄、学历、阅历、专业、技能、外语等方面的具体要求和限制。

3. 有关用人待遇的信息　包括工资、福利、待遇(奖金、补贴、假期、住房、医疗、保险等)。了解招聘单位的途径非常多,如与招聘单位的雇员谈话、利用图书馆查阅相关资料、网上寻找相关信息等。

(五)面试时的着装与仪容的准备

面试常常是一个相对短暂的时间,若想在短短的面试中给招聘者留下一个良好的印象,求职者的仪容仪表则起到非常重要的作用。在人际认知理论中提到,交往双方初次接触时,面试者的仪容仪表对交往双方彼此印象的形成起到90%的作用。因此在面试前,求职者一定要注重自己的面试服装与仪容的准备，以给招聘者留下良好的印象。

1. 着装 总体来讲，面试者服装要合体，讲究搭配，展现出正统而不呆板、活泼而不轻浮的气质。无论应聘何种职业，面试着装均要遵循"朴素典雅"的原则，着装与其追求新潮，不如穿的正统一些。

男性以穿着深色或色调反差较小、款式稳健的套装西服为宜，配以整洁的衬衫和对比不强烈的同一色系领带。如天气较热，也可只穿衬衣，以面料是棉、麻、精纺或混纺，色调柔和为佳，最好着黑色的正装皮鞋，严禁穿无包头、包尾的凉鞋和拖鞋。较好的面试着装是深蓝西装、白衬衫、深色裤子、黑色皮鞋，领带的图案和色泽不可太过于招摇，以串色、条纹、圆点等图案为最佳。

女士以穿着朴素、得体的裙装或套装为宜。天气冷时，西装或短外套比较合适，冬装也要选择简洁明快的，一般不要穿运动装、牛仔装、T恤装、透明的纱质或轻薄的面料服装，以免给人以不庄重之感。鞋子应该以不露脚趾的中跟皮鞋为宜，若着裙装应配以与肤色相近的连裤丝袜。有时护生在面试时会被要求着护士服，因此在穿着时一定要严格遵循护士服的着装要求。

2. 仪容 面试时男士应保持头发干净、清爽、卫生、整齐。发型宜简单、朴素，鬓角要短。一般以庄重大方的短发为主的主导风格，要求前不盖额、侧不遮耳、后不及领；还要注意胡须刮净；中国习俗中男士一般不提倡涂脂抹粉和使用香水；另外还要注意一些小的细节地方，如不要有头屑、指甲不要过长过脏、袖口不要发黑发黄等。

女士要保持端庄、干净的形象，发型以端庄、简约、典雅为宗旨，避免滥用饰物。如果必须使用发卡之类饰物时，应遵循朴实无华的原则，选择蓝、黑、棕等较深的颜色。女性的颜面修饰在面试时显得尤为重要，颜面修饰不仅包含了自尊自爱的含义，更是对交往对象尊重的一种外在表现形式。女士的颜面修饰，应以表现年轻女性的特质为佳，"素面朝天"给人以不拘小节甚至懒散的感觉；而"浓妆艳抹"则给人以过分招摇和落俗的感觉。所以颜面部的修饰要清新、素雅，色彩和线条的运用都要"宁淡勿浓"，恰到好处。香水的选择要与气质相匹配，味宜淡雅，闻上去给人以舒畅的感觉。指甲油干净、整洁，修剪要得体、长度适中，最好不要使用指甲油。

从饰物上看，男性和女性佩戴一只手表，手指上佩戴一枚戒指即可，无须过多佩戴饰物。女性还可以再佩戴款式简单的纱巾或披肩，精致的手链或项链。

面试时求职者和面试者之间往往距离比较近，因此求职者面试前一定要沐浴，确保体味清新，以免因不注意个人卫生，身体散发出异味，造成招聘方的不快。此外面试者还要注意口腔卫生，面试前不要食用大蒜、韭菜等带有强烈异味的食物，以免异味引起面试者的反感。必要时可以喷口腔清新剂或咀嚼口香糖来减少口腔异味，但与人交谈时要避免咀嚼口香糖。在面试时，握手、呈递个人资料等均要使用双手，所以要注意双手的清洁，指甲要修剪合适、无污垢。

 面试中

面试过程中简洁对答、机智灵活的反应、充分自信的展示、得体大方的举止等，都将为求职成功打下基础。在招聘、应聘过程中，求职面试是其中极其重要的一个环节，它既是招聘考核的最后一关，也是求职成功与否最具决定性的一关。注意遵循面试中礼仪，能够更好地塑造良好的"第一印象"，帮助求职者抓住面试机会，以最快的速度实现就业理想。

（一）服饰得体

医院护理招聘工作一般都是由护理部助理员或总护士长完成，她们的审美已成定式，一般她们会针对临床护士的着装、化妆、服饰来要求应聘者，所以你按临床护士着装要求最为适宜。服装不要过于袒露及性感；指甲要剪短，不要涂上夸张的颜色；头发修剪整齐，自然垂落或束起，不要让杂乱的头发遮盖面颊，更不要把头发染成很夸张的颜色；如果你的身高不足 160cm，面试时最好穿一双半高跟鞋，因为大多数医院对护士的身高要求在 160cm 以上；衣服颜色的选择应与肤色搭配。

（二）守时、守信

求职者最好提前 10～20 分钟到达考场稳定情绪。迟到，会给人以言而无信、随便马虎、缺乏责任心、我行我素、无组织无纪律的印象；过早到达招聘地点，又给人以很焦急而不自在的感觉。若因某些特殊原因无法准时到场时，应及早通知面试并表示歉意。初次见面没有任何原因是你迟到的理由，这么重要的事你都随随便便，由此推测你是一个对工作缺乏热情、缺乏责任心的人。在候试室，对接待员要以礼相待，注意细节，不要忘记说"谢谢""请您"等礼貌用语。等候时，不要旁若无人、大声喧哗、接听手机，与其他考生嬉笑、勾肩搭背、随心所欲、东张西望、到处走动，给人以浮躁的感觉，进入面试室前要将手机关闭，以免应试时打乱你的思绪。

（三）入室敲门，"请"后入座

被请入室面试后，首先，要礼貌地敲门，待准入后方可进入，不可鲁莽地推门而入。即使房门虚掩或处于开放状态，也应轻轻叩击以示进入。敲门应有节奏的敲三下，稍停一下，得到对方准许后，方可轻轻推门而入，然后转身将门轻轻关好。进门后求职者应主动向面试者微笑并点头或鞠躬致意。进入面试室后，不要自己坐下，要等主考官让你就座时再入座，并坐在主考官指定的座位上，说声"谢谢"。落座时，注意坐姿端正，优雅大方。

（四）文雅大方

招聘老师通常具有对细节部分非语言信息的敏锐观察力，所以应聘者在应聘时要思想集中，思路清晰，语气亲切自然，能让对方感觉出你的自信、稳重、大方。面带微笑，举止有礼，会让对方感到友好和愉快。拿、递简历时要与应聘老师有诚恳的目光接触，双手将简历轻轻放在对方面前时，要将顺向的一面朝向老师，主动展开，随即依次做简单介绍。力争通过自己积极主动的行为形成融洽的心理气氛，使双方在心理相容、心情愉快的情景下交流，用最短的时间得出满意的结论。

（五）仔细倾听，善于思考

求职者必须要让主考官先开口发问，认真听清考官的题目及其要求，然后针对问题做出正确的回答，要把握要点、切中要害，精练准确地予以回答。切忌过分热情，不问青红皂白，信口开河。

（六）自谦有礼

谈话时要注意发音准确，吐字清晰，语气平和，语调恰当，音量适中，还要控制说话的速度。必要时可以适当使用专业术语，让对方感觉到求职者良好的专业素质和个人修养。避免过于谦虚或夸夸其谈。对于不懂或不清楚的问题，不要不懂装懂，诚恳而坦率地承认自己的不足，反而会给面试者留下诚实可靠的感觉。

（七）告辞礼仪

在面试快要结束时，要特别注意考官的暗示。当双方的意愿都表达的差不多时，求职者听到主考官说"你的情况我们已经了解了""今天就到这里吧""谢谢你对我们工作的支持"等时，你可以面带微笑主动告辞，告辞时要注意礼貌。可以机智地询问对方会在什么时候才能让你知道结果，并向对方给了自己这次面试的机会表示感谢，给对方留下一个积极、良好的印象。

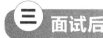 **三 面试后**

无论面试情况如何，结束时都应以感谢的心态面对，真诚地说声"谢谢"；离开时主动与面试人员道别，诚恳地说声"谢谢考官给我这次机会""再见"等话语，努力在最后一刻给面试人员留下良好的印象。一般而言，面试结束后一两天之内，求职者可以向曾经面试过的单位发一封致谢函。致谢函时要简洁明了，一般不超过一页纸。此种做法一方面表示求职者的谢意，体现对对方的尊重；另一方面，借此机会重申自己对该工作的渴望和能够胜任该工作的能力。

总之，求职过程中遵循相应的礼仪规范，可以帮助求职者增加求职成功的机会。因此，一定要重视和学习相应的求职礼仪规范。

 目标检测

一、单项选择题

1. 关于求职礼仪的概念理解，正确的是（　　）
   A. 是一种公共礼仪
   B. 通过求职者的书信表达即可
   C. 是一种个人礼仪
   D. 发生在面试过程中
   E. 只体现在求职者的着装上

2. 求职信的内容不包括（　　）
   A. 标题　　　　　B. 称呼
   C. 个人基本情况　　D. 正文
   E. 落款

3. 个人简历的制作应注意（　　）
   A. 尽量美化自己
   B. 内容简单明了、真实无误
   C. 应平实质朴，不可过于突出
   D. 应制成表格式，一目了然
   E. 重点突出放于简历的最后部分

4. 面试过程中应注意（　　）
   A. 准时到场，不必早到
   B. 保持良好坐姿，腰挺直
   C. 表情严肃，不可嬉皮笑脸
   D. 不会的问题一语带过
   E. 避免小动作的出现

5. 在面试的过程中哪一项是错误的（　　）
   A. 敲门时用右手背的指关节轻轻地叩击

三下
   B. 进门后未经考官同意直接坐在板凳上
   C. 进门后轻轻把门关好
   D. 落座时坐姿端正
   E. 面试房门虚掩，不可直接推门而入

6. 下列说法正确的是（　　）
   A. 回答问题时语速应快，声音要大以显示答案的肯定及自己的信心
   B. 说错话时，不必紧张，应快速带过
   C. 面试时避免提及薪金、待遇的问题
   D. 面试后应经常询问结果
   E. 面试时服饰应大胆，突出个性，给面试人员留下深刻印象

7. 关于面试时服饰礼仪错误的是（　　）
   A. 男士的皮鞋应擦亮，系带系好
   B. 面试时袜子不宜过短且要有一定弹性
   C. 女士可适当穿高跟鞋，尤其是长筒靴，显示出身材高挑
   D. 面试时应穿正装
   E. 服装不可过紧、过于暴露

二、简答题

简述书面求职材料的求职礼仪有哪些？

（唐园媛）

第7章 护士职业形象的塑造

学习目标 >>>

（一）知识目标

1. 识记职业形象和护士职业形象的概念。
2. 掌握护士职业形象的内容。
3. 熟悉护士职业形象与护理礼仪的内涵关系。
4. 掌握塑造良好的护士职业形象的意义。
5. 了解护士职业形象的发展过程及护士群体形象的塑造。

（二）能力目标

1. 能制订出塑造自身职业形象的计划。
2. 能借助护理礼仪及沟通相关知识塑造自己的职业形象。

随着社会的进步与发展，人们对护理工作的要求越来越高，要求护士不仅要具备扎实的医学基础知识和熟练的护理操作技能，而且要有良好的服务意识和美好的形象意识。护士的职业形象，是社会公众对护理人员在为患者提供护理活动时的综合表现所形成的整体印象，是护士素质、文化水平、职业道德和规范行为的体现，是护士外在美与内在美的和谐统一。护士的职业形象是通过护士的仪表、风度、行为举止和姿态等外在形象和护士的职业道德品质、知识、心理状态等内在素质彰显出来的。"白衣天使"是社会及人们对护士职业形象的美好期望，其形象地表达了护士职业形象美的内涵。努力塑造良好的护士职业形象，为护理对象提供优质的护理服务，是社会发展的客观要求，是建立良好护患关系的需要，也是促进现代护理学科发展的重要举措。护理人员应以专业要求和社会期望为准则，自觉创造和维护护士职业形象。

● 案例7-1

某市区的一繁华地段因突发车祸而导致交通阻塞，从被迫停在距离车祸地段大约100米处的一辆救护车上跳下一名护士，提着急救箱跑向车祸地点。她发现一位伤者躺在血泊中，口鼻还在不断地往外冒血。这位护士边吩咐旁边的人紧急让开生命通道，边跑向伤者并蹲下扪颈动脉搏动情况和检查呼吸情况，发现伤者情况非常危急，口鼻中积满了血，这位护士跪在地上用工作服擦拭伤者口角并俯下身，毫不犹豫地清除了伤者口中的污血，然后将伤者的头部转向一侧，立即行胸外心脏按压和人工呼吸，胸外心脏按压30次，人工呼吸2次……周而复始，满头大汗，直到急救车赶来，抱伤者送去医院。他们离开后，旁边围观的人群发出啧啧赞美声

"这个护士不错""难能可贵""做护士真不容易"等。

　　问题：1. 这位护士为什么能得到围观人群的赞美？

　　　　　2. 她为我们塑造了一个什么样的护士形象？

第1节　概　　述

 一　形象和职业形象

（一）形象

1. 形象的概念　形象是指形体和意象，是具体事物的外在表现及其本质特征的外在体现。形象是人的视觉所能感知的空间性的美，正如黑格尔所说："美是形象的显现"。形象美既包括客观事物的色彩、线条、形状、音响等外在形式的美，也包括客观事物的生命力、影响力、韵律和精神等内在美。

　　从心理学的角度来看，形象就是人们通过视觉、听觉、触觉、味觉等各种感觉器官在大脑中形成的关于某种事物的整体印象，简言之就是知觉，即各种感觉的再现。形象不是事物本身，而是人们对事物的感知，不同的人对同一事物的感知不会完全相同，因而其正确性受到人的意识和认知过程的影响。

2. 形象的分类

（1）自然形象：是大自然在人们面前的表象，可分为纯自然力塑造的形象和人工改造雕塑而成的形象两种。例如，桂林山水、九寨沟风景、张家界奇观等是未经人工改造自然形成的形象，就是纯自然力塑造的形象；又如，杭州西湖、苏州园林、法国的埃菲尔铁塔、埃及的狮身人面像等是人们用智慧及力量在大自然的基础上改造而成的形象，就属于人工改造雕塑而成的自然形象。人的自然形象就是先天的相貌、体型等外观形象，由遗传因素决定。

（2）社会形象：是在社会实践活动中展现出来的形象，如社会的道德风尚、政府的管理机制、职业的特点、企业的信誉、学校的风气等，可分为国家形象、民族形象、职业形象、城市形象、企业形象等。如身着职业装的护理人员在护理岗位上为患者服务时所彰显出的形象就是护士的社会形象。每位护士的言行举止表现，不仅代表其个人的形象，同时也会反映出其职业或单位的形象，因为社会形象通过社会中的个体和群体形象所反映的。

（3）艺术形象：是艺术创造者把生活中的形象通过艺术手段按照一定的审美要求或审美理想所塑造出的具有特殊意义的形象，包括绘画艺术形象、戏曲艺术形象、文学艺术形象及舞蹈艺术形象等。如"舞蹈诗人"杨丽萍，用她优美的舞姿谱写出动人的诗篇，将大自然的美真实、深刻地呈现给人们，给人以轻松的视觉享受和强烈的心灵震撼，充分展现出了艺术形象的魅力。

（二）职业形象

1. 职业形象的概念　职业形象是指在职业工作场所中群体或个人在公众面前树立的形象，是职场中群体或个人的素质修养、专业态度、技术和技能等的外在体现。职业形象可以通过职场人员的衣着打扮、言谈举止、职业技能等表现出来。

2. 职业形象的内容　职业形象包括外在形象、品德修养、知识结构和沟通能力四大方面。

（1）外在形象：人的外在形象主要通过着装打扮、言谈举止彰显出来。一个人的外在形象的好坏，直接关系到他社交活动及工作的成功与失败。服饰、仪表是首先进入人们眼帘的信息，特别是与人初次相识时，由于双方不了解，服饰和仪表就在人们心目中占有很大分量。穿衣要得体，这是良好外在形象最基本的要求。言谈举止是一个人精神面貌的体现，要开朗、热情、面带微笑，让人感觉随和亲切、平易近人、容易接触。通过优雅的言谈举止可以"放大"自身形象。调查结果显示，第一印象中的93%都是关于外在形象的。

（2）品德修养：是人的境界、涵养、素质和品位的集中体现，也是人的立身之本和真正形象。"欲登高者，须善修其身；欲涉远者，须善修其身！"优良品德修养的熏陶和润泽，能够内化为个人价值选择和价值判断的准则。不断丰富我们的精神世界，完善我们的人格和道德品质，成为职业发展的重要推进力量。

（3）知识结构：是指一个人经过专门学习培训后所拥有的知识体系及专业技术能力的构成情况与结合方式。合理的知识结构和精湛的专业技术能力，是指既要有精深的专门知识，又要有广博的知识面，还应具备专业发展实际需要的最合理、最优化的专业技术。这是现代职业岗位的必要条件，也是人才成长和发展的基础。

（4）沟通能力：是一个人与他人有效地进行信息沟通和交换的能力，包括外在的技巧和内在的动因。一个具有良好沟通能力的人，他可以将自己所拥有的专业知识及专业能力进行充分的发挥，与领导和同事建立良好的人际关系。

3. 职业形象的原则

（1）尊重区域文化：不同文化背景的职业对职业形象有不同的需求，对职业个体就有相应的要求。任何个体都不能我行我素破坏区域文化的制约，而应遵循区域文化的要求塑造自己的职业形象。例如，信仰伊斯兰教的国家，护士是穿着比较宽松的白色长袍，戴白色的头巾，只能露出手和脸。

（2）符合集体倾向：不同的职业的形象都有一定的集体倾向性，只有从业人员的职业形象符合主流趋势时，才能促进自己职业的提升。职业形象就像个人职业生涯乐章上跳跃的音符，合着主旋律会给人创意的惊奇和美好的感觉，脱离主旋律则会打破和谐，给自己的职业发展带来负面影响。例如，有的医院规定护士上班不戴护士帽，只需将头发按要求处理妥当即可，但是就目前的大多数医院的要求来看，护士上班不戴护士帽，会被视为着装不规范。

（3）遵循职业标准：遵循职业形象的五个标准为与个人职业气质相契合、与个人年龄相契合、与办公室风格相契合、与工作特点相契合、与行业要求相契合。个人的举止更要在标准的基础上，在不同的场合采用不同的表现方式，在个人的装扮上也要做到在展现自我的同时尊重他人。因为职业的特殊性，我国卫生和计划生育委员会要求医务人员工作时一律按规定穿工作服、戴工作帽（包括护士工作鞋）；穿着工作服装不准外出上街，不准穿回家，不准进入食堂、浴室，不准进食、吸烟等。

> **链接**
>
> 有调查发现88.71%的医生和61.43%的患者认为护士职业形象很重要，61.43%的患者认为护士职业形象与患者康复密切相关，88.71%的医生认为护士职业形象将影响医护质量。

二 护士职业形象

在众多社会形象中，社会及公众对护士职业形象寄予了很高的期望，如尊称护士为"白衣天使""生命的守护神""慈母"等。这些期望既寄托了人们在身患疾病之时对生活的热爱，对恢复健康的渴望和对美的向往与追求，同时也给护士职业形象赋予了更高的要求。在护理工作中，良好的护士职业形象能唤起患者对护理人员的信赖感，从而增强战胜疾病的信心，不仅对患者的身心健康有着积极的影响，而且对护理专业的发展也具有极其重要的作用。

护士职业形象是指护士群体或个人在护理实践中的仪表、思想、语言、行为、知识、技能等的外在表现。它不仅体现在护士的仪表、风度、行为举止和姿态等外在形象中，而且反映了护士的职业道德品质、知识、心理状态等内在素质。

（一）护士职业形象的形成和发展过程

护士职业形象的形成和发展，经历了早期护理阶段、中世纪护理阶段、南丁格尔时代和当代护理专业学科体系确立阶段四个时期，其内涵随着护理学科体系的发展而不断变化和丰富。

1. 早期护理阶段　在早期社会，护理行为的承担者主要是妇女，她们用母爱的本能和女性的细心在家哺育孩子、照顾患者和老人。这种殷勤慈祥、无微不至的"慈母"形象就构成了护理形象的最初内涵。另外，因为医院很少，人们患病后往往求助于宗教，请教堂中的神父治疗疾病，而承担护理工作的则是教堂中的修女，修女们遵从上帝的诫命，以传递上帝的大爱为目的去关怀和帮助患病的人们，这又为护理职业增添了圣洁与仁爱的内涵。

2. 中世纪护理阶段　在中世纪，由于罗马帝国的分裂，护理学的发展极为落后，护理工作不再由充满爱心的神职人员来承担，而主要由一些贫困人家的妇女因为生活所迫而担任，护士职业形象也曾被社会和民众视为地位低下的仆人形象，这个时期的护士职业形象的内涵，长期影响着社会各界对护理职业的认识和评价。

3. 南丁格尔时代　19世纪中叶，南丁格尔开创了科学的护理事业，把护理工作发展成为了一门专业。在克里米亚战争中，南丁格尔带领着护士们以崇高的献身精神、善良的心灵、科学的知识救护了大批伤员，从死神的手中夺回了成百上千士兵的生命，在全世界人们面前塑造了崭新的、美好的"白衣天使"般的护士职业形象。从此，改变了社会各界对护理职业的认识和评价，使社会和公众认识到了护理工作的重要性。南丁格尔所主张的"护士必须具备一颗同情心和一双愿意工作的手"和倡导的护士必须具备"精湛的护理技能和献身精神"成为这一时期护士职业形象的内涵。

4. 当代护理专业学科体系确立阶段　自南丁格尔创立护理专业以来，护理从此摆脱了宗教色彩，逐步走向科学发展的轨道和正规的教育渠道。南丁格尔在护理实践中意识到"从事护理工作要有高尚的品格、相当的专业知识、专门的操作技能"，所以大力推动护理教育。教育跟上后，专业发展迅速，逐渐确立了近代护理专业的社会地位和学科地位。在近一百多年来，经过护理老前辈们的不断努力、发展、充实和提高，护理学已发展成为了一门独立的学科。2011年3月8日，国务院学位办颁布了新的学科目录设置，其中护理学从临床医学二级学科中分离出来，成为一级学科。伴随着学科的发展，护士职业形象也得到了不断的扩展。

（二）护士职业形象与护理礼仪及人际沟通的内涵关系

1. 护士职业形象与护理礼仪的内涵关系　护理礼仪是一种职业礼仪，是护理工作者在进行护理工作和健康服务过程中所遵循的行为标准，是护士素质、修养、行为、气质的综合反映，它既是护理工作者修养素质的外在表现，也是护理人员职业道德的具体体现。良好的护士礼仪不但能使护理人员在护理实践中充满自信心、自尊心和责任心，而且其优美的仪表、端正的态度、亲切的语言、优雅的举止，可以创造一个友善、亲切和健康向上的护士职业形象。因此，护士职业形象和护理礼仪具有相辅相成的辩证统一的关系。

（1）良好的护士职业形象是护理礼仪追求的最高境界。规范护士工作中礼仪的最终目的在于培养和提高护士的职业修养，塑造良好的护士职业形象。当前各大医院都非常重视对护士工作礼仪的培训，希望能借助于良好和规范的护理工作礼仪，提升护士群体的形象，进而提升医院的整体形象，这就充分显现出了护理礼仪的作用。

（2）护理礼仪是护士职业形象的表现方式。护理人员的形象礼仪，不仅反映个人精神面貌，更重要的是代表护士整体的形象和医院的形象。护士每天接触和护理各种各样的患者，规范的护理礼仪会产生积极的内在效应，能使患者在心理上得以平衡和稳定，给患者留下了良好的印象，同时对患者的身心健康将起到非医药所能及的效果。护理人员的礼仪也反映了医院的管理水平和服务质量，其对护理服务工作的影响是不可低估的。美观整洁、端庄大方的护理人员的形象，能使患者产生心理的好感，取得良好的治疗效果，有助于护理质量的提高，有利于患者的及时康复。

护士职业形象的塑造是要靠礼仪训练来促进和完成的，而良好的形象则又能反映出护士具有良好的礼仪素养。所以，在护士的学习与工作中，就必须注意礼仪修养，展现护士的良好形象。

2. 护士职业形象与人际沟通的内涵关系　人际沟通是建立良好人际关系的基础，是人与人之间进行交流和传递信息的过程。护患沟通是护理实践活动中最基本的人际沟通，这一沟通直接影响到护患关系的建立和护士的职业形象，进一步就会影响整个护理领域实践活动的展开与良性运转。

（1）完美的护士职业形象，是护士与他人良好沟通的基础。良好的护士职业形象可以给他人留下美好的第一印象，为开始良好的沟通打下了坚实的基础。第一印象在人际交往过程中起着重要的作用，倘若一开始便留下出色的第一印象，会在未来的人际交往过程中事半功倍；反之，则可能要费尽心思，才会改变别人心目中的形象。安·戴玛瑞斯（Ann Demarais）和瓦莱丽·怀特（Valerie White）在她们所写的《第一印象》中，提出了决定第一印象的几大因素是容貌、语言、态度、穿着和身体语言，这些因素都是构成形象的重要因素。所以，护士要塑造微笑在脸上、仪表整洁在身上、文明在嘴上、娴熟动作在手上的良好职业形象，才能与服务对象进行良好的沟通。

（2）良好的人际沟通，是塑造完美护士职业形象的需要。现代的医院尽管拥有许多先进的医疗设备和精湛的医疗护理技术，但在护理服务过程中，如果缺少为患者提供精神的、文化的、情感的服务，就会影响护士的形象和医院的形象。所以加强护患沟通，与患者建立良好的关系，是塑造护士和医院形象的需要。整体护理活动的实践表明，护士需要 70%的时间用于与他人沟通，剩下 30%左右的时间用于分析问题和处理相关事务。很显然，如同其他职业一样，护理不仅需要专业知识和技能，而且越来越需要与他人沟通的能力。

（三）塑造护士职业形象的意义

形象是当今社会文化的核心概念，职业形象有助于其专业在社会中的发展，可以作为专业发展的时代特征呈现出来。塑造护士职业形象的意义在于：

1. 有助于我国卫生事业的发展　医学模式的转变、全球性人口老龄化、疾病谱的改变和人们对健康服务需求的提高等时代性的变化，对卫生服务事业的发展不仅带来了机遇，同时也带来了挑战。发展卫生事业，必须注重卫生工作人员综合素养的提升。护理人员得体的举止、恰当的言谈等良好的礼仪行为不仅能提高卫生工作人员的形象，还能给对服务对象的心理和健康产生积极的影响，促进服务对象恢复和维护身心健康，发挥其促进我国卫生事业发展的作用。

2. 加快护理专业的发展　护理专业的历史发展过程,充分说明了护士职业形象对护理专业生存和发展的重要性。负面的护士职业形象,不仅会影响人们对护理专业的选择,也会影响有限医疗卫生资源的分配及社会对护理专业的认识和评价,进而影响护理专业在社会中的地位,导致专业发展缓慢。因此,塑造良好的护士职业形象是每位护士的责任和义务,我们应不断加强素质修养,开辟美的职业精神境界,让护理事业在高层次服务领域得以开拓和发展,促进护理专业的自身发展。

3. 有助于护士个人的发展　良好的护士职业形象不仅能够提升护士个人品牌价值,而且还能提高自己的职业自信心。护士个人的容貌、魅力、风度、气质、化妆、服饰和谈吐等外在的形象,可以随着工作的过程和职业的形象的塑造而得以更大的开发和利用。我们日常接触到的种种形象特点,就像标点符号写在每个职业人的脸上、身上,是个人职业生涯的标点,对职业成功有着重大意义。

第 2 节　塑造护士职业形象

护士职业形象是外在美和内在美的统一,护士应具有内外兼修的完美形象。苏联作家奥斯特洛夫斯基说:"人的美不在于他的面貌、衣服和头发,而在于他的本身,他的心要是没有内在的美,我们反而会厌恶她漂亮的外表。"有学者调查显示,患者所期望的理想护士形象是:服务态度好、性格温柔、情绪稳定、善于忍耐、技术精良、工作负责。所以,护士不仅要有外在美,更重要的是要心灵美。因为一个心灵美的人,必然会反映在她的行为之中。因此,一个完美的护士职业形象就是内在美与外在美的高度统一。

一 护士内在形象的塑造

内在美是指人的内心世界的美,也称为心灵美。内在美是人的精神、道德、情操、性格、学识等内在素质的具体体现,是美的本质与核心。护士的内在美是护士职业形象美的根基。南丁格尔说:"护士其实是没有翅膀的天使,是真善美的化身。"这种美激发患者的美感,是保持良好印象的关键。护士的内在美是外在美的灵魂,是做好护理工作的前提。

(一)高尚的品德

道德是一种社会意识形态,它依靠社会舆论、内心信念和传统习惯的力量,来调整人们相互之间及个人和社会之间关系的行为规范。护理工作要求护士必须具备高尚的道德修养、道德意志、道德情操。

1. 树立良好的职业道德　护士在工作中直接面对的是生命、是有灵魂的人类,应把救死扶伤看作自己的天职,尊重患者,爱护患者。护理学科的创始人南丁格尔十分重视护士的品德教育,她说:"我们要求妇女正直、诚实、庄重,没有这三条,就没有基础,则将一事无成。"护士良好的职业道德表现在护士对患者的爱心及对待工作的耐心细致和诚恳热情,表现在对患者的极端负责的精神,只要是患者的需要,无论事情多么微不足道,护士也应尽力予以帮助。

2. 确立正确的价值观　护士的工作状态,能直接反映出护士对护理事业和他人利益、集体利益的根本态度,"健康所系,性命相托",这就是护士应有的价值观。患者把自己的生命托付给了我们的医护工作者,把病中的需要照料、安慰及康复的希望寄托给了护士。护士该如何面对渴望帮助的患者,如何对待疾病和生命,这与一个人的价值观密切相连。护士应在平凡的职业中不断提高自己的精神境界，创造自身美好的内心世界。

3. 培养高尚的情操　情操是高层次的一种人类感情，是情感的一种升华，是人的重要的心理品质。中华民族都把高尚的情操视为至高无上的精神追求。孟子对高尚情操的界定是"富贵不能淫，贫贱不能移，威武不能屈"。范仲淹认为"先天下之忧而忧，后天下之乐而乐"就是情操高尚。对于护理人员来说，热爱自己的专业，修身、养性，真心的关怀和无微不至照顾患者就是高尚的情操。

（二）诚实的心灵

1. 诚实　护理工作要求护士具备高度的工作自觉性和责任感，具备诚实的心灵，诚实地对待工作和服务对象，具有诚实可信之美德。

2. 慎独　是儒家用语，意思是在独处时，自己的行为依然谨慎不苟，是道德修养的重要内容。护士应具备慎独的美德，特别是在无人监督的情况下也要一丝不苟，能够恪尽职守，以自己的道德信念为约束力，忠诚维护患者的利益。护士为患者进行治疗和护理常常是独立完成的，是否按照操作规程去做，取决于护士工作责任心和自觉性，这是一道无形的警示牌，要永远悬挂在护士的心中。所以，护士必须要具有慎独的美德。

（三）良好的性格

1. 护士应具有乐观、豁达、谦和、宽容的性格　马歇尔博士对一位患者说："最好的药物是愉快的心情。"一位智者曾言："一种美好的微笑胜过十剂良药。"所以说，具有乐观、豁达性格的护士，都会让患者感受到光明和快乐，寒冷会变成温暖，痛苦会变成舒心。人们一般都喜欢谦虚、温和的人，因为谦虚的人容易与人建立亲切谦和的关系，使人感受到美好和快乐。谦虚的人总能找到生活中的幸福，也就是说，一个人的幸福在很大程度上就取决于个人本质上的善良、宽容和体贴的品格。

2. 学会缓解压力　护理工作是具有一定压力的工作，护士所承受的压力已经成为一种职业性危险，并可能给护士身心带来严重的影响。因此，护士不仅要能胜任工作，为患者提供高质量的护理服务，自身也应具备健康的心理素质、良好的性格、稳定的情绪，学会转移各种不良刺激和压力，保持热情、愉快、稳健的情绪，才能帮助护理对象产生乐观向上的情感，增强战胜疾病的信心。

3. 培养健康的职业性格　心理学家告诉我们，良好的职业性格可以通过现实的影响和有意识的教育培养而获得。所以在学校的教育中，就应该有意识地培养和造就健康心理素质和职业性格，养成温厚耐心、心胸开朗、真诚待人、善解人意、勤奋认真、吃苦耐劳的性格品质。

（四）丰富的知识

知识是素质的基础。随着护理学科的发展，护士的职能已由单纯执行医嘱转变为"以人为中心"的护理，要为护理对象提供生理、心理、社会及文化全方位的照顾，这就对护士的知识水平和技术能力有了更高的要求。护士应该：

1. 树立终生学习的理念　由于护理工作的特点决定了护士应具有与众不同的知识和智能，并必须具备灵活地将理论知识运用于为患者的服务的能力，如专业操作能力、分析力、鉴别力、创造力及思维能力等。所以说，作为一名护士不但要保持终生学习的理念，还需要在当今社会高速发展的进程中，不断学习新思想、新理念和新技术，依据医疗科技的发展需要，实时更新自己的知识和技能。从而，在不断学习和积累中，创新护理工作的服务质量，显示出护士职业的美好，更好地把护理知识、自然科学、社会科学、人文科学及美学知识贯穿和应用。

2. 丰富自己的知识结构

（1）护士的知识结构内容：南丁格尔曾经说过："人是各种各样的，由于社会职业、地位、民族、信仰、生活、习惯、文化程度的不同，所患的疾病与病情不同，要使千差万别的人都能达到治疗或康复所需要的最佳身心状态，这本身就是一项艺术。"要保证这种艺术的成功，护士就必须要拥有广阔的知识结构，包括以下几个方面：①基础医学和临床医学的基础知识；②丰富的护理理论知识；③要有相关的人文护理方面的知识，如社会医学、护理行为学、护理服务学、心身医学、护理心理学、护理伦理学、护理美学与礼仪等；④要有熟练、精湛的护理操作技术及良好的人际沟通的能力。

（2）护士知识结构的特性：护士应博学多识，所掌握的知识应该具有①知识累积的超前性，护士要使护理工作有更高的起点，就要使自己知识的累积具有超前性，以适应未来护理市场的需求；②知识学习的动态性，事物是在运动中发展的，护理专业的发展无论是硬件，还是软件都表现出极快的速度，因此，护士的知识智能也应随之不断充实提高并随之发展，而不能总是"用老眼光去看待新问题"；③知识应用的务实性，为更好适应现代的发展，护士应对护理专业倾注爱心，不断学习、刻苦钻研、精益求精，用自己所学的知识，实实在在地为患者提供最佳服务，切实解决患者的需要。

（五）健康的人格

健康的人格是不断进行自我"修炼"的结果。护士优秀的职业人格，是护士自觉加强品德修养、知识修养和行为修养的结果。护士的人格美往往体现在护理工作的细微之处。如护士对患者的心态、情态及身体状况的悉心观察和照料，有时甚至比患者自己考虑得还要周到。宽容是为人的美德之一，对护士来说更为重要。护士要对患者在不同的情境中的心态和情态有较深的了解和理解，并在此基础上能够谅解患者的言行，用正确的方式使患者平静下来，从而美化患者的心境，使护理工作目标得以实现。

树立护士职业形象美是护士不断提高个人修养的过程，是护士良好的职业素质的一种自然的表露，而非做作和模仿所能达到的。护士要塑造良好的护士职业形象，就要不断加强职业道德修养，塑造美的心灵，拥有美的情感、情操及健康的人格，确立对人，特别是对患者的正确态度，使自己的内在美与外在美有机地结合起来，以塑造出最佳的护士职业形象。

二 护士外在形象美的塑造

护士的外在形象是护士的仪容、仪表、举止、行为、语言等外在表现形式的总称。护士端庄、稳重、健康的外在形象能增强患者的信任感，可以建立良好的护患关系，增强患者战胜疾病的信心。护理人员应用自己的言行举止来展示自身的知识与价值，树立良好的职业形象。

（一）护士的仪表形象

仪表，是指一个人的外部形象，是其容貌、衣着、修饰的统一，也是人的精神面貌的反应。护士的职业仪表，是指护士工作时的着装、表情面貌。患者在接受护理服务时，首先接触的是护士的仪表。美的仪表能唤起患者的美感，赢得患者的信赖，更好地发挥护理作用；同时，美的仪表也是护士尊重自我、尊敬他人的一种行为规范。

1. 护士的仪容美

（1）仪容美的含义：仪容通常指人的外貌、外观。在人仪表中占有很重要的位置。它有三层含义：仪容的自然美、仪容的修饰美和内在美的外显。先天的相貌、外观是仪容的自然美；

依据个人条件和规范加以设计、修饰、塑造的个人仪容美是修饰美；内在的素质、情感、知识、文化的外在表现，是内在美通过仪容而外显的美。外貌先天的缺憾可以通过修饰和提高个人文化、艺术素养、思想情操来加以弥补。

（2）护士仪容的规范：护士的仪容美可以通过面部修饰和头发修饰表现。简单的面部修饰就是化妆，护士应化淡妆上班。护士化妆，既要维护护士自身职业形象，又要体现护士爱岗敬业的精神，更要尊重患者。护士的妆容，应以自然、美观、得体、协调为原则，以激发患者对美好生活的向往为追求，为患者尽力创造安宁、舒适、欣赏美、享受美的心理氛围。护士的头发应前不过眉、后不过领、侧不掩耳。切忌前额头发高于燕帽，更不能佩戴夸张的头饰。

2. 护士的仪态美

（1）仪态美的含义：仪态美是指护理活动中的护士表情、姿势和动作等综合表现。它作为护士的一种无声语言可以传递一定的信息，成为在护理活动中的重要沟通方式之一。从狭义的角度理解仪态美，主要指的是面部表情，由人的眼神和笑容构成。美国心理学家柏拉比安曾提出过，人类全部信息表达=7%语言+38%声音+55%表情。恰当的表情应该是友善坦诚、得体大方、温文尔雅的。

（2）护士仪态的规范：在人与人沟通中，眼神能传递最清楚、最正确的信号。护士在与服务对象交流时，应多采用正视，以表示尊重、理性、平等。不要斜视、扫视、窥视，因为这样表示轻浮或鄙夷，让患者产生被瞧不起而受辱的感觉。笑容是指人含笑时的面容。在护理工作中，护士应用微笑的表情面对患者。微笑属于肯定性情绪，是礼貌的表示，是爱心的表现，是优质服务的重要内容。"一个美好的微笑胜过十剂良药。"对新住院的患者报以微笑，可以消除患者的紧张感和陌生感；对手术患者报以微笑，可以增强他的安全感；对复健患者报以微笑，可以鼓励他更加坚强。

3. 护士的服饰美

（1）服饰美的含义：服饰是指人们的衣着及其所用饰品，是仪表的重要组成部分。孔子说"人不可不饰，不饰无貌，无貌不敬，不敬无礼，无礼不立。"服饰又是一种无声的语言，传递着人的思想和情感，显示着一个人的文化品位、审美意识及生活态度。莎士比亚说："服饰往往可以体现人格。"在医疗卫生行业，护士规范的着装，不仅能代表个人良好的职业形象，更能反映出行业或单位的整体形象及管理的水平。

（2）护士服饰的规范：护士上班应着职业装。护士的职业装能体现出护士特有的精神风貌和职业荣誉感，更是一种职业的责任感。护士服清洁、适体、平整，无污渍、整齐，代表护士的尊严和责任，它体现了护士严格的纪律和严谨的作风。清雅、宁静的外观，使患者感觉安全、可亲、可信赖，充分表现了护士纯洁、高雅、严谨和干练的职业素能。护士燕帽，像白色光环，更像燕子飞翔的翅膀，圣洁而高雅，规范地佩戴着燕帽，凝聚了护士全部的信念和骄傲，是护士职业的象征。在为患者进行护理操作时，护士应该戴口罩。口罩要戴正，完全罩住口和鼻，并及时清洗或更换。

衣、裤、裙、帽、鞋、袜等相互呼应，协调配合。不得佩戴戒指、项链、耳环等饰物，以免妨碍各项操作。通过护士的着装，要表达出护士的职业修养与职业情感，使人们随处都可以感受到护士的职业之美。

（二）护士的体态形象

体态，主要指身体呈现的样子。护士的体态是一种无声语言，是传递着信息的一种符号，是护理活动中重要沟通方式之一，是显现雅俗的重要标尺。训练有素的举止、优美的体态、得体的风度，能显示出护士良好的素质和职业特点，也是护患有效沟通的基础。有患者说："优美的护士体态给我们以美的享受，使我们心情舒畅，对疾病的康复也有了信心。"护士应具有：

1. 端正的站姿 护士良好的站姿，在与患者、家属、医护人员之间进行交谈、问候、安慰、询问、嘱咐等有关活动中，可体现出护士稳重、端庄、礼貌、有教养，也显示一种亭亭玉立的静态美。端正的站姿，是培养优美形象的起点，也是发展和创造不同动态美的基础。

2. 稳健的行姿 就像一首动人的抒情诗，给人以美感，并能激发联想。护士行走时应步态轻盈、步幅适中、步韵轻快。遇有危重患者抢救或病房传出呼唤时，可采取短暂的快步走，步履快而有序，使患者感到护理人员工作忙而不乱，从而增加安全感受。

3. 端庄的坐姿 坐姿高雅端庄，不仅能给人以沉着、稳重、冷静的静态美感，而且也能展现护士的气质和风范。无论从正面、侧面还是背面走向座位，通常都讲究从左侧走向自己的座位，从左侧离开自己的座位；无论是移动座位还是落座、调整坐姿，都应不慌不忙、悄然无声，这本身也体现了一种教养。

4. 优雅的蹲姿 蹲姿也是护理人员常用姿势的一种，如整理下层床旁柜、插取电源和拾物等，一般会用蹲姿。下蹲时，要求侧向人蹲，臀部要向下，不能面向人或背向人蹲，以表示对他人和自己的尊重。

护理工作是通过各种护理技术操作来完成各项治疗和护理的，是一门实践性非常强的工作。在操作过程中，护士应始终把握科学、协调、节力、优美的基本原则，表现出和谐有序、舒展大方、干净利索、规范娴熟的护理艺术美。

（三）护士的行为形象

行为美是人在行动中所表现出的美，是心灵美的表现形式之一，可反映出心灵美的内容。护士的行为美是护士整体形象的一个重要组成部分。"促进健康、预防疾病、减轻病痛、恢复健康"是护士的基本职责，是护士一切行为的出发点。维护生命和健康的行为是美好的、高尚的行为。护士的行为美主要体现在以下三个方面。

1. 服务中体现护士的行为美 护士的行为美主要体现在全心全意为患者服务的行为和过程中。护士温文尔雅、落落大方的仪态，可以激发患者的愉悦情感，建立向往美好生活和战胜疾病的信心；良好的慎独修养，处处体现出的诚信美德，可以促使患者发挥主观能动性，改善治疗行为，增强机体抵抗疾病的能力；体贴入微的照顾、发自内心的关怀，可以增进患者社会适应能力，改善患者的生命质量。在护理工作中要不断总结护理行为对患者产生的影响，使患者在接受护理的同时感受到人性中最美的一面。

2. 人际交往中体现护士行为美 护理工作是一个有机的整体，同事之间的交往中，要互相尊重、相互支持，待人处事中要体现出宽宏大量的美德，宽以待人、谦虚谨慎、平等友爱。例如，同事孩子生病了，在不影响工作的情况下，通过护士长的调班，可以相互调换上夜班时间。这样的细节，可以反映出同事之间的友好互助，印证出一个人的内在修养和道德品质。

3. 细微处体现护士行为美 护士的行为美，不是刻意做作的表现，而是护士美好心灵的自然流露，是护士职业美的体现。如用听诊器听诊前，用手把听诊器胸件捂热这样的一个细微的动作，反映出护士心里处处为患者着想，能够体现出护士的整体水平与服务意识，可以让患者感觉到浓浓的暖意。

培根说："人的思考取决于动机，语言取决于学问和知识，而他们的行动，则多半取决于习惯。"所以，在紧张繁忙的护理工作中，护士必须培养良好的行为习惯，以"细节成就完美"，树立良好的护士职业形象。

（四）护士整体形象

护士整体形象是形式和意象的有机结合，是护士内在美与外在美交映生辉的结果。美好的形象不仅仅是美丽的外表，更重要的是护士的品德修养和知识素养在言谈举止中的自然流露。只有包含了丰富的内在情感的外在的表现才能真正传达出美，才能有打动人心灵的力量。在临床护理工作中，时时处处存在沟通，护士形象整体美是进行良好护患沟通的前提，也是现代医学模式和以患者为中心的整体护理的具体体现。

护士的形象是护士良好职业素质的具体表现，它代表着医院的形象和文化建设，与患者的康复和医疗护理质量密切相关。良好的护士形象能使患者感受到更多的关怀，让患者增强战胜疾病的信心及建立患者对护士的依赖感。护士的外在形象和内在形象二者紧密相连，不可分割。"质胜文则野，文胜质则使，文质彬彬然后君子。"只有内外兼修的护士才能达到患者、医院及社会的要求。

三 护士群体形象的塑造

护士的群体形象需要通过每位护士的言行举止、工作态度、服务质量等共同塑造。护士应处理好护士群体内部之间的关系、护士群体与医疗机构中其他群体的关系。互相尊重，相互爱护，本着"患者第一"的原则，明确分工，协调一致，团结协作，密切配合，通过展示自己各方面的才能，体现出护士良好的职业素养和修养，展示护士美好的形象，使护理工作处于和谐有序状态，从而不断提高护理质量。护士群体形象的塑造应注意：

1. 树立正确的人生观、价值观 这是塑造良好护士群体形象的思想保证。要想摆脱社会、传统观念的束缚，首先必须选择属于自己的人生，确立正确的人生观、价值观，摒弃不良传统观念。对护士进行系统规范培训，使每一位护士都能完善自我形象塑造，努力去争取属于自己的美好人生，从而提高了护士对人生价值的认识，树立为人类健康与幸福而不懈努力奋斗的坚定信念，将自己人生的视角拓展到人类生活的每一个角落，从而更深层次地理解自己、关怀他人，使自己生存得更有价值、更有意义，兢兢业业地做好护理工作，用自身的良好言行及工作作风赢得人们的信赖和尊重，树立良好的护士形象，扭转人们对护士及护理工作的偏见，让更多的人理解护理工作的重要性和尊重护士的工作。

2. 提高护士知识水平 这是塑造良好护士群体形象的根本保证。护士们要认识到学历不足是我们不断求学的内在原因，医疗科技的发展是我们不断更新知识的外在动力，督促护理人员自强不息、不断进取、刻苦钻研专业知识，以满足工作的要求和患者的需要。首先，认识到通过努力学习来积累知识，才能提高自身素质和业务能力，并认识到做一个合格的护士必须具备的生物、心理、社会、精神等多方面的知识。护士们都应认识到，只有靠不断学习获取更多的知识来丰富自己的头脑，提高自身素质及业务能力，才能适应现代护理模式的需要；才能为患者提高供优质、高效的技术服务，得到患者及家属的认可；才能真正树立"白衣天使"的形象，在平凡的护理工作中做出平凡而伟大的业绩。只有站在巨人的肩膀上登高远眺，并结合自己的工作实际，才能创造性地形成个人的护理学术观点，有所发明、有所建树，使当代护理学科的发展为世人瞩目。

3. 树立集体观念 这是塑造良好护士群体形象的基本保证。塑造良好的护士群体形象应从每个护士做起，从每一件小事做起。在护理工作中，护理管理者要帮助护士提高群体观念的认识，正确处理个人利益与集体利益的关系。对护士不良行为给予正确引导，帮助她们树立女性自强、自重、自爱、自信的信心和爱岗敬业的精神，使护士们都认识到遇到大事小事应从大局着眼，从群体利益出发，在点滴的小事上也要严格要求自己，避免因自己的不良行为，使护士的群体形象受辱，对人对事要心怀坦荡、宽容大度。工作上真正做到活泼而不轻浮、谨慎而不胆小、自信而不自负、对自己的性别角色予以充分认识，扬长避短，才能将自己塑造成为一个有修养的现代女性，维护良好的护士群体形象。

四 塑造护士职业形象的途径

（一）依托多方力量共同塑造

护士职业形象的塑造需要依托各种力量，而不只是学校、医院或者社会单一方面的责任。如侧重一方，很可能会导致培养形象的不完整。由于学校和医院、社会在定位上的不同，使得对护士的要求和培养方向不同，不同的环境应该分别从不同的侧面塑造护士职业形象，最终才能塑造出人们所期望的美好的护士形象。

1. 学校方面 学校的教育，是塑造良好护士职业形象的基础。

护士职业形象是由内在修养和外在仪表、礼仪构成。职业素养不是天生形成的，它需要刻意去培养、小心呵护、长期坚持锻炼而养成。首先，学校在招生上可侧重考虑招收基础知识较为扎实、有志于护理专业的学生；其次，在专业课程设置上，可注意开设相应课程，除传统的护理课程外，适当增加护理科研、护理心理学、护理礼仪、护理美学、护理管理学、护理人际沟通、伦理学、社会学、专业外语、法律等课程，有针对性地塑造良好的护理职业形象；再次，在辅助培训上，学校还可通过进行相应的训练来提升护士职业形象，如形体训练、人际交流训练、艺术赏析训练、护理管理实践、德育养成、心理素质培养、大量阅读人文知识等活动。同时，还可以通过学生的各种社团活动，融入审美修养、护理礼仪及人际沟通的内容，让学生们在活动中得到锻炼和提高，为塑造良好的护士职业形象打下扎实的基础。

2. 医院方面 医院的训练和规范，是塑造良好护士职业形象的有力保障。

（1）在护生实习过程中，医院可实行导师制，帮助护生获得更多专业知识的指导，增强学生的独立性和适应性，学会时间管理与人际处理等技能，从各方面提高护生的能力，进而获得更多的自信心，促进和提高她们的职业形象。

（2）在护士执业过程中，进行定期和不定期的专业培训。医院除举办传统的护理技能比赛外，还可进行专门知识培训，如急救知识、ICU 知识、救灾常识等，也可进行礼仪、社交、化妆与色彩、法律维权等短期培训。检验效果可采取护士形象展示比赛，也可以采用开放式多元化考试评估。经过培训的护士，其形象价值常在不经意中就会被体现出来。

（3）在护士的定位和培养目标上，可以着重培养一些临床护理专家、专科护士。护士应该具有独立思维和评判性思维能力，加深专业理论知识的学习，不断提高自己的学业水平和提升自己的专业实力，开展护理科研，探索专业发展的方向，不断发展创新。

3. 政策及社会舆论 国家的相关政策及社会舆论和媒体的宣传，是塑造良好护士职业形象的重要导向。

职业形象的塑造，除了自身努力外，还要积极利用一切可利用的社会资源。法律政策因素可以保证某种职业的行业地位，从而影响社会观念的改变。好的政策利于提高护士地位及护士职业形象，如《护士条例》第三条规定：护士人格尊严、人身安全不受侵犯。护士依法履行职责，受法律保护，全社会应当尊重护士，这为护士应有的地位提供了有力的保障。世界上没有哪种职业形象离开公众的支持仍能保持完好，它就像一双无形的手在影响着护士职业形象的好与坏，所以应该高度重视舆论导向，积极正向引导媒体对职业人员的宣传。如今网络信息发达，偏逢医患关系、护患关系紧张，稍有某个医院存在不正之风或有个别护士素质较差，就有可能被媒体过分渲染，其散播速度极快也极广，而非典时期媒体对医护人员的宣传，尤其是宣传护士的高风亮节，让不少人流下了感动的泪水，使得社会大众对护士这一群体有了更深刻的认识和更高的评价，这也激励着无数奋战在非典前线的护士对其职业的认可。职能部门及社会对护士的关心和重视可增加护士对本职业的热爱，从而促使其更自觉地保持和提高护士职业形象。

（二）促进护士提升自身综合素质

1. 提升个人综合素质　护士自身素质的培养对护士职业形象的塑造起着决定性的作用，包括护士的外表、仪态、衣着、行为及沟通技巧等方面的发挥都影响着自身形象，不仅如此，护士的品行、职业操守等在更深层面发挥着影响作用。护士既要培养自身的外在形象，更要培养自身的内在修养。既要自觉养成美容修饰的习惯，也要注意养成独立、尊重他人、善于思考的习惯；还要自觉注重职业情感、良好职业心态、感知患者情绪的能力、良好心理等品质的培养。

2. 提高护理技术水平　丰富的专业知识和稳定、熟练、准确、规范的护理技术操作是高质量完成护理工作的根本，是正面提升护士形象的动力。应避免因护理技术及护理沟通等质量低下而导致的负面影响，杜绝一切安全隐患，谨防护理差错事故的发生，以形成一个不断改进、作风优良、技术过硬、团结协作的优质护理团队。

3. 提高护理质量　为患者提供优质服务，也是塑造良好护士职业形象的途径。转变一些不良的服务观念、实施一系列的人性化措施，更多地从患者的角度考虑问题，实施温馨工程。这样做的结果不仅能提升护士职业形象和整体素质，还能提高患者满意度和信赖度，提高护理质量，使护理健康发展。

（三）加大医德医风教育，自觉维护良好的护士形象

塑造良好的护士形象，要靠全体护理工作者的共同努力。首先要加强思想教育及医德教育，建设群体先进文化，树立热爱本职工作，无私奉献的主人翁精神。把为患者解除疾苦作为自己的神圣职责，用真心、真情为患者办事。调动护士的积极性，培养护士关心、体谅患者的情感，要积极宣扬各种先进事迹，倡导积极向上的精神追求，争当模范先进，把塑造良好的护理形象作为共同的目标。

护士职业形象的塑造是一个长期的任务，需要护理人员充分挖掘自身的潜力，加强对自身素质和职业道德的培训，不断学习新知识、新理论，树立品牌意识，不断更新和完善自己的职业形象，以知识的魅力、能力的魅力和人格的魅力完成人类赋予护士的保护生命、促进健康的神圣使命。护士职业形象既能影响给予患者的服务质量，也能影响护士自身的职业地位，与医院的形象及效益密切相关。因此，提升护士职业形象不仅可以增强护士对自身职业的认同；也可以改善医院的服务质量，树立医院的品牌效应，提升医院在市场中的竞争力。更重要的是，护士职业形象的提高，能使广大患者受益，这正是患者及社会大众的期盼。因此，护士、学校、医院都应该重视护士职业形象的培养。

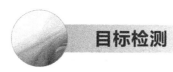
目标检测

一、选择题

（一）单项选择题

1. 护士的职业形象属于（　　）
   A. 自然形象　　　B. 企业形象
   C. 社会形象　　　D. 艺术形象
   E. 外事形象

2. 护士职业形象内涵理解错误的是（　　）
   A. 护士职业形象与护士个人无关
   B. 护士职业形象是由护士群体或个人形象构成的
   C. 护士职业形象来源于社会民众的评价
   D. 现代护士的形象，应具有学者、教师的形象
   E. "白衣天使"是人们对护士形象的期望

3. 护士上班不能浓妆艳抹和佩戴首饰，体现出职业形象的是（　　）
   A. 展现个性特点原则
   B. 尊重区域文化原则
   C. 遵循职业标准原则
   D. 符合集体倾向原则
   E. 遵循市场需求原则

4. 护士夜班时独自严格遵照操作流程完成每项护理操作，体现出了护士的（　　）
   A. 高尚品德　　　B. 慎独品质
   C. 诚实品质　　　D. 健康人格
   E. 高尚情操

（二）多项选择题

5. 职业形象的内容包括（　　）
   A. 外在形象　　　B. 品德修养
   C. 知识结构　　　D. 沟通能力
   E. 个人品味

6. 下面对内在美正确的叙述是（　　）
   A. 就是心灵美
   B. 是精神、道德、学识等的具体体现
   C. 是美的本质
   D. 包括行为美、语言美
   E. 是服饰美的体现

二、简答题

1. 简述职业形象和护士职业形象的概念。
2. 护士职业形象的内在形象和外在形象有哪些内容？两者有什么联系？
3. 护士职业形象与护理礼仪有什么内涵关系？

三、案例分析题

案例：小李是重症监护室的一名护士。2年前的一天下午，一个幼小的身躯呈现在小李的面前：孩子4岁，体重却只有12kg，2年前就已经查出有房间隔缺损，但是因为家庭经济条件比较差而延误治疗，现在病情加重已无法再做手术。她满头大汗，呼吸急促，口唇及面色发绀，喘憋极其严重，胸廓严重畸形，双肺布满大量干湿性啰音。工作人员立即给予面罩吸氧、输液抗感染、强心利尿等处理。孩子的母亲束手无策，显现极度的无奈和凄苦，眼睁睁看着这么幼小的生命，还没来得及享受生活的美好，就一步步走向死亡的深渊！

面对这一家人的苦痛，小李无法坐视不理，于是给孩子买来水果和玩具，还和刘主任一起发动科室工作人员为她捐款。在她的倡议下，同事们纷纷伸出了援助之手，从家里带来了食物和玩具，并自愿为其捐款900余元。虽然这一点点钱对于这个贫寒之家来说是杯水车薪，但是小李知道如果无所作为一定会让她的良知感到不安。面对这么多玩具和食物，不谙世事的孩子脸上露出了灿烂的笑容。她还不懂得人生的悲欢离合和世情百态，精美的玩具和食物就会让她暂时忘记身体的苦和痛而展颜一笑。那笑容是多么美丽、明净和满足啊！让每个见到的人都为之心疼，提醒大家牢记作为医者的职责和医者的良心！

分析：1. 案例中的小李身上展示出了哪些护士职业形象？从她的形象和行为中，你有什么样的感悟？

2. 作为一位护士，经常会面对无奈、痛苦、死亡……你准备用什么样的形象去面对？

（唐庆蓉）

参 考 文 献

蔡践. 2007. 礼仪大全. 北京：当代世界出版社.

韩继明. 2006. 护理美学. 北京：清华大学出版社.

黄建萍. 2008. 临床护理礼仪. 北京：人民军医出版社.

姜小鹰. 2006. 护理美学. 北京：人民卫生出版社.

金正昆. 2006. 礼仪 365. 北京：同心出版社.

金正昆. 2006. 礼仪金说Ⅱ. 西安：陕西师范大学出版社.

李春卉，李晓兰. 2010. 护理美学与礼仪. 西安：第四军医大出版社.

李小龙. 2007. 护士人文素养. 北京：科学出版社.

刘宇. 2006. 护理礼仪. 北京：人民卫生出版社.

史瑞芬，史宝欣. 2016. 护士人文修养. 北京：人民卫生出版社.

唐庆蓉，徐建鸣. 2014. 护理礼仪与人际沟通. 上海：复旦大学出版社.

徐晓霞，许红霞. 2006. 护士礼仪教程. 北京：人民卫生出版社.

张莉. 2006. 护理人员形象重塑. 西安：第四军医大学出版社.

张晓梅. 2008. 晓梅说礼仪. 北京：中国青年出版社.

张新宇. 2007. 护理美学与礼仪. 北京：人民军医出版社.

赵国琴. 2013. 护理礼仪. 北京：科学出版社.

《护理礼仪》教学基本要求

（36课时）

 一　课程性质和课程任务

该课程是一门运用一般礼仪及护理职业礼仪知识和技能指导护理实践的以提升护士综合人文素养为宗旨的专业基础课程。本课程融知识、能力、素质培养为一体，以岗位需求为标准，以就业需要为导向，对学生进行职业礼仪的规范，培养符合时代要求具有"人文关怀、仁爱情怀"合格护士。

《护理礼仪》是护理专业高职高专教育必修课程，是护理专业课程体系中具有衔接作用的课程，为后续的《护理学基础》《内科护理》《外科护理》等课程的学习奠定了行为基础。通过本课程的学习，学生应具备得体的行为礼仪，较强的沟通能力，团队协作精神和语言表达能力。同时，本课程促进学生养成慎独、奉献、对患者有爱心、耐心和高度责任心等护士职业素养。

《护理礼仪》开设于第一学期，共36学时，其中理论授课18学时，实训课18学时，理论与实训课时比例为1∶1。

 二　课程教学目标

（一）职业素养目标

1. 具有良好的职业道德和伦理观念，自觉尊重服务对象的人格，保护其隐私。

2. 具有崇高的职业道德，诚信与慎独的品行。

3. 养成良好的职业素质和行为习惯，成为具有良好礼仪修养的护士。

4. 具有健康的心理和认真负责的职业态度，能予服务对象以人文关怀。

5. 具有勤学善思的学习习惯、细心严谨的工作作风、较强的适应能力，团队合作的职业意识及享受好的沟通能力，关心尊重爱护患者。

（二）专业知识和技能

1. 熟悉礼仪的原则、特征及礼仪的作用。

2. 熟悉仪容、服饰礼仪的基本要求。

3. 掌握护理工作中的礼仪相关知识及其基本要求。

4. 掌握护理职业形象的规范要求。

5. 能应用护理礼仪理论指导实践，具有规范、熟练的基本行为。

6. 能通过良好的个人仪表、举止、服饰、言谈等在日常交往及职业行为中有效地与服务对象沟通。

7. 能恰当地进行职业形象设计和塑造。

三 教学内容和要求

教学内容	教学要求			教学活动参考	教学内容	教学要求			教学活动参考
	了解	熟悉	掌握			了解	熟悉	掌握	
一、绪论					五、临床护理工作礼仪				
（一）礼仪概述		√		讲授、讨论	（一）门诊护理礼仪		√		
（二）护理礼仪概述			√		（二）入院护理礼仪			√	讲授、案例讨论 示教、演练、 情景模拟
二、日常交往礼仪					（三）病区护理礼仪			√	
（一）公共礼仪			√	讲授、示教、演 练、情景模拟	（四）出院护理礼仪			√	
（二）见面礼仪			√		（五）医护工作人员沟 通礼仪		√		
（三）通讯礼仪		√			六、求职礼仪				
三、护理礼仪规范					（一）求职礼仪概述		√		讲授、案例讨论 示教、演练、 情景模拟
（一）护理仪容礼仪			√	讲授、示教、演 练、情景模拟	（二）书面求职礼仪			√	
（二）护理服饰礼仪			√		（三）面试礼仪			√	
（三）护理仪态礼仪			√		七、护士职业形象的塑造				
四、护理交谈礼仪				讲授、案例讨论、 演练、情景模拟	（一）概述	√			讲授、讨论、 示范
（一）交谈的基本礼仪		√			（二）塑造护士职业形象		√		
（二）护理工作交谈礼仪			√						

四 学时分配建议（36 学时）

教学内容	学时数			教学内容	学时数		
	理论	实践	小计		理论	实践	小计
一、绪论	2	0	2	五、临床护理工作礼仪	3	5	8
二、日常交往礼仪	2	2	4	六、求职礼仪	1	1	2
三、护理礼仪规范	4	6	10	七、护士职业形象的塑造	2	0	2
四、护理交谈礼仪	2	2	4	机动	2	2	4
				合计	18	18	36

五 教学大纲说明

（一）教学基本要求

1. 师资要求　本门课程教学应由具备临床护理工作经验的专、兼职教师担任。

2. 实训基地　模拟病房。

3. 课程资源

（1）校内资源：教材、教学大纲、教学计划、教师、实训中心、形体室、讨论室、图书馆、模拟病房。

（2）校外资源：实习医院。

（二）教学建议

1. 教学模式　在教学过程中根据内容应用"小组研究性学习模式"，教学过程中，要遵循教师主导、学生自主学习的原则，调动学生积极参与教学，各项教学活动在教师指导下有计划地进行，按照教学计划和教学大纲严格训练，严格要求，严格管理，确保教学质量。

2. 教学方法　以采取案例教学、情景实践、实训练习、角色扮演等方法为主；课后通过小组练习、情景排练、医院见习等方式给予强化；分阶段进行公共礼仪和护理礼仪考核；每学期开展一次礼仪大赛以展示护生风采和能力。

目标检测参考答案

第1章
1. C 2. A 3. A 4. D 5. B 6. A
第2章
1. C 2. D 3. B 4. A 5. B 6. C
第3章
1. C 2. D 3. D 4. C 5. A 6. D 7. E 8. C 9. B 10. C 11. B 12. A 13. D 14. B 15. A 16. A
17. C 18. E 19. A
第4章
1. E 2. B 3. C 4. B 5. E
第5章
1. B 2. C 3. D 4. B 5. B 6. D 7. D 8. BCE 9. ABC 10. ABD 11. ABCD
第6章
1. A 2. C 3. B 4. E 5. B 6. C 7. C
第7章
1. C 2. A 3. C 4. B 5. ABCD 6. ABC